协和听课笔记
医学微生物学

王雅雯　主　编

U0276984

中国协和医科大学出版社

图书在版编目（CIP）数据

医学微生物学／王雅雯主编. — 北京：中国协和医科大学出版社，2020.10
（协和听课笔记）
ISBN 978-7-5679-1600-5

Ⅰ．①医… Ⅱ．①王… Ⅲ．①医学微生物学-医学院校-教学参考资料 Ⅳ．①R37

中国版本图书馆 CIP 数据核字（2020）第 186952 号

协和听课笔记
医学微生物学

主　　编：王雅雯
责任编辑：张　宇

出版发行　中国协和医科大学出版社
　　　　　（北京市东城区东单三条 9 号　邮编 100730　电话 010-65260431）
网　　址：www. pumcp. com
经　　销：新华书店总店北京发行所
印　　刷：北京玺诚印务有限公司

开　　本：889×1194　　1/32
印　　张：12. 125
字　　数：270 千字
版　　次：2020 年 10 月第 1 版
印　　次：2020 年 10 月第 1 次印刷
定　　价：55. 00 元

ISBN 978-7-5679-1600-5

编者名单

主　编　王雅雯

编　委（按姓氏笔画排序）

王雅雯（中国医学科学院肿瘤医院）

白熠洲（清华大学附属北京清华长庚医院）

朱一鸣（中国医学科学院肿瘤医院）

朱晨雨（北京协和医院）

李　炎（北京协和医院）

李晗歌（北京协和医学院）

杨　寒（中山大学肿瘤防治中心）

吴春虎（阿虎医学研究中心）

张　镭（南方医科大学南方医院）

陈　玮（中日友好医院）

夏小雨（中国人民解放军总医院第七医学中心）

蔺　晨（北京协和医院）

管　慧（北京协和医院）

前 言

北京协和医学院是中国最早的一所八年制医科大学，在100多年的办学过程中积累了相当多的教学经验，在很多科目上有其独特的教学方法，尤其是各个学科的任课老师，都是其所在领域的专家、教授。刚进入协和的时候，就听说协和有三宝：图书馆、病案和教授。更有人索性就把协和的教授誉为"会走路的图书馆"。作为协和的学生，能够在这样的环境中学习，能够聆听大师们的教诲，我们感到非常幸运。同时，我们也想与大家分享自己的所学所获，由此，推出本套丛书。

本套丛书是以对老师上课笔记的整理为基础，再根据第9版教材进行精心编写，实用性极强。

本套丛书的特点如下：

1. 结合课堂教学，重难点突出

总结核心问题，突出重难点，使读者能够快速抓住重点内容；精析主治语录，提示考点，减轻读者学习负担；精选执业医师历年真题，未列入执业医师考试科目的学科，选用练习题，以加深学习记忆，力求简单明了，使读者易于理解。

2. 紧贴临床，实用为主

医学的学习，尤其是桥梁学科的学习，主要目的在于为临床工作打下牢固的基础，无论是在病情的诊断、解释上，还是在治疗方法和药物的选择上，都离不开对人体最基本的认识。

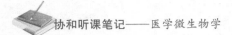

桥梁学科学好了，在临床上才能融会贯通，举一反三，学有所用，学以致用。

3. 图表形式，加强记忆

通过图表的对比归类，不但可以加强、加快相关知识点的记忆，通过联想来降低记忆的"损失率"，也可以通过表格中的对比来区分相近知识点，避免混淆，帮助大家理清思路，最大限度帮助读者理解和记忆。

医学微生物学是基础医学中的一门重要学科，掌握本学科的基本理论可为学习临床各科的感染性疾病、传染病、超敏反应性疾病和肿瘤等奠定重要的理论基础。全书共分 36 章，基本涵盖了教材的重点内容。每个章节都由本章核心问题、内容精要等部分组成，重点章节配历年真题，重点内容以下划线标注，有助于学生更好地把握学习重点。

本套丛书可供各大医学院校本科生、专科生及七年制、八年制学生使用，也可作为执业医师和研究生考试的复习参考用书，对住院医师也具有很高的学习参考价值。

由于编者水平有限，如有错漏，敬请各位读者不吝赐教，以便修订、补充和完善。如有疑问，可扫描下方二维码，会有专属微信客服解答。

编　者

2020 年 7 月

目　录

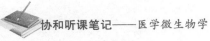

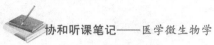

第一篇 绪 论

核心问题

微生物的定义、种类及其特点。

内容精要

微生物是存在于自然界中，个体微小，结构简单，肉眼直接看不见，必须借助光学显微镜或电子显微镜放大数百倍、数千倍，甚至数万倍才能观察到的微小生物。微生物具有体积微小、结构简单、种类繁多、分布广泛，繁殖快、易变异、分布广等特点。

一、微生物与病原微生物

（一）微生物的种类与分布

1. 非细胞型微生物

（1）是最小的一类微生物。

（2）无典型的细胞结构，无产生能量的酶系统，只能在活细胞内生长增殖。

（3）核酸类型为 DNA 或 RNA，两者不同时存在。

📝 **主治语录**：病毒属于非细胞型微生物。

2. 原核细胞型微生物

（1）原始核呈环状裸 DNA 团块结构，无核膜、核仁。

（2）细胞器很不完善，只有核糖体。

（3）DNA 和 RNA 同时存在。

（4）包括细菌、支原体、衣原体、立克次体、螺旋体和放线菌等。

3. 真核细胞型微生物　细胞核分化程度高，有核膜和核仁。细胞器完整。真菌属于此类。

（二）微生物与人类的关系

1. 有益的方面

（1）参与自然界中 C、N、S 等元素的循环。

（2）农业方面，发展微生物饲料、微生物肥料、微生物农药等。

（3）工业方面，食品、制药、皮革、纺织、石油、化工、冶金、采矿等。

（4）环境保护方面，降解塑料、甲苯等有机物，处理污水废气。

（5）正常情况下，微生物是无害的，有的还能拮抗病原微生物的入侵和向宿主提供必需的维生素 B_1、维生素 B_2、烟酸和多种氨基酸等营养物质。

2. 不利的方面

（1）少数微生物能引起人类和动物、植物的病害，这些微生物称为病原微生物。

（2）有些微生物在正常情况下不致病，只有在特定情况下导致疾病，这类微生物称为机会致病性微生物。

主治语录：绝大多数微生物对人类和动物、植物是有益的，而且有些是必需的。只有少数微生物引起人类和动物、植物的病害。

二、微生物学和医学微生物学

1. 微生物学　主要研究微生物的种类、分布、形态、结构、代谢、生长繁殖、遗传和变异及其与人类、动物、植物以及自然界的相互关系。

2. 医学微生物学　主要研究与医学有关的病原微生物的生物学特性、致病机制、机体的抗感染免疫、特异性检测方法以及相关感染性疾病的防治措施等，以控制和消灭感染性疾病，达到保障和提高人类健康水平的目的。

三、医学微生物学发展简史

发展过程大致分期：微生物学的经验时期、实验微生物学时期和现代微生物学时期。

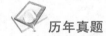 历年真题

1. 有完整细胞核的微生物是
   A. 立克次体
   B. 放线菌
   C. 细菌
   D. 真菌
   E. 衣原体

（2~3题共用备选答案）
   A. 细菌
   B. 类毒素

   C. 梅毒螺旋体
   D. 衣原体
   E. 病毒

2. 可在培养基中生长繁殖的微生物是

3. 仅含有一种核酸的微生物是

参考答案：1. D　2. A　3. E

第二篇 细 菌 学

第一章 细菌的形态与结构

核心问题

1. 细菌的大小与形态。
2. 细菌的基本结构和特殊结构。
3. 细菌的染色方法。

内容精要

细菌是原核生物界的一种单细胞微生物,它们形体微小,结构简单,具有细胞壁和原始核质,无核仁和核膜,除核糖体外无其他细胞器。

第一节 细菌的大小与形态

观察细菌最常用的仪器是光学显微镜,其大小可以用测微尺在显微镜下测量,一般以微米(μm)为单位。

一、球菌

多数球菌直径在 $1\mu m$ 左右，外观呈圆球形或近似球形。

1. 双球菌 在一个平面上分裂，分裂后 2 个菌体成对排列，如脑膜炎奈瑟菌、肺炎链球菌。

2. 链球菌 在一个平面上分裂，分裂后多个菌体连接成链状，如乙型溶血性链球菌。

3. 葡萄球菌 在多个不同平面上分裂，分裂后菌体无一定规则地排列在一起似葡萄状，如金黄色葡萄球菌。

4. 四联球菌 在 2 个互相垂直的平面上分裂，分裂后 4 个菌体黏附在一起呈正方形，如四联加夫基菌。

5. 八叠球菌 在 3 个互相垂直的平面上分裂，分裂后 8 个菌体排列成包裹状立方体，如藤黄八叠球菌。

二、杆菌

不同杆菌的大小、长短、粗细差别较大。

1. 链杆菌 呈链状排列。

2. 棒状杆菌 杆菌末端膨大成棒状。

3. 球杆菌 菌体短小，近于椭圆形。

4. 分枝杆菌 常呈分枝生长趋势。

5. 双歧杆菌 末端常呈分叉状。

三、螺形菌

1. 弧菌属 菌体只有 1 个弯曲，呈弧形或逗点状，如霍乱弧菌和副溶血弧菌。

2. 螺菌属 菌体有 2 个以上弯曲，如鼠咬热螺菌。

3. 螺杆菌属 菌体连续弯曲呈螺旋状，如幽门螺杆菌。

4. 弯曲菌属 呈 U 形、S 形等，如空肠弯曲菌。

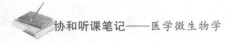

细菌的形态受温度、pH、培养基成分和培养时间等环境因素影响很大。观察细菌的大小和形态，应选择适宜生长条件下的对数生长期细菌为宜。

第二节　细菌的结构

细菌具有典型的原核细胞结构和功能。<u>细胞壁、细胞膜、细胞质和核质等是每个细菌细胞都具有的，故称为细菌的基本结构</u>；<u>荚膜、鞭毛、菌毛、芽胞仅某些细菌具有，为其特殊结构</u>。

一、细菌的基本结构

（一）细胞壁

位于菌细胞的最外层，包绕在细胞膜的周围，组成较复杂，随不同细菌而异。用革兰染色法可将细菌分为革兰阳性（G^+）菌和革兰阴性（G^-）菌。

1. 肽聚糖　<u>细菌细胞壁主要成分，为原核细胞所特有</u>。又称黏肽或胞壁质。

（1）<u>G^+菌的肽聚糖组成：聚糖骨架、四肽侧链和五肽交联桥</u>。

（2）<u>G^-菌的肽聚糖组成：由聚糖骨架和四肽侧链</u>。

（3）聚糖骨架由 N-乙酰葡糖胺和 N-乙酰胞壁酸交替间隔排列，经 β-1, 4-糖苷键联结而成。

2. G^+菌细胞壁的特殊组分

（1）磷壁酸：为 G^+菌细胞壁所特有的成分。

1）按其结合部位分类：壁磷壁酸（WTA）和膜磷壁酸或称脂磷壁酸（LTA）。

2）壁磷壁酸与脂磷壁酸共同组成带负电荷的网状多聚物或基质，使得 G⁺菌的细胞壁具有良好的坚韧性、通透性及静电性能。磷壁酸也具有抗原性及黏附素活性。

（2）蛋白质：某些 G⁺菌细胞壁表面尚有一些特殊的表面蛋白质。如金黄色葡萄球菌 A 蛋白，A 群链球菌 M 蛋白等。

3. G⁻菌细胞壁特殊组分 外膜由脂蛋白、脂质双层和脂多糖 3 部分组成。

（1）脂蛋白：位于肽聚糖层和脂质双层之间。

（2）脂质双层：磷脂双层。

（3）脂多糖（LPS）：又称为 G⁻菌的内毒素。

1）脂质 A：为糖磷脂。是细菌内毒素的毒性和生物学活性的主要组分，无种属特异性。

2）核心多糖：位于脂质 A 的外层，有属特异性。

3）特异多糖：由数个至数十个寡聚糖重复单位组成的多糖链。特异多糖即革兰阴性菌的菌体抗原（O 抗原），具有种属特异性。

4. G⁺和 G⁻菌细胞壁结构比较（表 1-2-1）

表 1-2-1 G⁺和 G⁻菌细胞壁结构比较

细胞壁	G⁺菌	G⁻菌
强度	较坚韧	较疏松
厚度	厚，20~80nm	薄，10~15nm
肽聚糖结构	聚糖骨架、四肽侧链和五肽交联桥	聚糖骨架、四肽侧链
肽聚糖层数	多，可达 50 层	少，1~2 层
肽聚糖含量	多，占细胞壁干重 50%~80%	少，占细胞壁干重 5%~20%
磷壁酸	+	-

续 表

细胞壁	G$^+$菌	G$^-$菌
外膜	-	+
糖类含量	多，约45%	少，15%~20%
脂类含量	少，1%~4%	多，11%~22%
溶菌酶作用	敏感	不太敏感
青霉素作用	敏感	不敏感

5. **细胞壁的主要功能及相关的医学意义** 保护细菌和维持菌体形态；物质交换；与致病性有关；与耐药性有关；与静电性有关；与血清型分类有关等。

6. **细菌细胞壁缺陷型（细菌 L-型）**

（1）细菌细胞壁的肽聚糖结构受到理化或生物因素的作用被破坏或合成被抑制后，在高渗环境下仍可生存。

（2）L-型的类型：G$^+$菌细胞壁缺失后，原生质仅被一层细胞膜包住，称为原生质体；G$^-$菌肽聚糖层受损后尚有外膜保护，称为原生质球。

（3）某些 L-型通常引起慢性感染。临床上遇有症状明显而标本常规细菌培养阴性者，应考虑细菌 L-型感染的可能性，宜做 L-型的专门分离培养，并更换抗菌药物。

主治语录：细菌 L-型难以培养，需在高渗低琼脂含血清的培养基中生长。

（二）细胞膜

1. 位于细胞壁内侧，紧包着细胞质。厚约 7.5nm。与真核细胞者比，不含胆固醇。

2. **主要功能** ①物质转运。②呼吸和分泌。③生物合成。

④参与细菌分裂。

（三）细胞质

细胞膜包裹的溶胶状物质为细胞质，内含核糖体、质粒、胞质颗粒等多种重要结构。

1. 核糖体

（1）是细菌合成蛋白质的场所，游离存在于细胞质中，每个细菌体内可达数万个。

（2）细菌核糖体沉降系数为70S，由50S和30S 2个亚基组成。

（3）有些抗生素如链霉素能与细菌核糖体的30S亚基结合，红霉素与细菌核糖体的50S亚基结合，均可干扰其蛋白质合成，从而杀死细菌，对人核糖体无作用。

2. 质粒　为细菌染色体外的遗传物质，存在于细胞质中。为闭合环状的双链DNA，带有遗传信息，控制细菌某些特定的遗传性状。

3. 胞质颗粒

（1）细菌细胞质中含有多种颗粒，大多为储藏的营养物质，包括糖原、淀粉等多糖、脂类、磷酸盐等。

（2）当细菌生活环境中营养充足时，胞质颗粒较多，养料和能源短缺时，颗粒减少甚至消失。

（3）异染颗粒：又称迂回体，主要成分是RNA和多偏磷酸盐。常见于白喉棒状杆菌，位于菌体两端，又称极体。

（四）核质

1. 由单一密闭环状DNA分子反复回旋卷曲盘绕组成的松散网状结构。

2. 集中于细胞质的某一区域，多在菌体中央，无核膜、核仁和有丝分裂器；其功能与真核细胞的染色体相似，又称细菌的染色体。

3. 细菌染色体的特点

（1）DNA 基因数目少，编码区连续，无内含子。

（2）绝大多数编码蛋白质的结构基因保持单拷贝形式，很少有重复序列，但编码 rRNA 的基因通常是多拷贝，以便能装备大量的核糖体满足细菌的迅速生长繁殖。

（3）没有核膜，DNA 转录过程中核糖体就可以与 mRNA 结合，使转录和翻译相偶联同步。

二、细菌的特殊结构

（一）荚膜

1. 定义　荚膜是细胞壁外的一层黏液性物质，为多糖或蛋白质的多聚体，能牢固地与细胞壁结合，厚度≥0.2μm，边界明显。厚度<0.2μm 者称微荚膜。

2. 化学组成　大多数细菌的荚膜由多糖组成，对一般碱性染料亲和力低，不易着色。

3. 功能　抗吞噬作用；黏附作用；抗有害物质的损伤作用。

（二）鞭毛

1. 定义　鞭毛是某些细菌表面附着的细长并呈波状弯曲的丝状物。根据鞭毛的数量和部位，可将鞭毛菌分成单毛菌、双毛菌、丛毛菌和周毛菌。

2. 结构　由基础小体、钩状体和丝状体组成。

3. 功能

（1）运动器官：有鞭毛的细菌在液体环境中能自由的运动。

主治语录：细菌的运动有化学趋向性，常向营养物质处前进，而逃离有害物质。

（2）致病性：有些细菌的鞭毛与致病性有关。如霍乱弧菌、空肠弯曲菌等。

（3）细菌鉴定和分类：根据细菌能否运动（有无动力），鞭毛的数量、部位和特异的抗原性，可用于鉴定细菌和进行细菌分类。

（三）菌毛

1. 定义　许多 G^- 菌和少数 G^+ 菌菌体表面存在着一种直的、比鞭毛更细、更短的丝状物，称为菌毛。

2. 组成　结构蛋白亚单位菌毛蛋白。

3. 种类

（1）普通菌毛：长 $0.2 \sim 2 \mu m$，直径 $3 \sim 8nm$。遍布菌细胞表面，一个菌可达数百根。可促使细菌黏附于宿主细胞表面而致病。

（2）性菌毛：又称 F 菌毛。仅见于少数 G^- 菌。数量少，一个菌只有 $1 \sim 4$ 根。比普通菌毛长而粗，呈中空管状。传递遗传物质。

（四）芽胞

1. 定义　某些细菌在一定环境条件下，在菌体内部形成一个圆形或卵圆形小体，是细菌的休眠形式，称为芽胞。产生芽胞的细菌都是 G^+ 菌。

2. 结构　芽胞具有多层膜结构。芽胞带有完整的核质、酶系统和合成菌体组分的结构能保存细菌的全部生命必需物质。

3. 芽胞的形成与发芽

（1）细菌芽胞的形成受遗传因素的控制和环境因素的影响。芽胞一般只在动物体外才形成。营养缺乏时易形成。

（2）当环境适宜时，芽胞发育形成细菌的繁殖体。

主治语录：一个细菌只形成一个芽胞，一个芽胞发芽也只生成一个菌体。细菌数量并未增加，故芽胞不是细菌的繁殖方式。

4. 功能

（1）抵抗力强

1）芽胞对热力、干燥、辐射、化学消毒剂等理化因素均有强大的抵抗力。

2）细菌繁殖体在80℃水中迅速死亡。而细菌芽胞在100℃沸水中，可存活数小时。

3）被炭疽杆菌芽胞污染的草原，传染性可保持20~30年。

（2）杀死细菌的芽胞是判断灭菌效果的指标：杀灭芽胞最可靠的方法是高压蒸汽灭菌法。

（3）细菌芽胞是某些外源性感染的重要来源：人类有四种严重的疾病是由能形成芽胞的细菌引起的，包括产气荚膜梭菌、破伤风芽胞梭菌、肉毒梭菌、炭疽芽胞杆菌。

5. 细菌芽胞抵抗力强的原因

（1）芽胞含水量少，蛋白质不易受热变性；芽胞具有多层致密的厚膜，理化因素不易进入。

（2）芽胞的核心和皮质中含有吡啶二羧酸，其与钙结合生成的盐能提高芽胞中各酶的热稳定性。

主治语录：细菌芽胞并不直接引起疾病，只有在芽胞发芽成为繁殖体后，才能迅速大量繁殖而致病。

第三节　细菌形态与结构检查法

一、显微镜放大法

1. 普通光学显微镜　常用油镜观察细菌（放大1 000倍）。

用普通光学显微镜观察细菌时，需将细菌染色。

2. 电子显微镜　能分辨 1nm 的微粒。目前使用的有 2 类，即透射电子显微镜（TEM）和扫描电子显微镜（SEM）。

二、染色法

1. 最常用和最重要的分类鉴别染色法是革兰染色法。该法是丹麦细菌学家革兰于 1884 年创建。

2. 标本经固定后，先用碱性染料结晶紫初染，再加碘液媒染，使之生成结晶紫-碘复合物。此时细菌均染成深紫色。然后用95%乙醇脱色，有些细菌被脱色，有些不能。最后用稀释复红或沙黄复染。

3. 此法可将细菌分为两大类，不被乙醇脱色仍保留紫色者为革兰阳性菌，被乙醇脱色后复染成红色者为革兰阴性菌。

✐ 主治语录：革兰染色法在鉴别细菌、选择抗菌药物、研究细菌致病性等方面具有重要的意义。

 历年真题

1. 细菌细胞壁的特有成分是
   A. 肽聚糖
   B. 外膜
   C. 脂蛋白
   D. 脂多糖
   E. 类脂 A
2. 用于鉴别细菌的结构是

   A. 中介体
   B. 异染颗粒
   C. 吞噬体
   D. 线粒体
   E. 包涵体

参考答案：1. A　2. B

第二章　细菌的生理

核心问题

1. 细菌生长繁殖的基本条件、方式与生长曲线。
2. 细菌的代谢。
3. 消毒、灭菌的概念及常用方法。

内容精要

细菌的生理活动包括摄取营养物质和合成各种所需物质，进行新陈代谢及生长繁殖。整个生理活动的中心是新陈代谢，繁殖迅速是其显著的特点。

第一节　细菌的理化性状

一、细菌的化学组成

1. 细菌含有多种化学成分，包括水、无机盐、蛋白质、糖类、脂质和核酸等。

2. 水分是菌细胞重要的组成部分，菌细胞去除水分后，主要为有机物，包括碳、氢、氮、氧、磷和硫等。

3. 少数的无机离子，如钾、钠、铁、镁、钙、氯等，用以构成菌细胞的各种成分及维持酶的活性和跨膜化学梯度。

4. 细菌尚含有一些原核细胞型微生物所特有的化学组成，如肽聚糖、胞壁酸、磷壁酸、D 型氨基酸、二氨基庚二酸、吡啶二羧酸等，这些物质在真核细胞中还未发现。

二、细菌的物理性状

1. 光学性质　当光线照射至细菌，部分被吸收，部分被折射，故细菌悬液呈混浊状态。

2. 表面积　细菌体积微小，相对表面积大，有利于同外界进行物质交换。因此细菌的代谢旺盛，繁殖迅速。

3. 带电现象　细菌固体成分的 50%～80% 是蛋白质，蛋白质由兼性离子氨基酸组成。G^+ 菌的等电点 pH 为 2～3，而 G^- 菌的等电点 pH 为 4～5，故在近中性或弱碱性环境中，细菌均带负电荷，尤以前者所带电荷更多。

4. 半透性　细菌的细胞壁和细胞膜都有半透性，允许水及部分小分子物质通过，有利于吸收营养和排出代谢产物。

5. 渗透压　细菌体内含有高浓度的营养物质和无机盐，一般 G^+ 菌的渗透压高达 20～25 个大气压，G^- 菌为 5～6 个大气压。细菌所处一般环境相对低渗，但因有坚韧细胞壁的保护不致崩裂。若处于比菌内渗透压更高的环境中，菌体内水分逸出，胞质浓缩，细菌就不能生长繁殖。

第二节　细菌的营养与生长繁殖

一、细菌的营养物质

充足的营养物质可以为细菌的新陈代谢及生长繁殖提供必需的原料和能量，一般包括水、碳源、氮源、无机盐和生长因子等。

二、细菌摄取营养物质的机制

1. 被动扩散　营养物质从浓度高向浓度低的一侧扩散，其驱动力是浓度梯度，不需要提供能量。

2. 主动转运　细菌吸收营养物质的主要方式，其特点是营养物质从浓度低向浓度高的一侧转运，并需要提供能量。主要有 ABC 转运、离子偶联转运（需氧菌常见）、基团转移和特异性转运。

三、细菌的营养类型

1. 自养菌　以简单的无机物为原料。这类细菌所需能量来自无机物的氧化称为化能自养菌，或通过光合作用获得能量称为光能自养菌。

2. 异养菌

（1）必须以多种有机物为原料，如蛋白质、糖类等。

（2）异养菌包括腐生菌和寄生菌。腐生菌以动植物尸体、腐败食物等作为营养物；寄生菌寄生于活体内，从宿主的有机物获得营养。

🖊 主治语录：所有的病原菌都是异养菌，大部分属寄生菌。

四、影响细菌生长的因素

1. 充足的营养物质。

2. 氢离子浓度（pH）　大多数嗜中性细菌生长的 pH 为 6.0~8.0，嗜酸性细菌最适生长 pH 可低至 3.0，嗜碱性细菌最适生长 pH 可高达 10.5。

🖊 主治语录：多数病原菌最适生长 pH 为 7.2~7.6。

3. 温度　各类细菌对温度的要求不一。

（1）嗜冷菌：生长温度为 -5 ~ 30℃，最适生长温度为 10~20℃。

（2）嗜温菌：生长温度为 10~45℃，最适为 20~40℃。

（3）嗜热菌：生长温度为 25~95℃，最适为 50~60℃。

（4）病原菌在长期进化过程中适应人体环境，均为嗜温菌，最适生长温度为人的体温，即 37℃。

4. 气体

（1）专性需氧菌：仅能在有氧环境下生长。如结核分枝杆菌、铜绿假单胞菌。

（2）微需氧菌：在低氧压（5% ~ 6%）生长最好。如空肠弯曲菌、幽门螺杆菌。

（3）兼性厌氧菌：不论在有氧或无氧环境中都能生长，但以有氧时生长较好。大多数病原菌属于此类。

（4）专性厌氧菌：只能在低氧分压或无氧环境中进行发酵。

5. 渗透压　一般培养基的盐浓度和渗透压对大多数细菌是安全的，少数细菌如嗜盐菌需要在高浓度（30g/L）的 NaCl 环境中生长良好。

五、细菌的生长繁殖

（一）细菌个体的生长繁殖

细菌一般以简单的二分裂方式进行无性繁殖。细菌分裂数量倍增所需要的时间称为代时，多数细菌为 20~30 分钟。个别细菌繁殖速度较慢，如结核分枝杆菌的代时达 18~20 小时。

（二）细菌群体的生长繁殖

将一定数量的细菌接种于适宜的液体培养基中，连续定时取样检查活菌数，可发现其生长过程的规律性。以培养时间为横坐标，培养物中活菌数的对数为纵坐标，可绘制出一条生长曲线（图 2-2-1）。

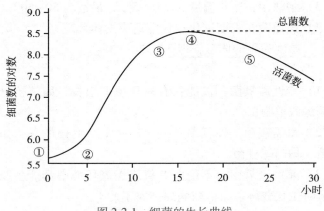

图 2-2-1　细菌的生长曲线

根据生长曲线，细菌的群体生长繁殖分期如下。

1. ①～②为迟缓期　为细菌的适应阶段。该期菌体增大，代谢活跃，分裂迟缓，繁殖极少。

2. ②～③为对数期　生长迅速，生长曲线图上细菌数的对数呈直线上升，细菌的形态、染色性、生理活性等都较典型。一般细菌对数期在培养后的 8～18 小时。

3. ③～④为稳定期　细菌繁殖速度减慢。细菌的形态、染色性、生理性状有改变。一些细菌的芽胞、外毒素和抗生素等代谢产物大多在稳定期产生。

4. ④～⑤为衰亡期　死亡数越来越多，并超过活菌数。细菌形态显著改变，生理代谢活动趋于停滞。

第三节　细菌的新陈代谢

一、细菌的能量代谢

（一）代谢类型

1. 发酵　以有机物为受氢体的生物氧化过程。
2. 呼吸　以无机物为受氢体的生物氧化过程。
3. 需氧呼吸　以分子氧为受氢体。
4. 厌氧呼吸　以其他无机物（硝酸盐、硫酸盐等）为受氢体。

（二）代谢途径

以葡萄糖为例，简述细菌的能量代谢途径，见表 2-3-1。

表 2-3-1　细菌的能量代谢途径（以葡萄糖为例）

途　径	概　述	特　点
EMP 途径	又称糖酵解。反应最终的受氢体为未彻底氧化的中间代谢产物，产生能量远比需氧呼吸少。1 分子葡萄糖可生成 2 分子丙酮酸，产生 2 分子 ATP 和 2 分子 NADH+H$^+$	是大多数细菌共有的基本代谢途径，有些专性厌氧菌产能的唯一途径
戊糖磷酸途径	又称己糖磷酸（HMP）途径，是 EMP 途径的分支，由己糖生成戊糖的循环途径。其主要功能是为生物合成提供前体和还原能，反应获得的 12 分子（NADH+H$^+$）可供进一步利用	产能效果仅为 EMP 途径的一半，不是产能的主要途径

续　表

途　径	概　述	特　点
需氧呼吸	需氧呼吸中，葡萄糖经过 EMP 途径生成丙酮酸，后者脱羧产生乙酰辅酶 A 后进入三羧酸循环彻底氧化。然后将脱出的氢进入电子传递链进行氧化磷酸化，最终以分子氧作为受氢体	1 分子葡萄糖在有氧条件下彻底氧化，生成 CO_2 和 H_2O，并产生 30mol 或 32mol ATP。需氧菌和兼性厌氧菌可进行
厌氧呼吸	1 分子葡萄糖经厌氧糖酵解产生 2 分子 ATP，最终以外源的无机氧化物（CO_2、SO_4^{2-}、NO_3^-）作为受氢体的一类产能效率低的特殊呼吸	专性厌氧菌和兼性厌氧菌可进行

二、细菌的代谢产物

（一）分解代谢产物和细菌的生化反应

各种细菌所具有的酶不完全相同，对营养物质的分解能力亦不一致，因此其代谢产物有别。根据此特点，利用生物化学方法来鉴别不同细菌称为细菌的生化反应试验。

1. 糖发酵试验

（1）不同细菌分解糖类的能力和代谢产物不同。

（2）如大肠埃希菌能发酵葡萄糖和乳糖；而伤寒沙门菌可发酵葡萄糖，但不能发酵乳糖。

（3）两种细菌均可发酵同一糖类，其结果也不尽相同，如大肠埃希菌有甲酸脱氢酶，能将葡萄糖发酵生成的甲酸进一步分解为 CO_2 和 H_2，故产酸并产气；而伤寒沙门菌缺乏该酶，发酵葡萄糖仅产酸不产气。

2. VP 试验

（1）大肠埃希菌和产气杆菌均能发酵葡萄糖，产酸产气，两者不能区别。

（2）产气杆菌能使丙酮酸脱羧生成中性的乙酰甲基甲醇，后者在碱性溶液中被氧化生成二乙酰，二乙酰与含胍基化合物反应生成红色化合物，是为 VP 试验阳性。

（3）大肠埃希菌不能生成乙酰甲基甲醇，故 VP 试验阴性。

3. 甲基红试验　产气杆菌分解葡萄糖产生丙酮酸，后者经脱羧后生成中性的乙酰甲基甲醇，故培养液 pH>5.4，甲基红指示剂呈橘黄色，是为甲基红试验阴性。大肠埃希菌分解葡萄糖产生丙酮酸，培养液 pH≤4.5，甲基红指示剂呈红色，则为甲基红试验阳性。

4. 枸橼酸盐利用试验

（1）产气杆菌等利用铵盐作为唯一氮源，并利用枸橼酸盐作为唯一碳源时，可在枸橼酸盐培养基上生长，分解枸橼酸盐生成碳酸盐，并分解铵盐生成氨，使培养基变为碱性，是为该试验阳性。

（2）大肠埃希菌不能利用枸橼酸盐为唯一碳源，故在该培养基上不能生长，是为枸橼酸盐试验阴性。

5. 吲哚试验　大肠埃希菌、变形杆菌、霍乱弧菌等能分解培养基中的色氨酸生成吲哚（靛基质），经与试剂中的对二甲基氨基苯甲醛作用，生成玫瑰吲哚而呈红色，是为吲哚试验阳性。

6. 硫化氢试验　沙门菌、变形杆菌等能分解培养基中的含硫氨基酸（如胱氨酸、甲硫氨酸）生成硫化氢，硫化氢遇铅或铁离子生成黑色的硫化物，是为硫化氢试验阳性。

7. 尿素酶试验　变形杆菌有尿素酶，能分解培养基中的尿素产生氨，使培养基变碱，以酚红为指示剂检测为红色，是为尿素酶试验阳性。

细菌的生化反应用于鉴别细菌，尤其对形态、革兰染色反应和培养特性相同或相似的细菌更为重要。吲哚（I）、甲基红

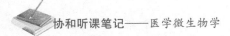

（M）、VP（V）、枸橼酸盐利用（C）四种试验常用于鉴定肠道杆菌，合称为 IMViC 试验。如大肠埃希菌对这四种试验的结果是"++--"，产气杆菌则为"--++"。

（二）合成代谢产物及其在医学上的意义

1. 热原质
（1）细菌合成的注入人体或动物体内能引起发热反应的物质。
（2）产生热原质的细菌大多是革兰阴性菌，热原质即其细胞壁的脂多糖。
（3）耐高温：高压蒸汽灭菌 121℃，20 分钟不被破坏；250℃高温干烤才能破坏热原质。蒸馏法可除去热原质。
2. 毒素和侵袭性酶
（1）外毒素：多数 G⁺菌、少数 G⁻菌产生的、释放到菌体外的蛋白质。
（2）内毒素：G⁻菌细胞壁脂多糖，菌体死亡崩解后游离出来。与外毒素均为重要的致病物质。
3. 色素　有助于鉴别细菌。分为水溶性色素和脂溶性色素。
4. 抗生素　某些微生物代谢过程中产生的一类能抑制或杀死某些其他微生物或肿瘤细胞的物质。多由放线菌和真菌产生。
5. 细菌素　某些菌株产生的具有抗菌作用的蛋白质。仅对亲缘关系近的细菌有杀伤作用。
6. 维生素　细菌能合成某些维生素除供自身需用外，还能分泌至周围环境中。如 B 族维生素和维生素 K。

第四节　细菌的人工培养

一、培养基

1. 培养基是由人工方法配制而成的，专供微生物生长繁殖使用的混合营养物制品。

2. 按其营养组成和用途分类，分为基础培养基、增菌培养基、选择培养基、鉴别培养基和厌氧培养基。

3. 按物理状态分类，分为液体、固体和半固体培养基。

二、细菌在培养基中的生长表现

1. 液体培养基　大多数细菌在液体培养基生长繁殖后呈现均匀混浊状态；少数链状的细菌则呈沉淀生长。

2. 固体培养基

（1）光滑型菌落（S 型菌落）：新分离的细菌大多呈光滑型菌落，表面光滑、湿润、边缘整齐。

（2）粗糙型菌落（R 型菌落）：菌落表面粗糙、干燥、呈皱纹或颗粒状，边缘大多不整齐。

（3）黏液型菌落（M 型菌落）：这种菌落黏稠、有光泽，似水珠样。如肺炎克雷伯菌。

3. 半固体培养基　半固体培养基黏度低，有鞭毛的细菌在其中仍可自由游动，沿穿刺线呈羽毛状或云雾状混浊生长。无鞭毛细菌只能沿穿刺线呈明显的线状生长。

三、人工培养细菌的用途

细菌培养对疾病的诊断、预防、治疗和科学研究都具有重要的作用。在工农业生产和基因工程中也有广泛应用。

第五节　抑制或杀灭微生物的理化因素

一、消毒灭菌的常用术语

1. 灭菌　杀灭物体上所有微生物的方法，包括杀灭细菌芽胞、病毒和真菌等在内的全部病原微生物和非病原微生物。

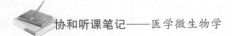

2. 消毒　杀死物体上或环境中的病原微生物的方法，并不一定能杀死细菌芽胞或非病原微生物。用以消毒的药品称为消毒剂。

3. 防腐　防止或抑制体外细菌生长繁殖的方法。细菌一般不死亡。

4. 清洁　通过除去尘埃和一切污秽以减少微生物数量的过程。除广泛应用于医院环境外，也是物品消毒、灭菌前必须经过的处理过程，有利于提高消毒、灭菌的效果。

5. 无菌和无菌操作　无菌是不存在活菌的意思，多是灭菌的结果。防止微生物进入人体或其他物品的操作技术，称为无菌操作。

二、物理消毒灭菌法

（一）热力灭菌法

高温对细菌具有明显的致死作用，因此最常用于消毒和灭菌。

1. 干热灭菌法　杀菌作用是通过脱水、干燥和大分子变性实现的（表2-5-1）。

表2-5-1　干热灭菌法

方法	特　　点
焚烧	适用于病理性废弃物品或动物尸体等
烧灼	适用于微生物学实验室的接种环、试管口等的灭菌
干烤	适用于高温下不变质、不损坏、不蒸发的物品
红外线	以 $1\sim10\mu m$ 波长的热效应最强。多用于医疗器械和食具的消毒与灭菌

2. 湿热灭菌法　在同一温度下，比干热灭菌方法效果好。

（1）巴氏消毒法：用较低温度杀灭液体中的病原菌或特定微

生物、保持物品中所需不耐热成分不被破坏的消毒方法。用于消毒牛乳、酒类（61.1~62.8℃，30分钟或71.7℃，15~30秒）。

（2）煮沸法：100℃，5分钟，杀死细菌繁殖体；100℃，1~2小时，杀灭细菌芽胞。<u>常用于消毒食具、刀剪、注射器等。</u>

✎ **主治语录**：水中加入2%碳酸氢钠，既可提高沸点达105℃，促进杀灭细菌的芽胞，又可防止金属器皿生锈。

（3）流动蒸汽消毒法：利用1个大气压下100℃的水蒸气进行消毒。细菌繁殖体15~30分钟可被杀灭，常不能杀灭全部细菌芽胞。

（4）间歇蒸汽灭菌法：利用反复多次的流动蒸汽间歇加热以达到灭菌的目的。100℃，15~30分钟，杀死其中的繁殖体。取出后放37℃孵箱过夜，使残存的芽胞发育成繁殖体，次日再蒸1次。如此连续3次以上。适用于一些不耐热的含糖、牛奶等培养基。

（5）高压蒸汽灭菌法：<u>灭菌效果最好。</u>在超过标准大气压103.4kPa（1.05kg/cm^2）蒸汽压下，温度达到121.3℃，15~20分钟，可杀灭包括细菌芽胞在内的所有微生物。

（二）辐射杀菌法

1. 紫外线

（1）波长240~300nm的紫外线具有杀菌作用，其中以265~266nm最强。

（2）主要作用于DNA，形成二聚体，干扰DNA的复制与转录，导致细菌的变异或死亡。

（3）紫外线穿透力较弱，一般只用于手术室等的空气消毒，或用于不耐热物品的表面消毒。

（4）紫外线对人体皮肤、眼睛有损伤作用。

2. 电离辐射

（1）主要包括 β 射线和 γ 射线等。

（2）常用于大量一次性医用塑料制品的消毒；亦可用于食品、药品和生物制品的消毒灭菌。

3. 微波

（1）波长为 1~1 000mm 的电磁波。可穿透玻璃、陶瓷和薄塑料等物质，但不能穿透金属表面。

（2）主要用于食品、非金属器械、检验室用品、食品用具、药杯等消毒。

（三）滤过除菌法

1. 用物理阻留的方法除去液体或空气中的细菌，达到无菌的目的。但不能除去病毒和支原体。

2. 所用的器具是滤菌器，滤菌器含有微细小孔，只允许液体通过，而大于孔径的细菌、真菌等颗粒不能通过。

3. 主要用于一些不耐高温灭菌的血清、毒素、抗生素以及空气等的除菌。

（四）干燥和低温抑菌法

有些细菌的繁殖体在空气中干燥时会很快死亡，干燥法常用于保存食物。低温可使细菌的新陈代谢减慢，故常用作保存细菌菌种。为避免解冻时对细菌的损伤，可在低温状态下真空抽去水分，此方法称为冷冻真空干燥法。该法是目前保存菌种的最好方法。

三、化学消毒灭菌法

化学消毒剂一般都对人体有害，只能外用或用于环境的消毒。按其杀菌能力，分类如下。

（一）高效消毒剂

可杀灭包括细菌芽胞在内的所有种类微生物的消毒剂。

1. 含氯消毒剂　如次氯酸钠、二氯异氰尿酸钠和漂白粉等，可用于物品表面、饮用水、皮肤、地面、排泄物和污水等消毒。

2. 过氧化物消毒剂　如过氧化氢和过氧乙酸。

（1）3%~6%过氧化氢可杀死大多数细菌，10%~25%浓度时可杀死所有微生物，包括细菌芽胞。过氧化氢熏蒸还可用于空气消毒。

（2）过氧乙酸可用于物品表面、皮肤消毒。不适用于金属器具等的消毒。

3. 醛类　2%碱性戊二醛对橡胶、塑料、金属器械等物品无腐蚀性，适用于精密仪器、内镜的消毒。

4. 环氧乙烷　多用为气体消毒剂。有穿透力，杀菌广谱高效，杀灭芽胞能力强，对多数物品无损害作用。不足之处为易燃，对人有一定毒性。

（二）中效消毒剂

不能杀灭细菌芽胞，但能杀灭细菌繁殖体（包括结核分枝杆菌）、真菌和大多数病毒。

1. 含碘消毒剂　常用碘酊和碘伏。多用于皮肤黏膜和体温计以及其他物品表面的消毒。碘酊对皮肤有刺激性，消毒后需以75%乙醇将其擦净；碘伏着色易洗脱，刺激性较轻微。

2. 醇类消毒剂　乙醇或异丙醇最常用，乙醇浓度为70%~75%时杀菌力最强。一般多用于医疗护理器材、皮肤的消毒和浸泡体温计。

（三）低效消毒剂

可杀灭多种细菌繁殖体，但不能杀灭细菌芽胞、结核分枝

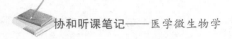

杆菌及抵抗力较强的某些真菌和病毒。

1. 季铵盐类消毒剂　如苯扎溴铵（新洁尔灭）。用于皮肤、黏膜、物品表面、地面消毒。

2. 氯己定　可用于皮肤、黏膜、物品表面、地面消毒。

3. 高锰酸钾　具有氧化杀菌作用，多用于皮肤、黏膜冲洗、浸泡消毒以及食（饮）具、蔬菜、水果的消毒。

四、消毒灭菌的运用

（一）医疗器械物品的消毒灭菌

1. 高危器械物品　如针头、注射器、手术器械等。所有这些物品都应该灭菌，最好应用高压蒸汽灭菌法灭菌。对于不能耐受热力灭菌的物品，可使用高效消毒剂。

2. 中危器械物品　如呼吸机、麻醉机、胃镜等。这些器械采用消毒即可，包括流动蒸汽、煮沸、过氧乙酸、醇类和戊二醛浸泡。

3. 低危器械物品　如治疗盘、治疗车等。对这些物品一般用后清洗、消毒处理即可。

4. 快速周转的医疗器械　如纤维内镜、牙钻、牙科手术器械等。目前常用瞬时灭菌、微波灭菌、高效消毒剂快速处理、中效或低效消毒剂与低热（60℃）协同等方法。

（二）室内空气消毒灭菌

1. 物理消毒法

（1）紫外线照射（15W/m^3，1小时）是最常用的方法。

（2）滤过除菌是将空气气流通过孔径小于 0.2μm 的高效过滤装置以除去细菌和带菌尘埃。

2. 化学消毒法

（1）过氧乙酸喷雾可用 0.5% 水溶液，剂量为 30ml/m³，喷后密闭 1 小时；熏蒸按 0.75~1g/m³ 计算，熏蒸 2 小时。

（2）过氧化氢可用 3% 溶液喷雾，30ml/m³，1 小时。

（3）二氧化氯溶液，空气中有效浓度达到 4mg/m³。即可杀死 99.99% 的细菌、病毒和真菌。

（4）中草药如用艾叶（1g/m³）点燃烟熏可有效抑制金黄色葡萄球菌、溶血性链球菌、白喉棒状杆菌、肺炎链球菌等。

（三）手和皮肤的消毒

1. 用肥皂和流动水经常并正确的洗手是预防许多病原微生物感染的有效方法。

2. 当被病原微生物污染时，一般常用的消毒剂包括 75% 乙醇、0.05% 氯己定溶液、0.2% 过氧乙酸水溶液等。

（四）黏膜的消毒

口腔黏膜消毒可用 3% 过氧化氢；冲洗尿道、阴道、膀胱等可用 0.05% 氯己定或 1g/L 高锰酸钾。

（五）患者排泄物与分泌物的消毒灭菌

患者的粪、尿、脓液和痰液等，一般多用含 50g/L 有效氯的次氯酸钠、漂白粉等消毒液作用 1 小时，也可用等量的 200g/L 漂白粉搅拌均匀，作用 2 小时后再处理。

（六）患者污染物品的消毒

1. 日常生活小用具可煮沸 15~30 分钟或流通蒸汽消毒 30 分钟。也可用 0.5% 过氧乙酸浸泡 30 分钟。

2. 家具用 0.2%~0.5% 过氧乙酸擦洗、喷洒。

3. 污染的食品、果品禁止再食用，可用 200g/L 漂白粉乳剂

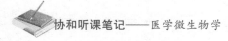

处理 2 小时或煮沸 30 分钟或焚烧。

4. 衣服、被褥用流通蒸汽消毒 30 分钟或用含有 5% 有效氯的消毒液作用 30 分钟或 15% 过氧乙酸 1g/m³ 熏蒸 1 小时。

5. 运输工具用 0.5% 过氧乙酸擦洗、喷洒表面或 2% 过氧乙酸 8ml/m³ 熏蒸 1 小时。

（七）饮水的消毒

自来水用氯气，少量的饮用水可用漂白粉。

（八）环境的消毒

1. 患者居住过的房间、地面、墙壁、门窗可用 0.2% ~ 0.5% 过氧乙酸 200ml/m² 30 ~ 60 分钟或 1g/L 含氯消毒液 30 ~ 60 分钟于房间无人时喷洒。

2. 污水可用有效氯消毒（总余氯量大于 65mg/L）处理。

五、影响消毒灭菌效果的因素

1. 微生物的种类　微生物对消毒灭菌的敏感性高低排序大致如下：真菌、细菌繁殖体、有包膜病毒、无包膜病毒、分枝杆菌、细菌芽胞。

主治语录：不同微生物对不同化学消毒剂的敏感性不同。同一消毒剂对不同微生物的杀菌效果不同。

2. 微生物的生理状态　在营养缺陷下生长的微生物比在营养丰富的情况下生长的微生物具有更强的抵抗力。

3. 微生物的数量　数量越大，所需消毒的时间就越长。

4. 消毒剂的性质、浓度与作用时间

（1）理化性质不同，对微生物的作用大小各异。

（2）同一种消毒剂的浓度不同，其消毒效果也不同。绝大多数消毒剂在高浓度时杀菌作用大（醇类例外）。

（3）消毒剂在一定浓度下，对细菌的作用时间越长，消毒效果越好。

5. 温度　消毒剂的杀菌作用实质是化学反应，其反应速度随温度升高而加快。因此，温度升高可提高消毒效果。

6. 酸碱度　消毒剂的杀菌作用受酸碱度的影响。如戊二醛溶液中加入碳酸氢钠后才有杀菌作用。

7. 有机物　环境中有机物的存在，能显著影响消毒剂的效果。此外，肥皂、去垢剂或其他消毒剂也会灭活消毒剂的效果。

第六节　细菌的分类

一、细菌的分类

1. 分类原则　原则上分为传统分类和种系分类。具体到细菌鉴定和分类的方法包括表型分类、分析分类和基因型分类。

2. 分类层次　种是细菌分类的基本单位，特性相近、关系密切的若干菌种组成一个菌属。种以下又分亚种（变种）、型、菌株。

二、细菌的命名法

采用拉丁双名法，前一字为属名，用名词，第一个字母大写；后一字为种名，用形容词，小写。中文的命名次序与拉丁文相反，是种名在前，属名在后。

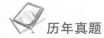

历年真题

1. 细菌个体的繁殖方式是

　A. 有性繁殖

　B. 菌丝断裂

　C. 细胞出芽

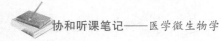

D. 核酸复制

E. 无性二分裂

2. 医学上主要用于空气灭菌的电磁辐射是

A. 紫外线

B. 红外线

C. γ射线

D. 可视线

E. 微波辐射

3. 普通培养基最适宜的灭菌方法是

A. 巴氏消毒法

B. 煮沸法

C. 高压蒸汽灭菌法

D. 流动蒸汽消毒法

E. 间歇蒸汽灭菌法

参考答案：1. E 2. A 3. C

第三章 噬 菌 体

核心问题

1. 噬菌体的概念、形态和化学组成。
2. 毒性噬菌体和温和噬菌体的特点。

内容精要

噬菌体是感染细菌、真菌、放线菌和螺旋体等微生物的病毒，只能在活的宿主菌内复制增殖。

第一节 噬菌体的生物学性状

1. 形态 噬菌体在电子显微镜下可呈蝌蚪形、微球形和细杆形。大多数噬菌体呈蝌蚪形，由头部和尾部组成。

2. 化学组成 噬菌体主要由核酸（DNA 或 RNA）和蛋白质组成。

3. 抗原性 噬菌体具有抗原性，能刺激机体产生特异性抗体。

4. 抵抗力 噬菌体对理化因素的抵抗力比一般细菌的繁殖体强，能耐受低温，对紫外线和 X 射线敏感。

第二节　毒性噬菌体

1. 能在宿主菌细胞内复制增殖，产生许多子代噬菌体，并最终裂解细菌，称为毒性噬菌体。

2. 毒性噬菌体的增殖方式是复制。

3. 增殖过程包括吸附、穿入、生物合成、成熟与释放等4个阶段，称为噬菌体的复制周期或溶菌周期。

第三节　温和噬菌体

1. 噬菌体基因组整合于宿主菌染色体中，不产生子代噬菌体，也不引起细菌裂解，但噬菌体 DNA 随细菌基因组的复制而复制，并随细菌的分裂而分配至子代细菌的基因组中，称为温和噬菌体或溶原性噬菌体。

2. 温和噬菌体的3种存在状态　①游离的具有感染性的噬菌体颗粒。②宿主菌细胞质内类似质粒形式的噬菌体核酸。③前噬菌体。

主治语录：温和噬菌体有溶原性周期和溶菌性周期。毒性噬菌体只有一个溶菌性周期。

第四节　噬菌体的应用

1. 细菌的鉴定与分型

（1）由于噬菌体裂解细菌有种的特异性，故可用于细菌的鉴定。

（2）噬菌体裂解细菌又有型特异性，所以又可用噬菌体对某一种细菌分型，即该菌的噬菌体型。

2. 检测标本中的未知细菌

（1）从标本中检出某种噬菌体常提示该标本中曾有相应的细菌存在。

（2）将检测标本与一定数量已知噬菌体放到一起培养，只要噬菌体明显增加，即提示该标本中有相应的细菌存在。

3. 基因工程的工具　噬菌体在基因工程上可做外源基因的载体，常用的有 *E. coli* K12λ 噬菌体和 *E. coli* 噬菌体 M13。

4. 用于细菌性感染的治疗　由于噬菌体对细菌的感染具有种的特异性，细菌对噬菌体产生耐受的可能性较小。

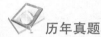 历年真题

溶菌酶的溶菌作用机制是

A. 裂解细胞壁肽聚糖骨架上的 β-1, 4-糖苷键

B. 抑制细胞壁肽聚糖上四肽侧链与五肽交联桥

C. 抑制细菌 mRNA 表达

D. 抑制细菌 DNA 转录

E. 破坏细胞壁上的磷壁酸

参考答案：A

第四章 细菌的遗传与变异

内容精要

遗传和变异是细菌的基本属性之一。细菌的遗传性保证了物种的稳定性，而变异性则使其更能适应外界环境的变化，从而促使其在物种上发生进化。

第一节　细菌基因组

一、细菌基因组的主要组成

1. **细菌染色体**　细菌的各种遗传特性主要受细菌核质中的染色体环状双螺旋 DNA 所控制。

2. **质粒**　质粒是细菌染色体外具有独立复制能力的遗传物质，存在于细胞质中，为环状闭合或线性 dsDNA，游离或整合在细菌染色体上。根据质粒基因编码的生物学性状可分为 F 质粒（致育质粒）、R 质粒（接合性耐药质粒）、Vi 质粒、Col 质粒等。

主治语录：R 质粒含有耐药基因。

3. 噬菌体基因组　噬菌体是侵袭细菌的病毒，其基因组所携带的遗传信息可赋予宿主菌某些生物学性状。

二、细菌基因组中主要的特殊结构

1. 插入序列（IS）　细菌中最简单的转座元件。不携带任何与转位功能无关的基因。可以正向或反向整合到基因组而导致细菌基因突变。

2. 转座子（Tn）　结构较复杂，分子量大小为 2 000 ~ 25 000bp。两侧末端携带 IS，中间区域为其他功能基因（耐药性基因、抗重金属基因等）。

3. 整合子（In）　一种可移动的 DNA 分子，具有独特结构，可捕获和整合外源性基因，使之转变成为功能性基因的表达单位。

第二节　细菌基因突变

1. 基因的自发突变　即突变可自然发生。自发突变率为每一世代 $10^{-10} \sim 10^{-6}$。

2. 基因的诱发突变　即通过人工诱导提高细菌的突变率。诱发突变发生率达到 $10^{-6} \sim 10^{-4}$。利用细菌诱变试验（检测诱发突变率），可筛查环境因子对人类致癌的潜在作用。

3. 突变与选择　突变的发生是随机和不定向的，在细菌群体中仅少数细菌发生突变。

4. 回复突变与抑制突变

（1）有时突变株经过第二次突变可恢复野生型的性状，称为回复突变。

（2）第二次突变没有改变正向突变的序列，只是在其他位点（第二个位点）发生突变，从而抑制了第一次突变的效应，称为抑制突变。

第三节　基因的转移和重组

一、转化

1. 受体菌直接摄取供体菌（外源）DNA 片段而获得新的遗传性状的过程称为转化。

2. 影响转化的因素

（1）转化的 DNA 片段的分子量要小于 1×10^7，不超过 10~20 个基因。

（2）受体菌只有在感受态的生理状态下才能摄入外源 DNA 片段。

（3）Ca^{2+}、Mg^{2+}、cAMP 等可维持 DNA 的稳定性，促进转化作用。

二、接合

细菌通过性菌毛相互连接沟通，将遗传物质从供体菌转移给受体菌的方式称为接合。通过接合方式转移的质粒称为接合性质粒。

1. F 质粒

（1）含 F 质粒的细菌为 F^+，无性菌毛的菌株为 F^-。在接合过程中，F^+ 作为供体菌，F^- 为受体菌。单链 DNA 经性菌毛接合桥进入 F^- 菌内，两个菌内的单链 DNA 以滚环式进行复制，各自形成完整的双链 F 质粒。受体菌获得 F 质粒后即成为 F^+ 菌，可形成性菌毛。

（2）F质粒可游离在细胞质中，亦可整合到细菌的染色体上从而导致宿主菌染色体所含基因的高频转移称为高频重组株（Hfr）。受体菌获得Hfr菌的完整F质粒DNA的概率很低。从染色体上脱离下来的F质粒还可能携带整合位点相邻的DNA片段，称为F′质粒。

主治语录：F^+菌、Hfr、F^- 3种菌都为有性菌毛，均可通过接合方式进行基因的转移。

2. R质粒

（1）接合性耐药质粒在细菌耐药性的传递中发挥重要作用

1）R质粒由耐药传递因子（RTF）和耐药决定子（r-det）组成。

2）RTF的功能与F质粒相似，编码性菌毛，决定质粒的复制、接合及转移；r-det则决定菌株的耐药性。

3）耐药决定因子，可表达耐药基因。

（2）R质粒还诱导非接合性耐药质粒的传递：导致细菌耐药性的迅速传播和耐药菌株不断增加。

三、转导

转导是由噬菌体介导，将供体菌的DNA片段转入受体菌，重组后使受体菌获得供体菌的部分遗传性状。转导可分为普遍性转导和局限性转导。

1. 普遍性转导 毒性噬菌体和温和噬菌体均可介导普遍性转导。

2. 局限性转导 由温和噬菌体介导。

3. 溶原性转换 局限性转导的一种形式。温和噬菌体感染宿主菌后，以前噬菌体形式与细菌基因组整合，使宿主菌成为溶原性细菌，从而获得由噬菌体基因编码的某些生物学性状，称为溶原性转换。经过溶原性转换，白喉棒状杆菌可变为产生白喉毒素的产毒株。

第四节　细菌遗传变异在医学上的实际意义

1. 形态结构变异与细菌学诊断

（1）鞭毛变异：自伤寒患者中分离的伤寒沙门菌，约10%的菌株因变异而失去鞭毛，动力试验阴性。

（2）L型变异：细菌在β-内酰胺类抗生素、抗体、补体和溶菌酶等作用下，失去细胞壁变为L型细菌。常规方法分离培养呈阴性。

（3）乳糖分解变异：分解乳糖的基因转移至伤寒沙门菌，呈分解乳糖阳性，按常规细菌鉴定易被忽视。

（4）发酵变异：突变造成某种酶的缺陷，失去发酵某种糖的能力，如乳糖发酵阴性突变细菌。充分了解细菌的变异现象和规律，才能正确诊断细菌性感染疾病。

2. 耐药性变异与防控　以金黄色葡萄球菌为例，对青霉素和磺胺类药等的耐药菌株高达90%以上。为了提高抗菌药物的疗效，防止耐药菌株的扩散，常用药物敏感试验选择敏感抗生素。

3. 毒力变异与疫苗研制　变异包括毒力的增强与减弱。在细菌鉴定时，应考虑细菌毒力或毒力因子表达等检测。在疫苗研发方面，通过突变降低细菌的毒力用于制备减毒活疫苗株。

4. 流行病学分析方面的应用　基于核酸的分析方法，如脉冲场凝胶电泳（PFGE）、质粒谱分析等，用于确定感染流行菌株或基因的来源及调查耐药质粒在不同细菌中的播散情况等。

5. 致癌物质检测中的应用　Ames试验是利用检测细菌的诱

发突变率，进行可疑致癌物的筛选。凡能提高突变率、使受试平板的诱导菌落数高出对照组 1 倍时，即为 Ames 试验阳性，提示被检物具有致癌潜能。

6. 基因工程方面的应用　如胰岛素、白介素、干扰素、生长激素和凝血因子等都可采用基因工程大量生产。

 历年真题

1. 在细菌的遗传物质中，处于核质以外的是

 A. mRNA

 B. 核糖体

 C. 质粒

 D. 异染颗粒

 E. 性菌毛

2. R 质粒最常见的转移方式是

A. 转导

B. 溶原性转换

C. 转化

D. 接合

E. 原生质体融合

参考答案：1. C　2. D

第五章 细菌的耐药性

核心问题

1. 细菌的耐药性。
2. 细菌耐药性产生的机制。
3. 细菌耐药性的控制策略。

内容精要

细菌耐药性又称抗药性，是指细菌对抗菌药物的相对不敏感性和抵抗性。耐药性的程度通常用药物对细菌的最低抑菌浓度（MIC）表示。细菌耐药性具有形成快、耐药谱广、传播速度快和强度高的特点。

第一节 抗菌药物的种类及其作用机制

一、抗菌药物的种类

（一）按抗菌药物化学结构和性质分类

1. β-内酰胺类

（1）青霉素类：包括青霉素、苯氧青霉素、耐酶青霉素（甲氧西林、苯唑西林）和广谱青霉素（氨苄西林、阿莫西林和替卡西林等）。

（2）头孢菌素类

1）第一代主要用于产青霉素酶的金黄色葡萄球菌和某些革兰阴性菌的感染，如头孢唑林、头孢氨苄和头孢拉定等。

2）第二代对革兰阴性菌的作用较第一代增强，如头孢呋辛、头孢孟多和头孢克洛等。

3）第三代对多种 β-内酰胺酶稳定，对革兰阴性菌有良好的作用，如头孢他啶、头孢曲松和头孢哌酮等。

4）第四代对革兰阳性菌的抗菌作用大大提高，如头孢匹罗、头孢吡肟和头孢唑兰等。

5）第五代对多种革兰阳性和革兰阴性敏感菌及耐药菌均有较强抗菌活性，如头孢吡普和头孢洛林酯等。

（3）头霉素类：如头孢西丁（又称头霉甲氧噻吩）等。

（4）单环 β-内酰胺类：如氨曲南和卡卢莫南等。

（5）碳青霉烯类：如亚胺培南等，亚胺培南与西司他丁合用称为泰能。

（6）β-内酰胺酶抑制剂：如青霉烷砜（舒巴坦）和克拉维酸（棒酸）等，能与 β-内酰胺酶发生不可逆的反应后使酶失活。

2. 大环内酯类 如红霉素、罗红霉素和阿奇霉素等。

3. 氨基糖苷类 如链霉素、庆大霉素、卡那霉素和阿米卡星等。

4. 四环素类 如四环素、土霉素、多西环素和米诺环素等。

5. 氯霉素类 如氯霉素和甲砜霉素等。

6. 人工合成的抗菌药物

（1）磺胺类：磺胺嘧啶（SD）、磺胺甲噁唑（SMZ）等。

（2）喹诺酮类：诺氟沙星、环丙沙星、氧氟沙星等。

7. 其他 抗结核药物，如利福平、异烟肼等。多肽类抗生

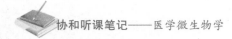

素，如多黏菌素、万古霉素、林可霉素和克林霉素等。

（二）按抗菌药物的生物来源分类

1. 细菌产生的抗生素　如多黏菌素和杆菌肽等。

2. 真菌产生的抗生素　如青霉素和头孢菌素等，现在多用其半合成产物。

3. 放线菌产生的抗生素　放线菌是生产抗生素的主要来源。其中链霉菌和小单孢菌产生的抗生素最多，如链霉素、卡那霉素、四环素、红霉素等。

4. 植物来源的抗菌药物　如小檗碱（黄连素）、鱼腥草素、穿心莲内酯等。

二、抗菌药物的作用机制

抗菌药物可通过干扰细菌细胞壁合成、损伤细胞膜功能、抑制蛋白质合成以及影响核酸和叶酸代谢等多种机制发挥作用。

第二节　细菌的耐药机制

一、细菌耐药的遗传机制

（一）固有耐药性

1. 概念　细菌对某些抗菌药物的天然不敏感。

2. 特点　始终如一，由细菌的种属特性所决定。

3. 发生条件　细菌没有药物作用的靶位。

（二）获得耐药性

1. 概念　细菌 DNA 的改变导致其获得了耐药性表型。

2. 发生条件　基因突变或获得新基因。

（三）多重耐药性

1. 多重耐药性（MDR）　细菌同时对多种作用机制不同或结构完全各异的抗菌药物具有耐药性。当细菌对 3 类（如氨基糖苷类、红霉素和 β-内酰胺类）或 3 类以上抗菌药物同时耐药时，则称为多重耐药菌。

2. 交叉耐药性　细菌对某一种抗菌药物产生耐药性后，对其他作用机制相似的抗菌药物也产生耐药性。

3. 泛耐药菌　对除多黏菌素以外所有临床上的抗菌药物均耐药的细菌，目前发现有假单胞菌属、不动杆菌属和克雷伯菌属等。

二、细菌耐药的生化机制

1. 钝化酶的产生

（1）β-内酰胺酶：对青霉素类和头孢菌素类耐药的菌株可产生 β-内酰胺酶，该酶能特异性地裂解 β-内酰胺环，使其完全失去抗菌活性。

（2）氨基糖苷类钝化酶：通过羟基磷酸化、氨基乙酰化或羧基腺苷酰化作用，使药物的分子结构发生改变，失去抗菌作用。

2. 药物作用的靶位改变　如青霉素结合蛋白的改变导致对β-内酰胺类抗生素耐药。

3. 抗菌药物的渗透障碍　细菌的细胞壁障碍和/或外膜通透性的改变，将严重影响抗菌效能，屏蔽也是耐药的一种机制。

4. 主动外排机制　已发现数十种细菌的外膜上有特殊的药物主动外排系统，即外排泵，可将不同种类药物同时泵出。

5. 细菌生物被膜作用　细菌生物被膜（BF）是细菌为适应环境而形成的一种群体性保护生存状态，可阻挡抗菌药物的渗

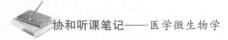

入和机体免疫物质的杀伤。

第三节　细菌耐药性的防治

1. 合理使用抗菌药物　规范化使用抗菌药物，严格遵守和掌握抗菌药物的局部应用、预防应用和联合用药原则。

✎ 主治语录：避免滥用抗生素，这是控制耐药性产生的重要措施之一。

2. 严格执行消毒隔离制度　防止耐药菌的交叉感染。

3. 加强药政管理　建立细菌耐药性监测网；严格执行抗菌药物凭医师处方供应的规定等。

4. 研制抗菌药物　改良现有抗生素；研制有活性的新型药物等。

5. 寻找新手段　研发疫苗；建立新一代基于噬菌体疗法的快速检测和治疗体系，是针对耐药菌感染的新举措。

6. 破坏耐药基因　如消除耐药质粒。

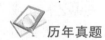 历年真题

1. 除携带与转座有关的基因外，常带有耐药基因的遗传物质是
   A. 噬菌体
   B. R 质粒
   C. 插入序列
   D. 转座子
   E. 细菌染色体
2. 对青霉素类和头孢菌素类耐药

的菌株，作用于药物的主要是
   A. β-内酰胺酶
   B. 氨基糖苷类钝化酶
   C. 氯霉素乙酰转移酶
   D. 甲基化酶
   E. 乳酸合成酶

参考答案：1. D　2. A

第六章　细菌的感染与免疫

核心问题

1. 正常菌群、机会致病菌、菌群失调和菌群失调症的概念。
2. 细菌的毒力和细菌内、外毒素的主要区别。
3. 胞外菌、胞内菌感染的特点。
4. 毒血症、内毒素血症、菌血症、败血症和脓毒血症的概念。
5. 医院感染的概念与类型、微生态特征和控制。

内容精要

细菌感染是指细菌侵入宿主体内生长繁殖并与机体相互作用，引起的一系列病理变化过程。抗感染免疫是指微生物入侵宿主机体后，宿主免疫系统产生抗感染免疫应答，以抑制或避免微生物致病作用的过程。

第一节　正常菌群与机会致病菌

一、正常菌群

（一）概念及其分布

1. 概念　正常菌群是指正常寄居在宿主体内，对宿主无害

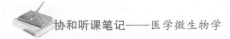

而有利的细菌群，是宿主微生物群的重要构成部分。

2. 寄生部位　皮肤、口腔、鼻咽腔、外耳道、眼结膜、肠道、尿道、阴道。

（二）生理作用

1. 生物拮抗　宿主体内的正常菌群可以抵御外来致病菌的入侵与定植，对宿主起着保护作用。其机制有：①生物屏障和占位性保护。②产生对致病菌有害的代谢产物。③营养竞争。

2. 营养作用　正常菌群参与宿主的物质代谢、营养转化和合成。如人肠道内脆弱类杆菌和大肠埃希菌可产生维生素 K 和 B 族维生素。

3. 免疫作用　可促进机体免疫器官的发育，刺激免疫系统的成熟与免疫应答。

4. 抗衰老作用　人一生的不同阶段，肠道正常菌群的构成与数量是不一样的。如儿童及青少年时期肠道的双歧杆菌、乳杆菌较老年时期为多，而到老年后，肠道的产气杆菌较多。

5. 抗肿瘤作用。

（三）微生态平衡与失调

1. 微生态平衡　机体内的正常微生物群与宿主之间是相互依赖与相互制约的，这种状态始终处于动态过程之中，并形成一种平衡。

2. 微生态失调　当宿主（免疫、营养及代谢等）、正常微生物群（种类、数量、位置等）或外界环境（理化和生物）等因素变化打破了这种微生态平衡，就会导致微生态失调，最常见的是菌群失调。

二、机会致病菌

1. 寄居部位改变　正常菌群由原寄居部位向其他部位或本

来是无菌的部位转移。如大肠埃希菌在肠道通常是不致病的，但进入泌尿道、腹腔、血流，则可引发尿道炎、肾盂肾炎、腹膜炎甚至败血症等。

2. 宿主免疫功能下降　应用大剂量皮质激素、抗肿瘤药物或放射治疗以及艾滋病患者晚期等，可造成患者免疫功能降低。

3. 菌群失调　宿主某部位寄居细菌的种群发生改变或各种群的数量比例发生大幅度变化。

主治语录：菌群失调可表现为引起二重感染或重叠感染。

第二节　细菌的致病作用

细菌对宿主致病的能力称为致病性。细菌致病性的强弱程度可用毒力来表示。测定细菌毒力的指标常采用半数致死量（LD_{50}）或半数感染量（ID_{50}）。

一、细菌的侵袭力

侵袭力是指致病菌突破宿主皮肤、黏膜等生理屏障，进入机体并在体内定植和繁殖扩散的能力。细菌的侵袭力包括黏附、定植和产生侵袭性相关物质的能力，如菌体的表面结构（黏附素、荚膜）、侵袭性物质（侵袭素、侵袭性酶类）、细菌生物被膜等。

1. 黏附素　绝大多数细菌致病的第一步。可分为菌毛黏附素和非菌毛黏附素两类。

2. 荚膜　荚膜具有抗吞噬和抵抗宿主体液中杀菌物质的作用，有利于致病菌在宿主体内生存、繁殖和扩散。

3. 侵袭性酶类　如血浆凝固酶可增强细菌抗吞噬能力；透明质酸酶、链激酶等，能增强细菌的扩散能力。

4. 侵袭素 细菌编码侵袭素的基因称为侵袭基因，是介导细菌侵入邻近的上皮细胞尤其是黏膜上皮细胞内的重要功能基因。具有侵袭能力的常见致病菌有鼠伤寒沙门菌、志贺菌、肠侵袭型大肠埃希菌等。

5. 细菌生物被膜 由细菌及其分泌的胞外多聚物（胞外多糖、蛋白质、DNA 等）附着在有生命或无生命材料表面后形成的膜状结构，是细菌的群体结构。

主治语录： 铜绿假单胞菌、表皮葡萄球菌等极易形成生物被膜，是引起感染的常见致病菌。

二、毒素

细菌内毒素、外毒素的主要区别，见表 6-2-1。

表 6-2-1　外毒素与内毒素的主要区别

区别要点	外毒素	内毒素
来源	革兰阳性菌与部分革兰阴性菌	革兰阴性菌
编码基因	质粒或前噬菌体或染色体基因	染色体基因
存在部位	从活菌分泌出，少数为细菌裂解后释出	细胞壁组分，菌体裂解后释出
化学成分	蛋白质	脂多糖
稳定性	60~80℃，30 分钟被破坏	160℃，2~4 小时被破坏
毒性作用	强，对组织器官有选择性毒害效应，引起特殊临床表现	较弱，各菌的毒性效应大致相同，引起发热、白细胞计数增多、微循环障碍、休克、弥散性血管内凝血（DIC）等全身反应
抗原性	强，刺激机体产生抗毒素；甲醛液处理脱毒形成类毒素	弱，刺激机体产生的中和抗体作用弱；甲醛液处理不形成类毒素

三、体内诱生抗原

近年来研究表明，有些细菌的基因在人工培养条件下并不表达，而只有在进入宿主体内后才被诱导表达。这类只有在细菌侵入宿主体内才诱导表达的基因，称为体内诱导基因（IVIG）。目前已建立了多种筛选体内诱导基因的技术方法，包括标记突变技术、体内诱生抗原鉴定技术等。

四、超抗原

一类具有超强能力刺激淋巴细胞增殖和刺激产生过量 T 细胞及细胞因子的特殊抗原。如葡萄球菌肠毒素和毒性休克综合征毒素-1（TSST-1）、链球菌致热外毒素等都是超抗原，它们能引起毒素性休克综合征、猩红热等疾病。

五、免疫病理损伤

通过激活机体的免疫应答，基于超敏反应的机制引起组织细胞的免疫病理损伤。如长期或反复链球菌感染，可通过 Ⅲ 型超敏反应，由免疫复合物沉积于血管基底膜导致的肾小球肾炎、风湿性关节炎、风湿性心脏病等。

第三节 宿主的抗感染免疫

一、固有免疫

参与人体固有免疫的主要有屏障结构、吞噬细胞以及正常体液和组织的免疫成分等。

（一）屏障结构

1. 皮肤与黏膜 阻挡和排除作用；分泌杀菌物质；正常菌

群的拮抗作用。

2. 血脑屏障　通过脑毛细血管内皮细胞层的紧密连接和吞饮作用，阻挡致病菌及其毒性产物从血流进入脑组织或脑脊液，从而保护中枢神经系统。

✎ 主治语录：婴幼儿因血-脑屏障发育不完善，故易发生中枢神经系统感染。

3. 胎盘屏障　由母体子宫内膜的基蜕膜和胎儿绒毛膜共同组成。

（二）吞噬细胞

1. 吞噬细胞对病原菌的识别　通过模式识别来实现。机体固有免疫系统的吞噬细胞通过模式识别受体来感知病原体相关分子模式，从而识别入侵的病原体及其产物。

2. 吞噬和杀菌过程　一般分为 4 个连续过程，即趋化、识别、吞入、杀灭与消化。

3. 吞噬作用的后果　包括完全吞噬和不完全吞噬，同时还会造成组织损伤。

（1）完全吞噬：病原体在吞噬溶酶体中被杀灭和消化，未消化的残渣被排出胞外，此即完全吞噬，如大多数化脓性球菌。

（2）不完全吞噬

1）某些胞内寄生菌（如结核分枝杆菌、嗜肺军团菌）或病毒等病原体在免疫力低下的机体中，虽被吞噬却不被杀死，称为不完全吞噬。

2）此种吞噬对机体不利，因病原体在吞噬细胞内得到保护，可以免受体液中的抗菌物质和抗菌药物等的作用。有的病原体甚至能在吞噬细胞内生长繁殖，导致吞噬细胞死亡。

4. 自噬　细胞内的双层膜结构包裹部分胞质和细胞内需降解的细胞器、蛋白质或外来异物形成自噬体，然后与溶酶体融合形成自噬溶酶体，利用溶酶体内的水解酶降解包裹内容物的过程。

（三）体液因素

1. 补体　补体系统经由经典途径和旁路途径被激活后，产生多种生物活性分子，通过不同的机制发挥抗感染免疫作用。如补体活化产物 C3a、C5a 具有趋化作用，可吸引吞噬细胞到达炎症部位。

2. 溶菌酶　作用于革兰阳性菌的胞壁肽聚糖，使之裂解而溶菌。革兰阴性菌对溶菌酶不敏感，但在特异性抗体参与下，溶菌酶也可破坏革兰阴性菌。

3. 抗微生物肽　其杀菌机制是破坏细菌细胞膜的完整性，使菌细胞溶解死亡。

二、适应性免疫

（一）体液免疫

1. 主要针对胞外菌及其毒素。

2. 当机体受到致病菌感染后，在 CD4$^+$ Th2 细胞辅助下，B 淋巴细胞活化、增殖、分化为浆细胞进而合成和分泌 IgG、IgM、IgA、IgD 和 IgE 等免疫球蛋白，又称抗体。

3. 抗体是体液免疫的效应分子，其作用主要有：抑制致病菌黏附；调理吞噬作用；中和细菌毒素；抗体和补体的联合溶菌作用；抗体依赖性细胞介导的细胞毒作用。

（二）细胞免疫

细胞免疫是 T 细胞介导的免疫应答。T 细胞受抗原刺激后，活化、增殖、分化为效应 T 细胞，主要是 CD8$^+$细胞毒性 T 细胞（CTL）和 CD4$^+$Th1 细胞。

1. CTL 释放穿孔素和颗粒酶等毒性分子导致靶细胞裂解；活化后膜表面表达 FasL，引起靶细胞凋亡。

2. Th1 细胞 分泌 IL-2、IFN-γ、TNF-α 等多种细胞因子，招募吞噬细胞和多种免疫活性细胞进入病原体侵入部位，围歼入侵病原体以及有微生物寄生的感染细胞。

（三）黏膜免疫

人体与外界接触的黏膜表面，是病原体侵入的主要门户。分布在消化道、呼吸道及其他部位黏膜下的淋巴样组织，构成了机体局部黏膜防御系统，称为黏膜免疫系统（MIS）。

三、胞外菌、胞内菌感染特点

细菌在人体内的寄居环境可分为细胞外环境与细胞内环境。

1. 胞外菌感染 绝大部分致病菌寄居在细胞外，如宿主细胞表面、组织间隙和血液、淋巴液、组织液等体液中，属于胞外菌感染。

2. 胞内菌感染

（1）兼性胞内菌既可在宿主细胞内寄居，又可在细胞外环境中生长繁殖，如结核分枝杆菌、伤寒沙门菌等。

（2）专性胞内菌则必须在活细胞内生长繁殖，如立克次体、衣原体等。

（3）由于有宿主细胞的屏障作用，机体对胞内菌感染的免疫有其特殊性，主要表现为特异性抗体不能进入细胞内发挥作用，抗胞内菌感染主要依靠细胞免疫。

第四节 感染的发生与发展

一、感染源与传播

（一）感染源

1. 外源性感染 感染源来自宿主体外，多由一些毒力较强的病原菌引起。外源性感染源多来自患者、带菌者和病畜及带菌动物。

（1）患者：主要的感染源。一般在患者感染初期的传染性最强。

（2）带菌者：有些人感染某些病原体后，不表现出任何临床症状或症状很轻，不被感染者自己发现，因此成为带菌者。

（3）病畜及带菌动物：某些细菌可引起人畜共患病，病畜或野外带菌动物的病原菌可传染给人，如鼠疫、炭疽等。

2. 内源性感染 由来自病人自身所带细菌引起的感染。引起内源性感染的病原体大多为正常菌群内的细菌，少数是以潜伏状态存在于体内的致病菌。

（二）传播途径

1. 呼吸道 如链球菌、结核分枝杆菌、嗜肺军团菌等均可经呼吸道途径感染和传播。

2. 消化道 粪-口传播途径，如大肠埃希菌、沙门菌等。

3. 皮肤黏膜 皮肤黏膜的损伤、烧伤、动物咬伤等可导致病原菌入侵，如致病性葡萄球菌、链球菌等引起的化脓性感染。

4. 节肢动物媒介 如鼠蚤传播的鼠疫耶尔森菌；虱传播的流行性斑疹伤寒等。

5. 性传播 除细菌外，一些病毒、支原体、衣原体、螺旋

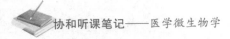

体等也能引起性传播疾病（STD）。

6. 多途径传播　某些细菌可经多途径传播引起感染，如结核分枝杆菌、炭疽芽胞杆菌等可经呼吸道、皮肤创伤、消化道等多途径感染。

二、感染的发生

感染是否发生以及发生后的转归取决于 3 个方面的因素：一是机体的免疫状态；二是细菌因素，包括毒力、数量与侵入途径；三是环境因素、社会因素的影响。

三、感染的类型

（一）隐性感染

隐性感染者一般约占人群的 90%或更多。当机体的抗感染免疫力较强，或侵入的病菌数量不多、毒力较弱，感染后对机体损害较轻，不出现或出现不明显的临床症状称为隐性感染，或称亚临床感染。

（二）显性感染

1. 按病情缓急不同分类

（1）急性感染：发作突然，病程较短，一般是数天至数周。病愈后，致病菌从宿主体内消失。急性感染的致病菌有脑膜炎奈瑟菌、霍乱弧菌、肠产毒素型大肠埃希菌等。

（2）慢性感染：病程缓慢，常持续数月至数年。胞内菌常引起慢性感染，如结核分枝杆菌、麻风分枝杆菌等。

2. 按感染的部位不同分类

（1）局部感染：致病菌侵入机体后，局限在一定部位生长繁殖并引起病变。如化脓性球菌所致的疖、痈等。

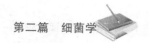

（2）全身感染（表 6-4-1）

表 6-4-1　全身感染

类　型	定　义	举　例
毒血症	致病菌侵入宿主体内后，只在机体局部生长繁殖，不进入血液循环，但其产生的外毒素入血。外毒素经血到达易感的组织和细胞，引起特殊的毒性症状	白喉等
内毒素血症	革兰阴性菌侵入血流，并在其中大量繁殖、崩解后释放出大量内毒素；也可由病灶内大量革兰阴性菌死亡、释放的内毒素入血所致	—
菌血症	致病菌由局部侵入血流，但未在血流中生长繁殖，只是短暂的一过性通过血液循环到达体内适宜部位后再进行繁殖而致病	伤寒早期有菌血症期
败血症	致病菌侵入血流后，在其中大量繁殖并产生毒性产物，引起全身性中毒症状	鼠疫耶尔森菌、炭疽芽胞杆菌等
脓毒血症	化脓性致病菌侵入血流后，在其中大量繁殖，并通过血流扩散至宿主体内的其他组织或器官，产生新的化脓性病灶	金黄色葡萄球菌的脓毒血症，常导致多发性肝脓肿、皮下脓肿等

（三）带菌状态

　　有时致病菌在显性或隐性感染后并未立即消失，在体内继续留存一定时间，与机体免疫力处于相对平衡状态，称为带菌状态，该宿主称为带菌者。

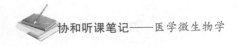

第五节　医院感染

医院感染是指患者或医务人员在医院环境内发生的感染。

一、分类

根据引起感染的病原体来源不同，可将医院感染分为以下两大类。

1. 内源性医院感染（自身感染）

（1）患者在医院内由于某种原因，自身体内寄居的微生物（包括正常菌群和潜伏的致病性微生物）大量繁殖而导致的感染。

（2）特定条件，寄居部位改变、免疫功能下降、菌群失调。

2. 外源性医院感染　患者在医院环境中遭受医院内非自身存在的病原体侵入而发生的感染。外源性医院感染又可分为交叉感染、环境感染和医源性感染。

二、微生态特征

1. 主要为机会致病菌且以革兰阴性杆菌为主。

2. 常具有耐药性　如常引起医院感染的铜绿假单胞菌、肺炎克雷伯菌、金黄色葡萄球菌等都容易对多种抗生素耐药。

3. 常发生种类的变迁　在 20 世纪 50~60 年代，世界范围内医院感染的主要病原菌为革兰阳性球菌。20 世纪 70~80 年代以后，国内外医院感染微生物均以革兰阴性杆菌为主。

三、危险因素

（一）医院是医院感染易感对象的集中地

1. 年龄因素　老年人和婴幼儿易发生医院感染。

2. 基础疾病 如免疫缺陷性疾病、代谢性疾病（如糖尿病）、内分泌功能失调、器官移植、恶性肿瘤、尿毒症等。

（二）诊疗技术和侵入性检查与治疗易导致医院感染

1. 诊疗技术 ①器官移植。②血液透析和腹膜透析。

2. 侵入性（介入性）检查与治疗

（1）侵入性检查：支气管镜、膀胱镜、胃镜等。

（2）侵入性治疗：气管切口或气管插管、留置导尿管、大静脉插管等。

3. 损害免疫系统的因素 ①放射治疗。②化学治疗。③激素的应用。

4. 其他危险因素 抗生素使用不当，甚至滥用；进行外科手术及各种引流，以及住院时间过长，长期使用呼吸机等都是医院感染的危险因素。

四、预防和控制

1. 消毒灭菌、隔离预防、合理使用抗菌药物。

2. 对医院重点部门，如急诊室、重症监护室、手术室、检验科、供应室等密切监测和预报。

3. 一次性使用的医用器具、医院污物等应按照有关部门的规定和要求来规范化管理或毁坏处理，以期切断医院感染的传播途径，有效预防及控制医院感染。

 历年真题

1. 全身感染时，可导致低体温、低白细胞、低血压的致病菌是
   A. 肺炎链球菌
   B. 金黄色葡萄球菌
   C. 变形杆菌
   D. 溶血性链球菌
   E. 破伤风梭菌

2. 关于内毒素性质，错误的叙述是

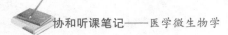

A. 来源于革兰阴性菌

B. 用甲醛脱毒可制成类毒素

C. 其化学成分是脂多糖

D. 性质稳定，耐热

E. 菌体死亡裂解后释放

3. 关于病原菌的致病因素，错误的是

A. 病原菌有黏附因子

B. 病原菌有荚膜、微荚膜

C. 与病原菌的胞外酶有关

D. 与病原菌的内毒素、外毒素有关

E. 与病原菌侵入的数量并无密切关系

参考答案：1. C　2. B　3. E

第七章　细菌感染的检测方法与防治原则

核心问题

1. 细菌感染的实验室诊断。
2. 人工主动免疫与人工被动免疫方法的比较。

内容精要

对病原微生物的分离和鉴定，有助于明确患者的临床诊断、选择有效的治疗措施、预防疾病继续传播与流行以及判断患者预后等。对细菌感染性疾病的特异性预防是通过接种疫苗使机体获得特异性免疫力。

第一节　细菌感染的实验室诊断

一、临床标本的采集与运送原则

1. 早期采集　尽可能在疾病早期、急性期或症状典型时以及使用抗菌药物之前采集标本。

2. 无菌采集　严格进行无菌操作，将采集的标本置于无菌容器中，避免标本被杂菌污染。

3. 采集适当标本　根据不同疾病以及疾病的不同时期采集

目的细菌标本。

4. 采集双份血清　检查病原体的特异性 IgG 抗体时，应采集急性期和恢复期双份血清，只有当恢复期血清抗体效价比急性期的效价明显升高达 4 倍或以上时，方有诊断价值。

5. 尽快送检　大多数细菌标本可以冷藏送检，但对某些不耐寒冷的细菌，如淋病奈瑟菌、脑膜炎奈瑟菌送检中要注意保温，为提高该类致病菌的检出率，最好床旁接种。粪便标本中含杂菌多，常置于甘油缓冲盐水保存液中。因采集的标本存在病原菌或潜在病原菌，应放在密闭不易碎的容器内送检。

6. 标本做好标记　在相应化验单上详细填写标本种类、检验目的和临床诊断，以保证各环节准确无误。

二、细菌的形态学检查

1. 不染色标本　主要用于检查在生活状态下细菌的动力及其运动情况，如疑似有霍乱弧菌或螺旋体的标本，常采用压滴法或悬滴法等，可用暗视野显微镜或相差显微镜观察。

2. 染色法

（1）革兰染色法：最常用的分类鉴别染色法。

（2）抗酸染色法：鉴别结核和麻风等分枝杆菌属细菌的重要方法。

（3）荧光染色法：敏感性强，易对结果进行观察。

主治语录：涂片镜检可初步诊断病原菌。

三、细菌的分离培养与鉴定

1. 分离培养　选择适宜的培养基，以便提供特定细菌生长所需的必要条件。通过分离培养获得单个菌落进行纯培养。

2. 生化试验 细菌对糖类和蛋白质的分解产物不完全一样，故有关酶类和代谢产物可作为鉴别细菌的重要依据之一。

3. 血清学鉴定 利用已知的特异性抗体检查未知的纯培养细菌，不仅能对分离培养的细菌进行种的鉴定，还可以进一步对细菌进行群和型的鉴别。常用方法是玻片凝集试验。

4. 动物试验 用于疑难的病原菌分离或微生物学的研究。

5. 抗菌药物敏感试验 药敏试验对指导临床选择用药，及时控制感染有重要意义。

6. 自动微生物鉴定和药敏分析系统 目前已广泛应用。

四、细菌成分的检测

1. 免疫学检验技术 常用玻片凝集试验、协同凝集试验、免疫荧光试验等。

2. 分子生物学检验技术 常用 PCR、核酸杂交、高通量测序和基因芯片等。

3. 质谱分析法 目前检测细菌常用基质辅助激光解吸电离飞行时间质谱。

4. 其他 生物芯片技术；气相色谱法鉴别厌氧细菌等。

五、血清学诊断

1. 概念 用已知的细菌或其特异性抗原检测患者血清或其他体液中的抗体及其效价的变化，可以作为感染性疾病的辅助诊断。由于多采取患者血清检测抗体，故常称为血清学诊断。

2. 常用方法 如凝集试验、补体结合试验、中和试验、免疫荧光试验、ELISA。

3. 在血清学诊断中，通常采取双份血清检测。如果恢复期或 1 周后血清抗体效价比早期升高 4 倍以上（含 4 倍）时，则可确认为现症感染。

第二节 细菌感染的特异性防治

一、人工主动免疫

人工主动免疫是将抗原性物质接种于人体，刺激机体免疫系统产生特异性免疫应答，从而特异性预防相应病原体感染的措施。

1. 死疫苗（灭活疫苗） 用物理和/或化学方法处理后，感染性被破坏而仍保持其免疫原性的病原微生物制备而成的一种生物制剂。常用的有预防伤寒、霍乱、百日咳、钩端螺旋体病等灭活疫苗。

2. 活疫苗（减毒活疫苗） 通过自然筛选或人工方法获得的病原微生物的弱毒或无毒株经培养后制备而成。如卡介苗、鼠疫耶尔森菌、炭疽芽胞杆菌等减毒活疫苗。

3. 类毒素 经 0.3%～0.4%甲醛处理后，失去了毒性但仍保持免疫原性的外毒素制成的生物制品。如破伤风类毒素、白喉类毒素。

4. 多糖疫苗 提取纯化细菌中能引起特异性保护作用的多糖成分制备而成。广泛使用的荚膜多糖疫苗包括肺炎链球菌、脑膜炎奈瑟菌、流感嗜血杆菌荚膜多糖疫苗等。

5. 联合疫苗 由不同抗原组分混合制成的疫苗，包括多联疫苗与多价疫苗。

6. 基因工程疫苗 包括基因工程亚单位疫苗、基因工程载体疫苗、核酸疫苗及基因缺失活疫苗等。

二、人工被动免疫

1. 抗毒素 如精制破伤风、白喉和肉毒抗毒素以及多价精制气性坏疽抗毒素等。使用这些异种抗毒素时应注意避免Ⅰ型超敏反应的发生。

2. 丙种球蛋白　血清丙种球蛋白是从正常人血浆中提取的丙种球蛋白制剂。主要用于对某些疾病的紧急预防及烧伤患者预防细菌感染。也可用于丙种球蛋白缺乏症患者，以及长期化疗或放疗的肿瘤患者。

3. 抗菌血清　目前已少用。对于由铜绿假单胞菌多重耐药菌株所引起的严重烧伤疾病感染的治疗，尚可以考虑试用。

三、人工主动免疫和人工被动免疫方法的比较

见表 7-2-1。

表 7-2-1　人工主动免疫和人工被动免疫方法的比较

区别点	人工主动免疫	人工被动免疫
免疫物质	抗原	抗体或细胞因子等
接种次数	1~3 次	1 次
免疫出现时间	慢（注射后 2~4 周）	快（注射后立即出现）
免疫维持时间	长（数月至数年）	短（2~3 周）
用途	多用于预防	多用于治疗或紧急预防

第三节　细菌感染的抗菌药物治疗原则

抗菌药物治疗性应用的基本原则如下。

1. 诊断为细菌性感染者，方有指征应用抗菌药物。

2. 尽早查明感染病原，根据病原种类及抗菌药物敏感试验结果选用抗菌药物。

3. 按照药物的抗菌作用特点及其体内代谢过程特点选择

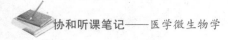

用药。

4. 抗菌药物治疗方案应综合患者病情、病原菌种类及抗菌药物特点制订。

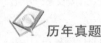 历年真题

适宜卡介苗（BCG）接种的人群是

A. 结核性脑膜炎患者

B. 结核菌素试验阳性者

C. 严重的结核病患者

D. 新生儿以及结核菌素试验阴

性的儿童

E. 细胞免疫功能低下者

参考答案：D

第八章　球　　菌

核心问题

1. 葡萄球菌属的分布、形态、致病性和致病菌株的鉴定。

2. 链球菌属的分布、形态和致病性，抗链球菌溶素 O 试验。

3. 肺炎链球菌的形态、致病性与防治原则。

4. 肠球菌的致病性。

5. 奈瑟菌属的形态，致病性与防治原则。

内容精要

对人类有致病性的球菌包括葡萄球菌属、链球菌属、肠球菌属和奈瑟菌属 4 个属的一些细菌。

第一节　葡萄球菌属

一、金黄色葡萄球菌

（一）生物学性状

1. 形态与染色　革兰阳性，球形，直径约 1μm，呈葡萄串状排列。无芽胞、无鞭毛，体外培养时一般不形成荚膜。

2. 培养特性

（1）需氧或兼性厌氧：营养要求不高，在普通培养基中，37℃生长良好。于血琼脂平板上生长后，在菌落周围还可见完全透明溶血环（β溶血）。

（2）菌落：圆形、隆起、表面光滑、湿润、边缘整齐、不透明。属内不同菌种可产生金黄色、白色或柠檬色等不同颜色的脂溶性色素并使菌落着色。致病性葡萄球菌菌落呈金黄色。

3. 生化反应　多数菌株能分解葡萄糖、麦芽糖和蔗糖，产酸不产气。致病性菌株能分解甘露醇，产酸。触酶（过氧化氢酶）阳性，可与链球菌相区分。

4. 抗原

（1）葡萄球菌 A 蛋白（SPA）：90％以上金黄色葡萄球菌细胞壁表面存在 SPA 蛋白质。其与 IgG1、IgG2 和 IgG4 分子 Fc 段非特异性结合，结合后的 IgG 分子 Fab 段仍能与抗原特异结合。利用此原理建立的协同凝集试验已广泛应用于多种微生物抗原检测。

（2）荚膜多糖：宿主体内的大多数金黄色葡萄球菌表面存在有荚膜多糖抗原，有利于细菌黏附到细胞或生物合成材料表面。

（3）多糖抗原：具有群特异性，存在于细胞壁。

1）从金黄色葡萄球菌中可分离出 A 群的多糖抗原，其化学组成为磷壁酸中的 N-乙酰葡糖胺核糖醇残基。

2）从表皮葡萄球菌可分离 B 群多糖抗原，其化学组成是磷壁酸中的 N-乙酰葡糖胺甘油残基。

5. 3 种葡萄球菌的主要性状比较（表 8-1-1）

表 8-1-1　3 种葡萄球菌的主要性状比较

性　状	金黄色葡萄球菌	表皮葡萄球菌	腐生葡萄球菌
菌落色素	金黄色	白色	白色或柠檬色
血浆凝固酶	+	−	−
分解葡萄糖	+	+	−
甘露醇发酵	+	−	−
α 溶血素	+	−	−
耐热核酸酶	+	−	−
A 蛋白	+	−	−
磷壁酸类型	核糖醇型	甘油型	两者兼有
噬菌体分型	多数能	不能	不能
致病性	强	弱	无
新生霉素	敏感	敏感	耐药

6. 抵抗力　金黄色葡萄球菌对外界理化因素的抵抗力较强。在干燥的脓汁或痰液中可存活 2～3 个月；加热 60℃ 1 小时或 80℃ 30 分钟才能将其杀死；耐盐。对甲紫等某些染料较敏感，对青霉素、金霉素、红霉素和庆大霉素高度敏感。

（二）致病性

1. 致病物质（表 8-1-2）

表 8-1-2　金黄色葡萄球菌的致病物质

名　称	特　点
凝固酶	该酶使加有抗凝剂的人或兔血浆凝固，可作为鉴定致病性葡萄球菌的重要指标。可分为游离凝固酶和结合凝固酶
葡萄球菌溶素	致病性葡萄球菌能产生多种抗原性不同的溶素，对人类有致病作用的主要是 α 溶素，对白细胞、血小板、肝细胞、皮肤细胞等有损伤破坏作用

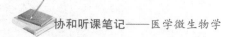

续 表

名 称	特 点
杀白细胞素	只攻击中性粒白细胞和巨噬细胞
肠毒素	一组热稳定的可溶性蛋白质,可抵抗胃肠液中蛋白酶的水解作用。刺激呕吐中枢导致以呕吐为主要症状的急性胃肠炎,称为食物中毒
表皮剥脱毒素	可引起烫伤样皮肤综合征,又称剥脱性皮炎。患者皮肤呈弥漫性红斑和水疱,继以表皮上层大片脱落,受损部位的炎症反应轻微
毒性休克综合征毒素-1(TSST-1)	引起毒性休克综合征(TSS)。TSST-1是金黄色葡萄球菌分泌的一种外毒素,可引起机体发热、休克及脱屑性皮疹。TSST-1能增加机体对内毒素的敏感性,感染产毒菌株后,可引起机体多个器官系统的功能紊乱或毒性休克综合征

2. 所致疾病

(1) 化脓性感染 (侵袭性疾病)

1) 皮肤化脓性感染:如毛囊炎、疖、痈、伤口化脓及脓肿等。亦可侵入呼吸道或血流引起感染。

2) 各种器官的化脓性感染:如气管炎、肺炎、脓胸等。

3) 全身感染:若皮肤原发化脓灶受到外力挤压或机体抵抗力下降,则会引起败血症、脓毒血症等。

(2) 毒素性疾病:由外毒素引起的中毒性疾病,如食物中毒、烫伤样皮肤综合征、毒性休克综合征等。

(三) 免疫力

人类对葡萄球菌有一定的天然免疫力。患病恢复后虽能获得一定的免疫力,但不强,难以防止再次感染。

(四) 微生物学检查法

1. 标本直接涂片镜检 依据病情可采取脓液、血液、脑脊液、尿液和骨髓穿刺液等。食物中毒取剩余食物、患者呕吐物、粪便等不同标本。取标本涂片，革兰染色后镜检。

2. 分离培养和鉴定　将标本接种至血琼脂平板，37℃培养18~24小时后挑选可疑菌落行涂片染色镜检。血液标本需经肉汤培养基增菌后，再接种到血琼脂平板。

3. 药敏实验　金黄色葡萄球菌易产生耐药性变异，约90%的菌株产生 β-内酰胺酶，成为青霉素的耐药菌株。

4. 葡萄球菌肠毒素检查　ELISA 法可检测微量肠毒素，快速敏感。

（五）防治原则

注意个人卫生、消毒隔离和防止医源性感染。

1. 及时使用消毒药物处理皮肤创伤。

2. 皮肤有化脓性感染者，未治愈前不宜从事食品制作或饮食服务行业。

3. 预防院内交叉感染，因医务人员鼻咽部带菌率可高达70%，是医院内交叉感染的重要传染源。

4. 治疗应根据药物敏感试验结果，防止耐药性菌株扩散。

主治语录：耐甲氧西林金黄色葡萄球菌是目前医院感染最常见的致病菌。

5. 反复发作的顽固性疖疮，宜采用自身菌苗或类毒素进行人工自动免疫，有一定疗效。

二、凝固酶阴性葡萄球菌

（一）生物学性状

凝固酶阴性的葡萄球菌（CNS）为革兰阳性菌，不产生血

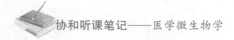

浆凝固酶、α 溶血素等毒性物质。最常见的 CNS 是表皮葡萄球菌和腐生葡萄球菌。

（二）致病性

当机体免疫功能低下或进入非正常寄居部位时，CNS 可引起多种感染，主要有：泌尿系统感染；细菌性心内膜炎；败血症；术后及植入医用器械引起的感染。

（三）微生物检查法及防治原则

1. 诊断　依据凝固酶阴性、不能分解甘露醇及色素检查，把 CNS 和金黄色葡萄球菌感染相区别，有时尚需要把生化试验、质粒图谱、耐药谱结合起来加以鉴定。

2. 防治原则　①主要是选择对凝固酶阴性的葡萄球菌敏感的消毒剂。②依据药敏实验选择敏感抗生素（如诺氟沙星和万古霉素等）。

第二节　链球菌属

一、链球菌的分类

1. 溶血现象分类（表 8-2-1）

表 8-2-1　链球菌溶血现象分类

名　称	分　类	致病性
甲型溶血性链球菌	菌落周围有 1～2mm 宽的草绿色溶血环，称甲型溶血或 α 溶血，这类细菌被称为草绿色链球菌	多为机会致病菌

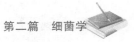

名　称	分　类	致病性
乙型溶血性 链球菌	菌落周围形成一个 2~4mm 宽、界限分明、完全透明的无色溶血环称乙型溶血或 β 溶血，β 溶血环中的红细胞完全溶解，因此这类链球菌又称为溶血性链球菌	致病力强
丙型溶血性 链球菌	不产生溶血素，菌落周围无溶血环	一般不致病

2. 抗原结构的分类　根据链球菌细胞壁中抗原结构（C 多糖抗原）的不同，运用血清学方法可分成 A ~ H、K ~ V 20 群。对人致病的链球菌菌株 90% 左右属于 A 群。

3. 生化反应分类　如按对氧的需要分为需氧、兼性厌氧和厌氧性链球菌 3 种类型，前两类对人有致病性，厌氧性链球菌主要为口、消化道、泌尿生殖道中的正常菌群，在特定条件下致病。

二、A 群链球菌

（一）生物学性状

1. 形态与染色　直径 0.6 ~ 1.0μm。呈链状排列，长短不一，无芽胞，无鞭毛。在培养早期（2~4 小时）形成透明质酸的荚膜。

2. 培养特性　多数菌株兼性厌氧。

（1）培养基：营养要求较高，在含血液、血清、葡萄糖培养基上生长良好。

（2）菌落：在血琼脂平板上，形成灰白色、表面光滑、边缘整齐、直径 0.5 ~ 0.75mm 的细小菌落，多数菌株菌落周围形成较宽的透明溶血环（β 溶血现象）。

3. 生化反应

分解葡萄糖，产酸不产气。链球菌一般不分解菊糖，不被胆汁溶解，可用这两个特性来鉴别甲型溶血性链球菌和肺炎链球菌。

4. 抗原结构

（1）多糖抗原或称 C 抗原：细胞壁的多糖组分，可用稀盐酸等提取。为群特异性抗原，是链球菌分群的依据。

（2）表面抗原或称蛋白质抗原：细胞壁外的菌毛样结构含 M 蛋白，位于 C 抗原外层，具有型特异性，有近 150 种血清型。M 抗原与致病性有关。

（3）P 抗原或称核蛋白抗原：无特异性。

5. 抵抗力　一般链球菌均可在 60℃被杀死，对常用消毒剂敏感。在干燥尘埃中生存数月。乙型溶血性链球菌对青霉素、红霉素、四环素、杆菌肽和磺胺类药物都很敏感。

（二）致病性

1. 致病物质　A 群链球菌有较强的侵袭力，除胞壁成分外，产生多种外毒素和胞外酶。

（1）胞壁成分

1）黏附素：细菌胞壁成分是 A 群链球菌重要的黏附素，包括脂磷壁酸（LTA）和 F 蛋白（F）。它们与细胞膜有高度亲和力，是该菌能定植在机体皮肤和呼吸道黏膜等表面的主要侵袭因素。

2）M 蛋白（M）：A 群链球菌的主要致病因子，含 M 蛋白的链球菌具有抗吞噬和抵抗吞噬细胞内杀菌作用的能力。可诱发机体的超敏反应。

3）肽聚糖：具有致热、溶解血小板、提高血管通透性和诱发实验性关节炎等作用。

（2）外毒素类

1）致热外毒素：又称红疹毒素或猩红热毒素，是人类猩红热的主要毒性物质。

2）链球菌溶素：有溶解红细胞、破坏白细胞和血小板的作用。A群链球菌可产生两种溶血素。①链球菌溶素O（SLO），对哺乳动物中性粒细胞、血小板、巨噬细胞、神经细胞等有毒性作用。②链球菌溶素S（SLS），对白细胞和多种组织细胞有破坏作用。

（3）侵袭性酶类

1）透明质酸酶：能分解细胞间质的透明质酸，使病菌易在组织中扩散。

2）链激酶（SK）：可溶解血块或阻止血浆凝固，有利于病菌在组织中扩散。

3）链道酶（SD）：降解脓液中具有高度黏稠性的DNA，使脓液稀薄，促进病菌扩散。

主治语录：目前SK和SD已制成酶制剂，临床应用于液化脓液。

2. 所致疾病　A群链球菌引起的疾病约占人类链球菌感染的90%。

（1）化脓性感染：淋巴管炎、淋巴结炎、蜂窝织炎、扁桃体炎等。

（2）毒素性疾病：猩红热、链球菌毒素休克综合征。

（3）超敏反应性疾病：风湿热和急性肾小球肾炎等。

（三）免疫性

A群链球菌感染后，血清中出现多种抗体，机体可获得对同型链球菌的特异性免疫力。

（四）微生物检查法

1. 标本　根据不同疾病采取相应标本。如创伤感染的脓液，咽喉、鼻腔等病灶的棉拭，败血症的血液等。风湿热患者可取血做抗链球菌溶素 O 的抗体测定。

2. 直接涂片镜检　脓液可直接涂片进行革兰染色，镜检发现有典型的链状排列球菌时，可作出初步诊断。

3. 分离培养与鉴定　脓液或棉拭直接接种在血琼脂平板，37℃孵育 24 小时后，如有 β 溶血菌落，应与葡萄球菌区别；若有 α 溶血菌落，要和肺炎链球菌鉴别。血液标本应先增菌后，再接种血琼脂平板。

4. PYR 试验　L-吡咯酮 β 萘胺反应试验（PYR），用于特异性检测 A 群链球菌氨基肽酶，反应产物和试剂产生的产物显色或呈现荧光而快速诊断，其他溶血性链球菌则为阴性。

5. 血清学试验　抗链球菌溶素 O 试验，简称抗 O 试验，常用于风湿热的辅助诊断。

（五）防治原则

1. 对患者和带菌者及时治疗，以减少传染源。注意对空气、器械和敷料等消毒。

2. 治疗 A 群链球菌感染时，青霉素为首选药物。

三、肺炎链球菌

（一）生物学性状

1. 形态与染色　革兰阳性球菌，菌体呈矛头状，多成双排列，宽端相对，无鞭毛，无芽胞。有荚膜。

2. 培养特性

（1）培养基：营养要求较高，在含有血液或血清的培养基中才能生长。

（2）菌落：在血平板上的菌落细小、形成草绿色 α 溶血环。平板培养菌落中的菌体溶解，菌落中央下陷呈肚脐状。

3. 生化反应　肺炎链球菌分解葡萄糖、麦芽糖、乳糖、蔗糖，产酸不产气。可靠的鉴别法是胆汁溶菌试验。

4. 抗原结构与分类

（1）荚膜多糖抗原：存在于肺炎链球菌荚膜中。根据抗原不同，肺炎链球菌可区分为 90 多个血清型。其中有 20 多个型可引起疾病。

（2）菌体抗原

1）C 多糖：存在于肺炎链球菌的细胞壁中，一种具有种特异性的多糖，为各型菌株所共有。宿主血清中一种被称为 C 反应蛋白（CRP）的 β 球蛋白可沉淀肺炎链球菌的 C 多糖。对活动性风湿热等诊断有一定意义。

2）M 蛋白：具有型特异性，肺炎链球菌 M 蛋白与细菌的毒力无关，产生的抗体无保护作用。

5. 抵抗力　对理化因素抵抗力较弱，对一般消毒剂敏感，在 30g/L 苯酚溶液或 1g/L 升汞溶液中 1~2 分钟即死亡，对肥皂也很敏感。荚膜株抗干燥力较强。

（二）致病性

1. 致病物质

（1）荚膜：荚膜有抗吞噬作用，是肺炎链球菌的主要毒力因子。

（2）肺炎链球菌溶素 O：可溶解羊、兔、马和人的红细胞。此外，还能活化补体经典途径，引起发热、炎症及组织损伤等作用。

（3）脂磷壁酸：存在细胞壁表面，在肺炎链球菌黏附到肺上皮细胞或血管内皮细胞的表面时起重要作用。

（4）神经氨酸酶：与肺炎链球菌在鼻咽部和支气管黏膜上的定植、繁殖和扩散有关。

2. 所致疾病　肺炎链球菌主要引起人类大叶性肺炎，其次为支气管炎。

（三）免疫性

其免疫机制主要是产生荚膜多糖型特异抗体。

（四）微生物学检查法

1. 胆汁溶菌试验　菌液内加入胆汁或 100g/L 去氧胆酸钠，37℃ 10 分钟细菌溶解溶液变清为阳性。

2. Optochin 敏感试验

（1）将待试细菌涂布于血琼脂平板表面，再取直径 6mm 无菌滤纸圆片在 1∶2000 的 Optochin 溶液中浸湿，置于平板涂菌处。37℃ 48 小时后，观察抑菌圈的大小。

（2）肺炎链球菌的抑菌圈直径常在 20mm 以上，甲型溶血性链球菌（约 98%）小于 12mm。

3. 荚膜肿胀试验　肺炎链球菌和抗荚膜抗体反应后，显微镜下可见荚膜明显肿胀，可用于快速诊断。

4. 动物毒力试验　少量具有毒力的肺炎链球菌注入小鼠腹腔内，小鼠 24 小时内死亡。取心血或腹腔液培养可得肺炎链球菌纯培养。甲型溶血性链球菌感染的小鼠一般不死亡。

上述试验肺炎链球菌均为阳性，而甲型溶血性链球菌则为阴性。

（五）防治原则

1. 多价肺炎链球菌荚膜多糖疫苗可用于预防。

2. 肺炎链球菌感染可用青霉素治疗，并在治疗前做常规药物敏感试验。耐药者可选用万古霉素等敏感药物。

四、其他医学相关链球菌

（一）B 群链球菌

1. 能引起牛乳腺炎，严重危害畜牧业。现发现该菌也能感染人类，尤其是新生儿，可引起败血症、脑膜炎、肺炎等。

2. GBS 正常寄居于下呼吸道、泌尿生殖道和直肠，带菌率达 30% 左右。

3. 新生儿 GBS 感染类型　①早期发病的暴发性败血症。②晚期发病的化脓性脑膜炎。

（二）D 群链球菌

1. 主要有牛链球菌和马肠链球菌。

2. 菌体形态为圆形或椭圆形，成双或短链状排列。少数菌株有荚膜。和大多数链球菌不同，营养要求低，在普通琼脂平板上菌落较大，直径 1~2mm。

3. D 群链球菌正常寄居在皮肤、上呼吸道、消化道和泌尿生殖道。D 群链球菌感染者多为老年人、中青年女性、衰弱或肿瘤患者。

4. 败血症多继发于生殖泌尿道感染，皮肤、胆道、肠道等感染也可作为原发病灶。

（三）甲型溶血性链球菌

1. 甲型溶血性链球菌是感染性心内膜炎最常见的致病菌，也可成为脑、肝和腹腔内感染的病原菌。

2. 变异链球菌与龋齿关系密切。

第三节 肠球菌属

一、生物学性状

（一）分类

肠球菌属由粪肠球菌、屎肠球菌和坚韧肠球菌等 29 个种组成。其中对人类致病者主要为粪肠球菌和屎肠球菌。

（二）形态与染色

1. 肠球菌为圆形或椭圆形、呈链状排列的革兰阳性球菌，无芽胞，无鞭毛，为需氧或兼性厌氧菌，触酶阴性。

2. 本菌对营养的要求较高，在含有血清的培养基上生长良好。

3. 在血平板上经 37℃ 培养 18 小时后，可形成灰白色、不透明、表面光滑、直径 0.5~1mm 大小的圆形菌落。不同的菌株表现为不同的溶血现象。

4. 对许多抗菌药物表现为固有耐药。

二、致病性

1. 致病物质　碳水化合物黏附素；聚合物；细胞溶素；多形核白细胞趋化因子。

2. 耐药性　肠球菌可对青霉素类、氨基糖苷类和万古霉素等产生耐药性。肠球菌在体内可利用外源叶酸，使磺胺甲噁唑-甲氧苄啶类药物失去抗菌作用。

3. 所致疾病　①尿路感染。②腹腔、盆腔感染。③败血症。④心内膜炎等。

三、防治原则

1. 尿路感染病原菌为非产酶株，可单独应用青霉素、氨苄西林或万古霉素。大部分肠球菌对呋喃妥因敏感，已成功用于尿路感染。

2. 肠球菌引起的心内膜炎、脑膜炎等感染的治疗需选择杀菌作用的抗生素，常用青霉素或氨苄西林与氨基糖苷类药物联合用药抗菌治疗。

3. 控制耐万古霉素的肠球菌感染在于依据药敏试验和临床效果，调整用药。对耐万古霉素肠球菌感染的散布要实施严格的隔离及合理、谨慎使用万古霉素。

第四节　奈瑟菌属

奈瑟菌属是一群革兰阴性球菌，常成双排列。无鞭毛，无芽胞，有荚膜和菌毛。对人致病的只有脑膜炎奈瑟菌和淋病奈瑟菌。

一、脑膜炎奈瑟菌

（一）生物学性状

1. 形态与染色　肾形或豆形革兰阴性双球菌，直径 $0.6\sim0.8\mu m$。新分离菌株大多有荚膜和菌毛。

2. 培养特性　营养要求较高，需在含有血清、血液等培养基中方能生长。常用经80℃以上加温的血琼脂平板；色似巧克力，故称巧克力（色）培养基，专性需氧，在5% CO_2条件下生长更佳。

3. 生化反应　大多数脑膜炎奈瑟菌分解葡萄糖和麦芽糖，产酸，不产气。

4. 抗原结构与分类　脑膜炎奈瑟菌的主要表层抗原有 3 种。

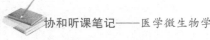

（1）荚膜多糖群特异性抗原：目前国外已分成 A、B、C、D、H、I、K、X、Y、Z、29E、W135 和 L 等 13 个血清群，以 C 群致病力最强。对人类致病的多为 A、B、C 群，我国 95% 以上为 A 群。

（2）外膜蛋白型特异性抗原：根据细菌外膜蛋白组分的不同，脑膜炎奈瑟菌的各血清群又可分为若干血清型，但 A 群所有菌株的外膜蛋白相同。

（3）脂寡糖抗原：由外膜上糖脂组成，具有抗原性。可据 LOS 进行免疫学分型，我国把 A 群分为 L9、L10 和 L11 3 种类型。

5. 抵抗力　对理化因素的抵抗力很弱。对干燥、热力、消毒剂等均敏感。

（二）致病性

1. 致病物质

（1）荚膜：抗吞噬，能增强细菌的侵袭力。

（2）菌毛：可黏附至咽部黏膜上皮细胞的表面，利于进一步侵入。

（3）IgA1 蛋白酶：脑膜炎奈瑟菌产生的 IgA1 蛋白酶破坏 IgA1，帮助细菌黏附于细胞黏膜。

（4）脂寡糖（LOS）：脑膜炎奈瑟菌的主要致病物质，其作用与 LPS 相似。引起坏死、出血，导致皮肤瘀斑和微循环障碍。严重败血症时，引起肾上腺出血、DIC 及中毒性休克。

2. 所致疾病　脑膜炎奈瑟菌是流行性脑脊髓膜炎（流脑）的病原菌，人类是其唯一易感宿主。病菌主要经飞沫传播。流脑一般表现为 3 种临床类型，即普通型、暴发型和慢性败血症型。

主治语录：普通型流脑占 90% 左右。

（三） 免疫性

1. 机体对脑膜炎奈瑟菌的免疫性以体液免疫为主。血清中群特异多糖抗体和型特异外膜蛋白抗体在补体存在下能杀伤脑膜炎奈瑟菌。

2. 人类可从正常寄居于鼻咽部的、不致病脑膜炎奈瑟菌间的交叉抗原而获得一定的免疫性。

（四） 微生物学检查法

1. 采集患者的脑脊液、血液或刺破出血斑取出的渗出物，直接涂片染色后镜检，如发现中性粒细胞内、外有革兰阴性双球菌，可作出初步诊断。

2. 血液或脑脊液先接种至血清肉汤培养基增菌，阳性者做生化反应和玻片凝集试验鉴定。

3. 脑膜炎奈瑟菌很容易自溶，可用敏感特异的对流免疫电泳、SPA 协同凝集试验和 ELISA 等方法快速诊断血液或脑脊液中的可溶性抗原。

（五） 防治原则

1. 关键是尽快控制传染源、切断传播途径和提高人群免疫力。对儿童注射流脑荚膜多糖疫苗进行特异性预防。流行期间儿童可口服磺胺类药物等预防。

2. 治疗首选药物为青霉素，剂量要大，对过敏者可选用红霉素。

二、淋病奈瑟菌

（一） 生物学性状

1. 形态与染色

（1） 革兰染色阴性球菌，直径 $0.6 \sim 0.8 \mu m$，似一对咖啡豆，无鞭毛，有荚膜和菌毛。

（2）脓液标本中，大多数淋病奈瑟菌常位于中性粒细胞内。但慢性淋病患者的淋病奈瑟菌多分布在细胞外。

2. 培养特性

（1）专性需氧，初次分离培养时须供给 5% CO_2。

（2）营养要求高，巧克力（色）血琼脂平板是适宜培养基。

（3）最适生长温度为 35~36℃，培养 48 小时后，形成凸起、圆形、灰白色、直径 0.5~1.0mm 的光滑型菌落。

3. 生化反应　只分解葡萄糖，产酸不产气，不分解其他糖类。氧化酶试验阳性。

4. 抗原结构与分类

（1）菌毛蛋白抗原：有毒菌株有菌毛，有利于黏附在细胞表面，可抵抗中性粒细胞的杀菌作用。由于不同菌株的菌毛抗原性变异较大，有利于逃逸机体的免疫力。

（2）脂寡糖抗原（LOS）：由脂质 A 和核心寡糖组成，与其他革兰阴性菌的 LPS 相似，具有内毒素活性，易发生变异。

（3）外膜蛋白抗原：包括 PⅠ、PⅡ和PⅢ。PⅠ是主要的外膜蛋白，至少分为 18 个不同血清型。

（二）致病性

1. 致病物质

（1）菌毛：黏附，抗吞噬。

（2）外膜蛋白

1）PⅠ可直接插入中性粒细胞的膜上，严重破坏膜结构的完整性导致膜损伤。

2）PⅡ分子参与淋病奈瑟菌间以及菌体与一些宿主细胞间的黏附作用。

3）PⅢ则可阻抑杀菌抗体的活性。

（3）脂寡糖：淋病奈瑟菌的胞壁脂寡糖（即内毒素）与补体、IgM 等共同作用，在局部形成炎症反应。此外，淋病奈瑟菌的胞壁脂多糖与人类细胞表面糖脂分子结构相似，可逃避机体免疫系统的识别。

（4）IgA1 蛋白酶：破坏黏膜表面存在的特异性 IgA1 抗体，使细菌仍能黏附至黏膜表面。

2. 所致疾病　人类是淋病奈瑟菌的唯一宿主。人类淋病主要通过性接触感染。当母体患有淋病奈瑟菌性阴道炎或子宫颈炎时，婴儿出生时易患上淋病奈瑟菌性结膜炎。

（三）免疫性

人类对淋病奈瑟菌的感染无天然抵抗力。多数患者可以自愈，并出现特异性 IgM、IgG 和分泌型 IgA 抗体，但免疫不持久，再感染和慢性患者较普遍存在。

（四）微生物学检查法

取泌尿生殖道脓性分泌物或子宫颈口表面分泌物直接涂片，革兰染色后镜检。在中性粒细胞内发现革兰阴性双球菌，有诊断价值。

（五）防治原则

1. 开展防治性病的知识教育、禁止卖淫嫖娼以及防止不正当的两性关系是非常重要的环节。

2. 治疗可选用青霉素、新青霉素及博来霉素等药物。婴儿出生时，不论母亲有无淋病，都应以氯霉素链霉素合剂滴入双眼，预防新生儿淋病奈瑟菌性结膜炎的发生。

三、其他与医学相关的奈瑟菌

与医学相关的其他奈瑟菌：干燥奈瑟菌、金黄奈瑟菌、浅

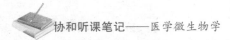

黄奈瑟菌、黏膜奈瑟菌、乳糖发酵奈瑟菌、灰色奈瑟菌。

 历年真题

1. 肺炎链球菌的主要致病因素是
   A. C反应蛋白
   B. 自溶酶
   C. 荚膜
   D. 外毒素
   E. 内毒素

2. 亚急性感染性心内膜炎的主要致病菌是
   A. 草绿色链球菌
   B. 金黄色葡萄球菌
   C. 溶血性链球菌
   D. 肺炎链球菌
   E. 铜绿假单胞菌

3. 患者,男性,45岁。2周前烧伤,烧伤面积40%左右,近5天开始发热,体温38~39℃,间歇性,逐渐加重并伴有寒战,血培养出的细菌可产生凝固酶、杀白细胞素、肠毒素。最可能感染的细菌是
   A. 肺炎链球菌
   B. 溶血性链球菌
   C. 厌氧芽胞菌
   D. 大肠埃希菌
   E. 金黄色葡萄球菌

参考答案:1. C 2. A 3. E

第九章　肠杆菌科

核心问题

1. 大肠埃希菌所致疾病及在卫生细菌学检查中的应用。

2. 沙门菌属的致病性、标本采集、分离鉴别和肥达反应及意义。

3. 志贺菌属的种类、致病性和微生物学检查法。

内容精要

肠杆菌科细菌是一大群生物学性状相似的革兰阴性杆菌，常见的引起人类感染的有埃希菌属、志贺菌属、沙门菌属、克雷伯菌属等，可累及身体的任何部位。

肠杆菌科细菌的共同生物学特性如下。

1. 形态与结构　为中等大小（0.3~1.0）μm×（1~6）μm 的革兰阴性杆菌，大多有菌毛，多数有周鞭毛，少数有荚膜，全部不产生芽胞。

2. 培养特征

（1）兼性厌氧或需氧。

（2）营养要求不高，在普通琼脂平板上可形成直径 2~3mm、湿润、光滑、灰白色的中等大小菌落。

（3）在血琼脂平板上有些菌落可产生溶血环，液体培养基

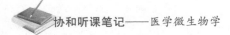

中呈均匀混浊生长。

3. 生化反应

（1）过氧化氢酶阳性，能还原硝酸盐为亚硝酸盐，氧化酶阴性，后者在鉴别肠道杆菌和其他革兰阴性杆菌上有重要价值。

（2）乳糖发酵试验可初步用于鉴别志贺菌、沙门菌等致病菌和其他大部分非致病肠道杆菌，前两者不发酵乳糖。

4. 抗原结构　主要有菌体 O 抗原、鞭毛 H 抗原和荚膜抗原。其他还有菌毛抗原。

（1）O 抗原：存在于细胞壁脂多糖（LPS）的最外层，具有种属特异性。细菌若失去 O 特异性多糖，菌落由光滑型（S）转变为粗糙型（R），为 S-R 变异。O 抗原主要引起 IgM 型抗体。

（2）H 抗原：存在于鞭毛蛋白。细菌失去鞭毛后，O 抗原外露，是为 H-O 变异。

（3）荚膜抗原：具有型特异性。存在于 O 抗原外围的多糖，能阻止 O 抗原凝集现象。重要的有伤寒沙门菌的 Vi 抗原，大肠埃希菌的 K 抗原等。

5. 抵抗力　不强。60℃ 30 分钟即死亡。

6. 变异　易出现变异菌株，最常见的是耐药性变异。

第一节　埃希菌属

一、生物学性状

1. 形态与染色　大小为（0.4~0.7）μm×（1~3）μm 的革兰阴性杆菌。多数菌株有周身鞭毛，有菌毛，无芽胞。

2. 培养　营养要求不高，在普通琼脂平板 37℃ 培养 24 小时后，形成直径 2~3mm 的圆形、凸起、灰白色 S 型菌落。

3. 生化反应　能发酵葡萄糖等多种糖类，产酸并产气。绝大多数菌株发酵乳糖。IMViC 试验（即吲哚、甲基红、VP、枸橼酸盐试验）结果为"++--"。

4. 抗原结构　是血清学分型基础。

（1）O 抗原：超过 170 种。与其他属细菌可有交叉，某些型别 O 抗原与腹泻和泌尿道感染密切相关。

（2）H 抗原：超过 50 种。与其他肠道菌基本无交叉反应。

（3）K 抗原：在 100 种以上，多糖性质。

主治语录：大肠埃希菌能产生大肠菌素，可用于大肠埃希菌的分型。

二、致病性和免疫性

（一）致病物质

1. 黏附素

（1）使细菌紧密黏着在泌尿道和肠道的上皮细胞上，特异性高。

（2）包括定植因子抗原Ⅰ，Ⅱ，Ⅲ（CFA/Ⅰ，CFA/Ⅱ，CFA/Ⅲ）；集聚黏附菌毛Ⅰ和Ⅲ（AAF/Ⅰ，AAF/Ⅲ）；束形成菌毛（Bfp）；紧密黏附素；P 菌毛；Dr 菌毛；Ⅰ型菌毛和侵袭质粒抗原（Ipa）蛋白等。

2. 外毒素　它们是志贺毒素Ⅰ和Ⅱ（Stx-1，Stx-2）；耐热肠毒素 a 和 b（STa，STb）；不耐热肠毒素Ⅰ和Ⅱ（LT-Ⅰ，LT-Ⅱ）；溶血素 A（Hly-A）等。

3. 其他　内毒素、荚膜、载铁蛋白和Ⅲ型分泌系统等。

（二）所致疾病

1. 肠道外感染

（1）多数大肠埃希菌在肠道内不致病，但如移位至肠道外的组织或器官则可引起肠外感染。

（2）所致疾病有以下几种。①败血症。②新生儿脑膜炎。③泌尿道感染（上行感染）。

🖊 **主治语录**：肠道外感染以化脓性感染和泌尿道感染最为常见。

2. **胃肠炎** 大肠埃希菌某些血清型可引起人类胃肠炎（表 9-1-1），与食入污染的食品和饮水有关，为外源性感染。

表 9-1-1 引起胃肠炎的大肠埃希菌

菌株	作用部位	疾病与症状	致病机制
肠产毒素性大肠埃希菌（ETEC）	小肠	旅行者腹泻；婴幼儿腹泻，水样便，恶心，呕吐，腹痛，低热	质粒介导 LT 和 ST 肠毒素，大量分泌液体和电解质；黏附素
肠侵袭性大肠埃希菌（EIEC）	大肠	水样便，继以少量血便，腹痛，发热	质粒介导侵袭和破坏结肠黏膜上皮细胞
肠致病性大肠埃希菌（EPEC）	小肠	婴儿腹泻；水样便，恶心，呕吐，发热	质粒介导 A/E 组织病理变化，伴上皮细胞绒毛结构破坏，导致吸收受损和腹泻
肠出血性大肠埃希菌（EHEC）	大肠	水样便，继以大量出血，剧烈腹痛，低热或无，可并发溶血性尿毒综合征（HUS）、血小板减少性紫癜	溶原性噬菌体编码 Stx-Ⅰ 或 Stx-Ⅱ，中断蛋白质合成；A/E 损伤，伴小肠绒毛结构破坏，导致吸收受损
肠聚集性大肠埃希菌（EAEC）	小肠	婴儿腹泻；持续性水样便，呕吐，脱水，低热	质粒介导集聚性黏附上皮细胞，伴绒毛变短，单核细胞浸润和出血，液体吸收下降

三、微生物学检查法

（一）临床标本的检查

1. 标本　肠外感染采取中段尿、血液、脓液、脑脊液等；胃肠炎则取粪便。

2. 分离培养与鉴定

（1）肠道外感染：涂片染色，分离培养。初步鉴定根据 IMViC（++--）试验，最后鉴定根据系列生化反应。尿路感染尚需计数菌落量，$\geqslant 10^5/ml$ 才有诊断价值。

（2）肠道内感染：将粪便标本接种于鉴别培养基，挑选可疑菌落并鉴定为大肠埃希菌后，再分别用 ELISA、核酸杂交、PCR 等方法检测。

（二）卫生细菌学检查

1. 卫生细菌学以"大肠菌群数"作为饮水、食品等粪便污染的指标之一。

2. 大肠菌群系指在 37℃ 24 小时内发酵乳糖产酸产气的肠道杆菌，包括埃希菌属、枸橼酸杆菌属、克雷伯菌属及肠杆菌属等。

3. 我国《生活饮用水卫生标准》（GB 5749—2006）规定，在 100ml 饮用水中不得检出大肠菌群。

四、防治原则

1. 耐药性普遍，抗生素治疗应在药物敏感试验的指导下进行。

2. 严格无菌操作，采取各种适宜的措施减少医院感染。

3. 水和食品严格消毒，充分的烹饪可减少 ETEC 和 EHEC 感染的危险。

第二节 志贺菌属

一、生物学性状

1. **形态染色** 大小为（0.5~0.7）μm×（2~3）μm 的革兰阴性短小杆菌。无芽胞，无鞭毛，无荚膜，有菌毛。

2. **培养特性** 普通琼脂平板即可生长。

3. **生化反应**

（1）分解葡萄糖，产酸不产气。

（2）除宋内志贺菌个别菌株迟缓发酵乳糖（一般需 3~4 天）外，均不发酵乳糖。故在 SS 等选择培养基上，呈无色半透明菌落。

（3）硫化氢试验阴性，动力试验阴性，可同沙门菌、大肠埃希菌等区别。

4. **抗原结构**

（1）O 抗原：分类，分群，分型。

（2）K 抗原：在分类上无意义。

5. **种类** 志贺菌属分为四群。即痢疾志贺菌（A 群）、福氏志贺菌（B 群）、鲍氏志贺菌（C 群）、宋内志贺菌（D 群）。

二、致病性和免疫性

（一）致病物质

1. **侵袭力** 先黏附并侵入位于派尔集合淋巴结的 M 细胞。细菌黏附后，通过 Ⅲ 型分泌系统向上皮细胞和巨噬细胞分泌 4 种蛋白（IpaA、IpaB、IpaC、IpaD），这些蛋白诱导细胞膜凹陷，导致细菌的内吞。

2. **内毒素** 志贺菌所有菌株都有强烈的内毒素。内毒素作用于肠黏膜，形成炎症和溃疡。

3. 外毒素　A 群志贺菌 Ⅰ 型和 Ⅱ 型能产生一种外毒素，成为志贺毒素（Stx）。其与 EHEC 产生的毒素相同，使上皮细胞损伤。在小部分患者，志贺毒素可介导肾小球内皮细胞的损伤，导致溶血性尿毒综合征。

（二）所致疾病

1. 传染源　患者和带菌者。

2. 志贺菌感染几乎只局限于肠道，一般不入侵血液（仅内毒素入血）。志贺菌感染有急性和慢性两种类型。

（1）急性细菌性痢疾：经过 1~3 天的潜伏期后，突然发病。常有发热、腹痛和水样腹泻，约 1 天，腹泻次数增多，并由水样腹泻转变为脓血黏液便，伴有里急后重、下腹部疼痛等症状。50% 以上的病例在 2~5 天内自发消退。

（2）慢性细菌性痢疾：病程在 2 个月以上者。

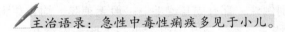

主治语录：急性中毒性痢疾多见于小儿。

（三）免疫性

抗感染免疫主要是消化道黏膜表面的分泌型 IgA（sIgA）。病后免疫期短暂。

三、微生物学检查法

1. 标本　挑取粪便的脓血或黏液部分，避免与尿混合。中毒性痢疾患者可取肛拭子。

2. 分离培养与鉴定　标本接种于肠道选择性培养基上，37℃孵育 18~24 小时。挑取无色半透明可疑菌落，做生化反应和血清学试验，以确定其菌群（种）和菌型。

3. 毒力试验

（1）侵袭力：Sereny 实验。

（2）ST 实验：Hera/Vero 细胞，PCR 技术。

4. 快速诊断法　免疫染色法；免疫荧光球菌法；协同凝集实验；乳胶凝集实验；分子生物学方法（PCR 技术等）。

四、防治原则

1. 及时治疗、隔离患者。
2. 水、食物、牛奶卫生监测。
3. 减毒活疫苗。

第三节　沙门菌属

一、生物学性状

1. 形态与染色　革兰阴性杆菌。有菌毛。除鸡沙门菌和雏鸭沙门菌等个别例外，都有周身鞭毛。一般无荚膜，均无芽胞。

2. 基因组特征　沙门菌基因组大小与大肠埃希菌相近，包含多个致病岛（SPI）以及大量前噬菌体。其中 SPI-Ⅰ 和 SPI-Ⅱ 与Ⅲ型分泌系统有关。

3. 生化反应与培养特性　在普通琼脂平板上可生长。不发酵乳糖或蔗糖。在克氏双糖管中，斜面不发酵和底层产酸产气（但伤寒沙门菌产酸不产气），硫化氢阳性或阴性，动力阳性。

4. 抗原构造

（1）O 抗原：为细菌细胞壁脂多糖中特异性多糖部分，用于沙门菌分组。

（2）H 抗原：分第Ⅰ相和第Ⅱ相两种。可用于沙门菌分型。

（3）Vi 抗原：存在于菌表面，可阻止 O 抗原与其相应抗体的凝集反应。

5. 抵抗力 对理化因素的抵抗力较差，湿热 65℃ 15~30 分钟即被杀死。对某些化学物质如胆盐、煌绿等的耐受性较其他肠道菌强，故用作沙门菌选择培养基的成分。

二、致病性和免疫性

（一）致病物质

沙门菌有较强的内毒素，并有一定的侵袭力。个别菌型尚能产生肠毒素。

1. 侵袭力

（1）菌毛：与 M 细胞结合。

（2）Ⅲ型分泌系统（沙门菌致病岛 Ⅰ、Ⅱ）。

（3）耐酸应答基因。

（4）Vi 抗原：有微荚膜功能，抗吞噬，阻挡抗体、补体作用。

2. 内毒素 引起宿主体温升高、白细胞计数减少，大剂量时导致中毒症状和休克。

3. 肠毒素 个别沙门菌如鼠伤寒沙门菌可产生肠毒素，其性质类似 ETEC 产生的肠毒素。

（二）所致疾病

1. 肠热症 包括伤寒沙门菌引起的伤寒，以及甲型副伤寒沙门菌、肖氏沙门菌（原称乙型副伤寒沙门菌）、希氏沙门菌引起的副伤寒。典型病程中出现二次菌血症。

2. 胃肠炎 是最常见的沙门菌感染。由摄入大量被鼠伤寒沙门菌、猪霍乱沙门菌、肠炎沙门菌等污染食品引起。主要临床症状为发热、呕吐、腹泻。

3. 败血症 多见于儿童和免疫力低下的成年人。经口感染后，病菌早期即进入血液循环。败血症症状严重，但肠道症状

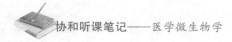

（三）免疫性

特异性细胞免疫是主要防御机制。

三、微生物学检查法

1. 标本　应根据不同的病程采取不同标本。第 1 周取外周血，第 2 周起取粪便，第 3 周起还可取尿液，从第 1 周至第 3 周均可取骨髓液。

2. 分离培养和鉴定　血液和骨髓液需要增菌，然后再划种于肠道选择鉴别培养基。37℃孵育 24 小时后，挑取无色半透明的乳糖不发酵菌落接种至双糖或三糖铁培养基。若疑为沙门菌，再继续做系列生化反应，并用沙门菌多价抗血清做玻片凝集试验予以确定。

3. 血清学诊断

（1）肥达试验：用已知伤寒沙门菌菌体 O 抗原和鞭毛 H 抗原，以及引起副伤寒的甲型副伤寒沙门菌、肖氏沙门菌和希氏沙门菌鞭毛 H 抗原的诊断菌液与受检血清做试管或微孔板定量凝集试验，测定受检血清中有无相应抗体及其效价的试验。

（2）肥达试验结果的解释

1）正常值：一般是伤寒沙门菌 O 凝集效价小于 1∶80，H 凝集效价小于 1∶160，引起副伤寒的沙门菌 H 凝集效价小于 1∶80。只有当检测结果等于或大于上述相应数值时才有诊断价值。

2）动态观察：若效价逐次递增或恢复期效价比初次效价≥4 倍者即有诊断意义。

3）O 抗体与 H 抗体的诊断意义：O、H 凝集效价均超过正常值，则肠热症的可能性大；若 O 不高 H 高，有可能是预防接种或非特异性回忆反应；如 O 高 H 不高，则可能是感染早期或与伤寒沙门菌 O 抗原有交叉反应的其他沙门菌（如肠炎沙门菌）感染。

4）其他：有少数病例，在整个病程中，肥达试验始终在正常范围内。其原因可能由于早期使用抗生素治疗，或患者免疫功能低下等所致。

四、防治原则

1. 做好水源和食品的卫生管理，接种 Vi 荚膜多糖疫苗，注意食品卫生。

2. 发现、确诊和治疗带菌者。

3. 治疗肠热症目前使用的有效药物主要是环丙沙星。

第四节　克雷伯菌属

一、生物学性状

1. 形态染色　革兰阴性杆菌，无鞭毛，无芽胞，多数菌株有菌毛。有较厚的荚膜。

2. 培养特性　营养要求不高，在普通琼脂培养基上形成较大的灰白色黏液菌落，呈黏液型菌落，以接种环挑之易拉成丝，此特征有鉴别意义。

3. 生化反应　能发酵乳糖、葡萄糖、蔗糖等多种糖类。硫化氢试验阴性；动力试验阴性；肺炎亚种 IMViC 试验结果为"−−++"。

4. 抗原结构　克雷伯菌属具有 O 和 K 两种抗原。

二、致病性与免疫性

（一）致病物质

1. 荚膜　与肺炎克雷伯菌毒力有关，大量荚膜多糖的存在使肺炎克雷伯菌具有较强的抗中性粒细胞吞噬作用以及抵抗血清补体杀菌活性，从而促进炎症反应和感染播散。

2. 荚膜合成相关基因　黏液表型调控基因 A（$rmpA$），调控荚膜多糖合成。

3. 气杆菌素　铁离子促进细菌的生长和繁殖，细菌通过铁载体来获取铁离子。气杆菌素是肺炎克雷伯菌分泌的最重要的铁载体，可使肺炎克雷伯菌毒力增强 100 倍。

（二）所致疾病

肺炎克雷伯菌肺炎亚种可引起重症肺炎、支气管炎，还能引起各种肺外感染，包括肠炎、婴幼儿脑膜炎、泌尿系统感染、创伤感染和败血症等。

（三）免疫性

肺炎克雷伯菌感染后，机体可获得较牢固的特异性免疫力。免疫机制主要是产生荚膜多糖型特异性抗体，抗体起调理作用，增强吞噬细胞吞噬功能。

三、微生物学检查法

1. 标本　根据病变部位采取痰液、脓液、粪便脓血或黏液、尿液、血液等，显微镜检查为革兰阴性杆菌，负染色法染色后可见明显荚膜。

2. 分离培养与鉴定

（1）血琼脂培养基上菌落呈灰白色、大而黏、光亮且可以拉丝。

（2）SS 培养基上呈红色或具有粉红色中心的无色菌落。

（3）若疑为肺炎克雷伯菌，再继续做生化反应和血清学试验，进一步鉴定到属和种。

3. 血清学鉴定 利用荚膜肿胀试验加以鉴定。将肺炎克雷伯菌与抗荚膜特异性抗血清混合后，显微镜下可见在菌体周围出现较大的空白圈者判为阳性。

四、防治原则

1. 临床应严格控制广谱抗生素的使用，尽量缩短住院时间，加强细菌耐药性监测。

2. 为避免交叉传播，临床操作应严格进行无菌操作。

主治语录：肺炎克雷伯菌可产生超广谱β-内酰胺酶，产生交叉耐药。

第五节 其他菌属

一、变形杆菌属

1. 变形杆菌属有 8 个种。其中奇异变形杆菌和普通变形杆菌 2 个种与医学关系最为密切。

2. 革兰阴性。大小（0.4~0.6）μm×（1~3）μm。有明显多形性，无荚膜，有周身鞭毛，运动活泼。有菌毛，营养要求不高。

3. 在固体培养基上呈扩散性生长，形成以菌接种部位为中心的厚薄交替、同心圆型的层层波状菌苔，称为迁徙生长现象。若在培养基中加入 0.1% 苯酚等则抑制鞭毛生长，迁徙现象消失。

4. 具有尿素酶，能迅速分解尿素，是本菌属的一个重要特征。不发酵乳糖。

二、肠杆菌属

1. 肠杆菌属有 14 个种。如产气肠杆菌、阴沟肠杆菌、杰高

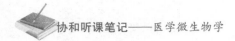

维肠杆菌、坂崎肠杆菌、阿氏肠杆菌等。

2. 肠杆菌属细菌的致病物质有 I 型和Ⅲ型菌毛。

三、沙雷菌属

1. 革兰阴性小杆菌，周身鞭毛。一般不形成荚膜，但在通气好、低氮和磷的培养基上可形成荚膜，无芽胞。

2. 营养要求不高。菌落不透明，白色、红色或粉红色。

3. 沙雷菌可自土壤、水、人和动物的粪便中分离到。

4. 黏质沙雷菌是细菌中最小的，常用于检查滤菌器的除菌效果。

四、枸橼酸杆菌属

1. 为机会致病菌。

2. 弗劳地枸橼酸杆菌引起胃肠道感染，并有溶血性尿毒综合征（HUS）并发。柯塞枸橼酸杆菌可引起新生儿脑膜炎和脑脓肿。

五、摩根菌属

1. 摩根菌属只有 1 个种。

2. 形态、染色和生化反应特征与变形杆菌相似，但无迁徙现象。以枸橼酸盐阴性、硫化氢阴性和鸟氨酸脱羧酶阳性为其特征。

3. 摩氏摩根菌亚种可致泌尿道感染和伤口感染，有时可引起腹泻。

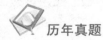 历年真题

1. 大肠埃希菌 O157：H7 引起的腹   A. 脓性便
泻特点是   B. 血样便

C. 米泔水样便

D. 蛋花样便

E. 黏液便

2. 继发性腹膜炎最常见的病原菌是

　　A. 链球菌

　　B. 葡萄球菌

　　C. 变形杆菌

　　D. 大肠埃希菌

　　E. 厌氧菌

3. 某人在参加一次聚餐 3 天后，突然出现发热、腹痛和腹泻，腹泻始为水样便，1 天后转变为黏液脓血便，并有里急后重感。

根据以上症状应考虑的疾病和检查方法是

A. 霍乱；取脓血便直接镜检

B. 葡萄球菌食物中毒；取剩余食物分离致病菌

C. 沙门菌食物中毒；取剩余食物分离致病菌

D. 伤寒；取脓血便进行免疫荧光检查

E. 细菌性痢疾；取脓血便分离肠道致病菌

参考答案：1. B　2. D　3. E

第十章 弧 菌 属

核心问题

1. 霍乱弧菌的生物学性状和致病性。
2. 副溶血性弧菌的生物学性状和致病性。

内容精要

弧菌属是一大群菌体短小、弯曲成弧形、运动活泼的革兰阴性菌。119 个种，至少有 12 个种与人类感染有关，尤以霍乱弧菌和副溶血性弧菌最重要。

第一节 霍乱弧菌

一、生物学性状

1. 形态与染色　新分离出的细菌形态典型，呈弧形或逗点状。革兰染色阴性。粪便直接涂片染色镜检，可见其排列如"鱼群"状。菌体一端有单鞭毛，运动活泼，有菌毛，无芽胞。

2. 基因组特征　产生霍乱毒素的霍乱弧菌基因组含有前噬菌体 CTXΦ 基因组，其中 CtxA 和 CtxB 是霍乱毒素。

3. 培养特性与生化反应　营养要求不高。在 pH 8.8 ~ 9.0 的碱性琼脂上，形成圆形、透明或半透明 S 型、无色、扁平菌落。氧化酶和触酶试验阳性。

主治语录：初次分离霍乱弧菌常用碱性蛋白胨水增菌。

4. 抗原构造与分型　有耐热的 O 抗原和不耐热的 H 抗原。H 抗原无特异性。

（1）根据 O 抗原不同可进行分群，已发现超过 200 个血清群。其中 O1 群和 O139 群能产生霍乱毒素。

（2）O1 群根据表型和遗传差异，可分为两个生物型，即古典生物型和 El Tor 生物型。O1 群根据 O 抗原的三种抗原因子 A、B、C 组成，可分为小川型（AB）、稻叶型（AC）和彦岛型（ABC）三个血清型。

（3）O139 群还存在多糖荚膜和特殊 LPS 毒性决定簇。O139 群起源于 El Tor 生物型。

5. 抵抗力　本菌对热、酸和一般消毒剂敏感，100℃煮沸 1~2 分钟即死亡。不耐酸，正常胃酸中仅存活 4 分钟。对含氯消毒剂敏感。

二、致病性与免疫性

（一）致病物质

1. 霍乱毒素　为霍乱弧菌产生的主要致病物质，由前噬菌体 CTXΦ 携带的 *ctxA* 和 *ctxB* 编码，是目前已知的致泻毒素中最为强烈的毒素。霍乱肠毒素作用于腺苷酸环化酶，使细胞内 cAMP 浓度增高，肠黏膜细胞分泌增多，导致患者出现严重腹泻与呕吐。

2. 与定植有关的因素

（1）毒素共调节菌毛 A（TcpA）：介导细菌黏附于小肠黏膜上皮细胞表面。

（2）HapA：一种可溶的血凝素/蛋白酶，有助于细菌穿透至小肠黏膜层。

（3）趋化蛋白：由 *cep* 编码的黏附因子。

（4）鞭毛：活泼的鞭毛运动有助于细菌穿过肠黏膜表面黏液层而接近上皮细胞。

（5）形成生物膜：霍乱弧菌可在肠黏膜表面聚集，形成微菌落和生物膜，在定植致病和传播中发挥重要作用。

（二）所致疾病

1. 患者和无症状带菌者是主要传染源。主要通过污染的水源或食物经口感染。

2. 典型病例一般在摄入细菌 2~3 天后突然出现剧烈腹泻和呕吐，在疾病最严重时，每小时失液量可高达 1L，排出"米泔水"样粪便。由于大量水和电解质丧失，导致患者迅速发展为脱水、肌肉痉挛、低钾血症、代谢性酸中毒、低容量性休克、肾衰竭、意识障碍。

3. 病愈后一些患者可短期带菌，一般不超过 2 周。

（三）免疫性

1. 霍乱弧菌感染后可刺激机体产生牢固免疫力，至少可维持 3 年以上。

2. 患者发病数月后，血液中和肠腔中可出现保护性抗毒素及抗菌抗体，包括肠黏膜表面的 sIgA 和血清中的 IgM 和 IgG，主要是 sIgA 发挥作用。

三、微生物学检查法

1. 标本　取患者"米泔水"样粪便、肛拭、呕吐物。

2. 快速诊断

（1）直接镜检：呈革兰染色阴性弧菌，悬滴法观察细菌呈穿梭样运动有助于诊断。

（2）免疫学快速诊断：用含霍乱弧菌多价诊断血清的制动试验、抗 O1 群和 O139 群的单克隆抗体凝集试验可进行快速诊断。

3. 分离培养　标本先接种至碱性蛋白胨水增菌，37℃孵育 6~8 小时后直接镜检并做分离培养。

4. 鉴定　玻片凝集试验，生化反应。

5. 分子生物学诊断　用 PCR 检测霍乱毒素基因 *ctxA*、O1 群和 O139 群特异 *rfb* 基因进行诊断。

四、防治原则

1. 改善社区环境，加强食品和水源管理及粪便处理；培养良好个人卫生习惯，不生食贝壳类海产品等。

2. 目前研制和使用的霍乱疫苗主要为口服菌苗，包括减毒活疫苗 CVD 103HgR。

3. 重组霍乱毒素 B 亚单位-全菌疫苗和灭活霍乱弧菌全菌疫苗，可用于流行地区人群的霍乱预防。

4. 隔离治疗患者，严格消毒其排泄物；及时补充水和电解质；使用敏感的抗菌药物。

第二节　副溶血性弧菌

一、生物学性状

1. 副溶血性弧菌大多呈弧状、棒状、卵圆状等多形性，革兰染色阴性。

2. 该菌为嗜盐菌，以含 35g/L 氯化钠的培养基最为适宜，无盐不能生长。

3. 神奈川试验（KP） 从腹泻患者中分离到的菌株在含高盐（7%）的人 O 型血或兔血及以 D-甘露醇作为碳源的我妻琼脂平板上可产生完全透亮的 β 溶血。KP⁺菌株为致病性菌株。

二、致病性

1. 致病物质 侵袭力包括Ⅲ型分泌系统（T3SS）、毒力岛、鞭毛、荚膜、生物膜和外膜蛋白等。耐热直接溶血素（TDH）是主要致病物质，具有直接溶血毒性和肠毒素活性。

2. 所致疾病

（1）病因：进食烹饪不当的污染本菌的海产品、盐腌制品以及因食物容器或砧板生熟不分污染本菌等。是我国沿海和海岛地区细菌性胃肠炎的主要病因。

（2）可从自限性腹泻至中度霍乱样病症，有恶心、呕吐、腹痛、腹泻和低热，粪便多为水样，少数为血水样。一般为自限性。

（3）病后免疫力不牢固，可重复感染。

三、微生物学检查法

1. 腹泻患者取粪便、肛拭或剩余食物，伤口感染者和败血症患者分别采集伤口分泌物和血液。

2. 标本接种于含 3% NaCl 的碱性蛋白胨水中增菌后，转种 TCBS 等鉴别培养基，如出现可疑菌落，进一步做嗜盐性试验与生化反应，最后用诊断血清进行鉴定。

3. 可用基因探针杂交及 PCR 检测 tdh 和 trh 基因进行快速诊断。

四、防治原则

1. 加强海产品市场和食品加工过程的卫生监督管理；不生

食牡蛎或其他贝类等海产品；伤口避免接触海水。

2. 以对症治疗为主，严重病例需静脉补充水和电解质。严重胃肠炎、伤口感染和败血症患者可选用多西环素、米诺环素、第三代头孢菌素等抗菌药物进行治疗。

 历年真题

1. 导致食物中毒的副溶血性弧菌最容易污染的食品是
   A. 剩米饭
   B. 罐头
   C. 海产品和盐腌食品
   D. 家庭自制豆制品
   E. 禽肉类及其制品

2. 耐盐细菌是
   A. 痢疾志贺菌
   B. 破伤风梭菌
   C. 副溶血弧菌
   D. 白喉棒状杆菌
   E. 结核分枝杆菌

3. 患者，女性，20 岁。进食海鲜后 3 小时出现腹痛、腹泻、呕吐，大便为稀水样，共排便 10 余次。化验粪常规可见少量白细胞，末梢血常规正常。该患者最主要的治疗措施是
   A. 立即应用抗生素
   B. 静脉补充碳酸氢钠
   C. 迅速静脉补液
   D. 立即给予甘露醇
   E. 应用糖皮质激素

参考答案：1. C   2. C   3. C

第十一章 　螺 杆 菌 属

核心问题

幽门螺杆菌的生物学性状、所致疾病和防治原则。

内容精要

幽门螺杆菌是慢性胃炎、胃溃疡和十二指肠溃疡的主要病因，并与胃癌和胃黏膜相关淋巴组织淋巴瘤的发生密切相关。

幽门螺杆菌

一、生物学性状

1. 形态与染色　幽门螺杆菌是一种单极、多鞭毛、末端钝圆、螺旋形或弧形弯曲的细菌，菌体长 $2 \sim 4\mu m$，宽 $0.5 \sim 1.0\mu m$，运动活泼，革兰染色阴性，有菌毛。

2. 培养特性　微需氧，生长时需 5%～10% 的 CO_2 和 5% 的 O_2，营养要求高，培养时需加入动物血清或血液，适宜温度为 37℃，培养 2~6 天可见针尖状无色透明菌落。

3. 生化反应　不活泼，不分解糖类。过氧化氢酶和氧化酶阳性，尿素酶丰富，可迅速分解尿素释放氨，是鉴定该菌的主要依据之一。

二、致病性与免疫性

1. 传染途径　主要经口-口途径或粪-口途径在人与人之间传播。

2. 致病物质

（1）幽门螺杆菌的主要致病物质为侵袭因子和毒素。

（2）幽门螺杆菌可产生空泡毒素 A（VacA）和细胞毒素相关蛋白 A（CagA）。VacA 可导致胃黏膜上皮细胞产生空泡样病变，CagA 抑制抑癌基因的表达，诱发恶性转化。

3. 相关疾病　慢性胃炎、胃溃疡和十二指肠溃疡等。

三、微生物学检查法

1. 直接镜检　胃镜下取胃黏膜组织活检标本，涂片后做革兰染色，观察革兰阴性弯曲状或螺旋形细菌。

2. 快速尿素酶试验　将胃黏膜活检组织加入以酚红为指示剂的尿素试剂中，如果试剂由黄变红则为阳性，提示胃黏膜组织中可能有活的幽门螺杆菌。

3. 分离培养　将胃黏膜活检组织直接或磨碎后接种于含万古霉素、多黏菌素 B 等的 Skirrow 选择培养基，微需氧条件下培养 2~6 天后再进行鉴定。分离培养是诊断幽门螺杆菌感染的"金标准"。

4. ^{13}C 呼气试验　口服标有稳定性核素 ^{13}C 标记的尿素，如果感染了幽门螺杆菌，该菌的尿素酶分解尿素产生标有核素 ^{13}C 的 CO_2。

5. 血清学检测　收集血清，采用 ELISA 法检测幽门螺杆菌特异性抗体，可以反映一段时间内幽门螺杆菌的感染状况。

6. 粪便抗原检测　采用特异性抗体检测粪便中幽门螺杆菌

抗原。

7. 核酸检测　用 PCR 直接检测胃液、粪便、齿斑和水源中的幽门螺杆菌，也可检测到耐药基因和 CagA 等毒力基因。

四、防治原则

幽门螺杆菌的治疗主要以胶体铋剂或质子泵抑制剂为基础，加阿莫西林、克拉霉素或甲硝唑等 2 种抗生素来联合治疗。幽门螺杆菌的疫苗还在研制中。

 历年真题

患者女性，41 岁。上腹胀痛 10 余年。常伴胃灼热，多在餐后约 1 小时发作，1~2 小时可自行缓解。秋冬及冬春季症状明显。胃镜下黏膜活检组织 Worthin-Starty 银染色阳性，提示细菌感染。这种致病菌的特点不包括

A. 尿素酶试验阳性

B. 至少需质子泵抑制剂加两种抗生素治疗

C. 培养时需要加入 5%~10% 羊血或马血

D. 革兰染色阳性

E. 培养 3~7 天可见针尖大小的菌落

参考答案：D

第十二章 厌氧性细菌

核心问题

1. 破伤风梭菌的生物学性状、致病性和防治原则。

2. 产气荚膜梭菌的生物学性状、致病性、微生物学检查和防治原则。

3. 肉毒梭菌的形态、致病性和防治原则。

4. 无芽胞厌氧菌所致疾病。

内容精要

厌氧性细菌是一群只能在无氧或低氧条件下生长和繁殖的细菌。根据能否形成芽胞，可将厌氧菌分为两大类：有芽胞的厌氧芽胞梭菌和无芽胞厌氧菌。

第一节 厌氧芽胞梭菌

厌氧芽胞梭菌是一群厌氧、革兰染色阳性，能形成芽胞的大杆菌。对氧、热、干燥和消毒剂均有强大的抵抗力。主要菌种有破伤风梭菌、产气荚膜梭菌、肉毒梭菌和艰难梭菌。

一、破伤风梭菌

（一）生物学性状

1. 形态与染色　菌体细长，（0.5~2）μm×（2~18）μm，革兰染色阳性。有周鞭毛、无荚膜。芽胞呈圆形，直径大于菌体，位于菌体顶端，使细菌呈鼓槌状，为该菌典型特征。

2. 培养特性　严格厌氧，对营养要求不高。在血平板上，37℃培养48小时，形成的菌落较大、扁平、边缘不整齐，似羽毛状，易在培养基表面迁徙扩散，有β溶血环。

3. 生化反应　不发酵糖类，不分解蛋白质。

4. 抵抗力　通常100℃ 1小时，芽胞可被完全破坏；但在干燥的土壤和尘埃中可存活数年。

（二）致病性与免疫性

1. 致病条件　伤口局部需形成厌氧微环境。易造成伤口局部厌氧微环境的因素有：①伤口窄而深（如刺伤），伴有泥土或异物污染。②大面积创伤、烧伤，坏死组织多，局部组织缺血。③同时伴有需氧菌或兼性厌氧菌混合感染。

2. 致病物质

（1）致病作用主要依赖于破伤风梭菌所产生的外毒素，包括破伤风溶血毒素和破伤风痉挛毒素。

主治语录：破伤风痉挛毒素起主要致病作用。

（2）破伤风梭菌仅在伤口局部繁殖，破伤风痉挛毒素阻止抑制性神经递质从抑制性神经元突触前膜释放，导致屈肌、伸肌同时发生收缩，出现强直性痉挛。

3. 所致疾病

（1）破伤风：多数在外伤后 3 周内发病。早期典型的症状是咀嚼肌痉挛所造成的苦笑面容和牙关紧闭，逐步出现持续性背部肌肉痉挛、角弓反张。

（2）新生儿破伤风：主要是因为分娩时使用不洁器械剪断脐带或脐部消毒不严格，破伤风梭菌芽胞侵入脐部所致。早期出现哭闹、张口和吃奶困难等症状，有助于诊断。

4. 免疫性

（1）机体对破伤风的免疫主要依靠体液免疫，即抗毒素对毒素的中和作用。

（2）获得有效抗毒素的途径是进行人工免疫。

（三）微生物学检查法

一般不进行微生物学检查。临床上根据典型的症状和病史即可作出诊断。

（四）防治原则

1. 治疗原则

（1）中和毒素：对已发病者，应早期、足量使用人抗破伤风免疫球蛋白（TIG），肌内注射 3 000～10 000IU；或破伤风抗毒素（TAT），剂量为 2 万～5 万 IU，静脉滴注。

（2）清除细菌：抗菌治疗首选青霉素和甲硝唑，以杀灭破伤风梭菌的繁殖体。

（3）非特异性治疗：如控制痉挛，缓解疼痛，保持呼吸道通畅，注意水和电解质平衡等。

2. 预防措施

（1）正确处理伤口：伤口应及时清创和扩创，清除坏死组织和异物，并用3%过氧化氢冲洗。

（2）人工主动免疫：我国采用含有白喉类毒素、百日咳死菌苗和破伤风类毒素的白百破三联疫苗（DPT）制剂，对 3~5 个月的儿童进行免疫，可同时获得对这 3 种感染病的免疫力。

（3）人工被动免疫：对伤口污染严重而又未经过基础免疫者，可立即肌内注射 TAT 或 TIG 进行紧急预防。

二、产气荚膜梭菌

（一）生物学性状

1. 形态与染色　革兰阳性粗大杆菌，（0.6~2）μm×（1~19）μm。芽胞呈椭圆形，直径略小于菌体，位于次极端，但在组织中或体外培养物中均很少能观察到芽胞。无鞭毛。在被感染的人或动物体内能形成明显的荚膜。

2. 培养特性

（1）厌氧，但不十分严格。20~50℃均能旺盛生长，在其最适生长温度 42℃时，繁殖周期仅为 8 分钟，易于分离培养。

（2）在血琼脂平板上，多数菌株有双层溶血环。

（3）在卵黄琼脂平板上，菌落周围出现乳白色混浊圈，若在培养基中加入特异性抗血清，则不出现混浊。此现象称 Nagler 反应，为本菌的特点。

（4）本菌代谢十分活跃，可分解多种常见的糖类，产酸产气。

（5）在牛乳培养基中形成“汹涌发酵”现象。

3. 分型　根据产气荚膜梭菌的 4 种主要毒素（α、β、ε、ι）产生情况，可将其分为 A、B、C、D 和 E 5 个血清型。对人致病的主要为 A 型。

（二）致病性

1. 致病物质　产气荚膜梭菌至少能产生 12 种与致病性有关

的外毒素和酶。

（1）α毒素（磷脂酶 C）

1）为产气荚膜梭菌产生的毒性最强、最重要的毒素。各型菌均能产生，以 A 型产量最大。

2）α毒素能分解细胞膜上磷脂和蛋白形成的复合物，造成红细胞、白细胞、血小板和内皮细胞溶解，引起溶血、血管通透性增高伴出血、组织坏死，肝脏毒性和心肌功能受损。

（2）β毒素：C 型菌株产生，与肠黏膜损伤、坏死，进展为坏死性肠炎有关。

（3）ε毒素：B 型和 D 型菌株产生的一种毒素前体，被胰蛋白酶激活，增高胃肠壁血管的通透性。

（4）ι毒素：E 型菌株产生，导致坏死和增高血管壁的通透性。

（5）肠毒素：主要由 A 型菌株产生，引起腹泻。肠毒素还可作为超抗原，激活 T 淋巴细胞并释放各种细胞因子，参与致病作用。

2. 所致疾病

（1）气性坏疽

1）60%～80%的病例由 A 型引起。多见于战伤和地震灾害，也可见于工伤、车祸等所致的大面积创伤。致病条件与破伤风梭菌相似。

2）气性坏疽潜伏期短。造成气肿，局部水肿，组织坏死。严重病例表现为组织胀痛剧烈，水气夹杂，触摸有捻发感；最后产生大块组织坏死，伴有恶臭。

（2）食物中毒：主要因为食入大量（$10^8 \sim 10^9$）产肠毒素的 A 型细菌污染的食物（主要为肉类食品）引起，较多见。临床表现为腹痛、腹胀和水样腹泻。

（3）坏死性肠炎：由 C 型菌污染食物引起，累及空肠。临床表现为急性腹痛、呕吐、血样腹泻，肠壁溃疡、甚至穿孔导致腹膜炎和休克。

（三）微生物学检查法

1. 直接涂片镜检　从深部创口取材涂片，革兰染色，镜检见有革兰阳性大杆菌、白细胞数量甚少且形态不典型、伴有其他杂菌等三个特点即可报告初步结果。

2. 分离培养与动物试验　取坏死组织制成悬液，接种血平板或庖肉培养基，厌氧培养，观察生长和菌落特点；取培养物涂片镜检，并用生化反应鉴定。必要时可接种小鼠进行动物实验。

（四）防治原则

1. 对局部感染应尽早施行外科清创手术，切除感染和坏死组织，必要时截肢以防止病变扩散。

2. 使用大剂量的青霉素等抗生素以杀灭病原菌和其他细菌。

3. 有条件可使用气性坏疽多价抗毒素治疗和高压氧舱法。无疫苗用于预防。

三、肉毒梭菌

（一）生物学性状

1. 形态　革兰阳性粗短杆菌，$1\mu m \times (4\sim6)\ \mu m$，芽胞呈椭圆形，直径大于菌体，位于次极端，使细菌呈汤匙状或网球拍状。有鞭毛，无荚膜。

2. 培养特性　严格厌氧，可在普通琼脂平板上生长；能产生脂酶，在卵黄培养基上，菌落周围出现混浊圈。

3. 分组分型　根据产生毒素的抗原性分为 7 个型。对人致病的主要有 A、B 和 E 型，我国报道大多为 A 型。

（二）致病性

1. 致病物质　肉毒梭菌产生剧烈的神经毒素——肉毒毒素。肉毒毒素是已知最剧烈的毒物。抑制神经肌肉接头处神经递质乙酰胆碱的释放，导致弛缓性瘫痪。

2. 所致疾病

（1）食源性肉毒中毒：罐头、香肠、豆制品。胃肠道症状很少见，以弛缓性瘫痪为主。

（2）婴儿肉毒中毒：常发生在 6 个月以内的婴儿。食入被肉毒梭菌芽胞污染的食品（如蜂蜜）。早期症状是便闭，吮吸、啼哭无力，也可进展为弛缓性麻痹。

（3）创伤、医源性或吸入性肉毒中毒。

（三）微生物学检查法

可将培养物滤液或食物悬液上清液分成两份进行毒素检查，其中一份与抗毒素混合，然后分别注射小鼠腹腔，如果抗毒素处理小鼠得到保护表明有毒素存在。

（四）防治原则

1. 尽早诊断，迅速注射 A、B、E 3 型多价抗毒素中和血清中游离毒素。

2. 对症治疗，特别是维持呼吸功能能显著降低死亡率。

3. 依据病原体的分离情况，选择甲硝唑或青霉素治疗。

4. 预防强调加强食品卫生管理和监督。

5. 食品应低温保存防止芽胞发芽。食用前 80℃ 加热食品 20 分钟破坏毒素等。

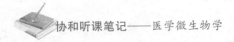

四、艰难梭菌

（一）生物学性状

1. 形态　革兰阳性粗长杆菌，（0.5~2）μm×（3~17）μm大小。芽胞呈卵圆形、芽胞直径比菌体略大、位于次极端。有周鞭毛。

2. 培养特性　严格厌氧。血琼脂平板上形成直径较大、白色或淡黄色、不溶血的粗糙型菌落；在环丝氨酸-头孢西丁-果糖琼脂平板可产生黄色菌落，紫外线灯下可见黄绿色荧光。

3. 抵抗力　艰难梭菌的芽胞对常用消毒剂、抗生素、高浓度氧或胃酸，均有很强的抵抗力，但其繁殖体对这些因素较为敏感。

（二）致病性

1. 致病物质　①黏液层。②细胞表面蛋白 84（Csp84）。③外毒素，产生艰难梭菌毒素 A（Tcd A）和/或艰难梭菌毒素 B（Tcd B）。

2. 所致疾病　艰难梭菌经粪-口途径传播，所致疾病统称为艰难梭菌感染（CDI），包括无症状感染者（重要传染源）、医源性腹泻和假膜性结肠炎等不同类型。

（三）微生物学检查法

采用免疫学方法或分子诊断方法，从有临床症状的患者的粪便标本中检测到细菌产生的毒素或毒素编码基因，以辅助诊断 CDI。

（四）防治原则

1. 预防　医疗从业人员应重视手卫生并推荐使用含氯消毒

剂，对芽胞污染的医疗环境可采用过氧化氢气化灭菌，合理使用抗生素等。

2. 治疗　①立即停用相关抗生素，轻度腹泻症状即可缓解。②较重的腹泻或结肠炎患者需要采用甲硝唑或万古霉素治疗。③反复复发者，可尝试采用健康人的粪菌移植（FMT）治疗。

第二节　无芽胞厌氧菌

一、生物学性状

1. 革兰阴性厌氧杆菌

（1）以类杆菌属中的脆弱类杆菌最为重要。该菌的形态特征为两端钝圆而浓染、中间着色浅似空泡状，有荚膜。

（2）类杆菌有典型的革兰阴性菌细胞壁，但其脂多糖无内毒素活性，主要因为其氨基葡萄糖残基上缺乏磷酸基团且结合的脂肪酸较少。

（3）梭杆菌属细菌两端尖细、中间膨胀成梭形。其余菌属形态都非常小。除类杆菌在培养基上生长迅速外，其余均生长缓慢，需 3 天以上。

2. 革兰阴性厌氧球菌　以韦荣球菌属最重要。韦荣球菌属细菌直径 $0.3\sim0.5\mu m$，常成对、成簇或短链状排列，为混合感染菌之一。

3. 革兰阳性厌氧杆菌

（1）双歧杆菌属

1）菌体呈多形性，细菌单个或排列成 V 形、星形或棒状，染色不均匀。

2）双歧杆菌在婴儿、成年人肠道菌群中占很高比例，在婴儿尤为突出，构成体内的生物屏障并发挥生物拮抗作用，合成多种维生素、延缓衰老并增强机体免疫力。

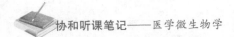

3）齿双歧杆菌与龋齿和牙周炎有关。

（2）乳杆菌属：寄居在口腔、肠道和阴道，对侵入这些部位的病原菌的繁殖有抑制作用。嗜酸乳杆菌与龋齿密切有关。

（3）丙酸杆菌：与人类疾病有关的有 3 个菌种，痤疮丙酸杆菌最为常见。

（4）真杆菌属：出现在混合感染中，最常见的为迟钝真杆菌。

4. 革兰阳性厌氧球菌

（1）有临床意义的是消化链球菌属，菌体小，直径为 $0.5 \sim 0.6 \mu m$，常成对或短链状排列。

（2）在血琼脂平板上形成灰白色、不溶血的光滑型小菌落。

（3）厌氧菌菌血症仅 1% 由革兰阳性球菌引起，主要为本菌属，常因女性生殖道感染而引起。

主治语录：仅次于脆弱类杆菌，但大多亦为混合感染。

二、致病性

1. 致病条件　寄居部位改变，宿主免疫力下降和菌群失调等情况下，伴有局部厌氧微环境的形成，如因烧伤、放化疗、肿瘤压迫等组织缺氧或氧化还原电势降低，易引起内源性感染。

2. 细菌毒力

（1）通过菌毛、荚膜等表面结构吸附和侵入上皮细胞和各种组织。

（2）产生多种毒素、胞外酶和可溶性代谢物，如脆弱类杆菌某些菌株产生的肠毒素、胶原酶、蛋白酶、纤溶酶、溶血素、DNA 酶和透明质酸酶等。

（3）改变其对氧的耐受性。

3. 感染特征　①内源性感染。②无特定病型。③分泌物或脓液黏稠，有恶臭。④使用氨基糖苷类抗生素治疗无效。⑤分泌物直接涂片可见细菌，但普通培养法无细菌生长。

4. 所致疾病

（1）败血症：随着抗厌氧菌抗生素的广泛应用，近年来临床败血症标本中厌氧菌培养阳性率只有5%左右，多数为脆弱类杆菌，其次为革兰阳性厌氧球菌。

（2）中枢神经系统感染：最常见的为脑脓肿，主要继发于中耳炎、乳突炎和鼻窦炎等邻近感染，亦可经直接扩散和转移而形成。分离的细菌种类与原发病灶有关，革兰阴性厌氧杆菌最为常见。

（3）口腔感染：主要引起牙髓炎、牙周炎和牙龈脓肿等。常由革兰阴性厌氧杆菌引起，核梭杆菌和普雷沃菌属占主导地位。

（4）呼吸道感染：无芽胞厌氧菌可感染上、下呼吸道的任何部位，如扁桃体周围蜂窝织炎、吸入性肺炎、肺脓肿和脓胸等。无芽胞厌氧菌的肺部感染发生率仅次于肺炎链球菌。

（5）腹部感染：40%~60%的肝脓肿为厌氧菌所致，主要为类杆菌、梭杆菌等。

（6）女性生殖道与盆腔感染：因阻塞引起的泌尿道感染亦以无芽胞厌氧菌为主。

（7）其他：尚可引起皮肤、软组织感染和心内膜炎等。

三、微生物学检查法

1. 标本采取　对临床诊断非常关键。标本应注意避免局部环境中正常菌群的污染。最可靠的标本是血液、无菌切取或活检得到的组织标本、从感染深部吸取的渗出物或脓液等。厌氧菌大多对氧敏感，标本采取后应立刻放入特制的厌氧标本瓶中，并迅速送检。

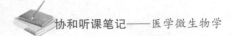

2. 直接涂片镜检　脓液或穿刺液标本可直接涂片染色，观察细菌的形态特征、染色性及菌量多少，供初步判断结果时参考。

3. 分离培养与鉴定　最常用的培养基是<u>牛心脑浸液为基础的血平板</u>。接种最好在厌氧环境中进行（如厌氧手套箱等）。获得纯培养后，再经生化反应等进行鉴定。

4. 分子诊断　是快速鉴定方法。常见如核酸杂交和 PCR。

四、防治原则

1. 外科清创去除坏死组织和异物，维持局部良好的血液循环，预防局部出现厌氧微环境。

2. 合理选用抗生素，临床上 95% 以上的无芽胞厌氧菌包括脆弱类杆菌对甲硝唑、亚胺培南、哌拉西林和克林霉素等敏感；万古霉素适用于所有革兰阳性厌氧菌感染。

历年真题

在下述情况中，排除无芽胞厌氧菌的依据是

 A. 机体多个部位的脓肿

 B. 血性分泌物，恶臭或有气体

 C. 分泌物直接涂片可见细菌

 D. 在普通肉汤培养基中呈表面生长

 E. 在血平板中长出微小菌落

参考答案：D

第十三章 分枝杆菌属

核心问题

1. 结核分枝杆菌的主要生物学性状、致病性，免疫性特点，结核菌素试验原理，微生物学检查法和防治原则。

2. 麻风分枝杆菌的形态染色、致病性。

3. 非结核分枝杆菌的概念和分组。

内容精要

分枝杆菌属是一类细长略弯曲的杆菌。分枝杆菌属的细菌很多，根据其致病特点，大致可分为结核分枝杆菌复合群、麻风分枝杆菌和非结核分枝杆菌三类。

第一节 结核分枝杆菌

一、生物学性状

1. 形态与染色

（1）结核分枝杆菌菌体细长略弯曲，大小（1~4）μm×0.4μm，呈单个、分枝状或团束状排列，无鞭毛、无芽胞，有菌毛。

（2）结核分枝杆菌为革兰阳性菌，但不易着色，一般常用齐-尼抗酸染色。结核分枝杆菌可抵抗盐酸酒精的脱色作用而染成红色。

（3）细胞壁结构较为复杂，含有大量脂质。

2. 培养特性与生化反应

（1）结核分枝杆菌为专性需氧菌，营养要求高。

（2）在含有蛋黄、马铃薯、甘油、无机盐、孔雀绿和天门冬酰胺等的改良罗氏培养基上生长良好。生长缓慢，接种后培养3~4周才出现肉眼可见的菌落。菌落干燥、坚硬，表面呈颗粒状、乳酪色或黄色，形似菜花样。

3. 抵抗力

（1）结核分枝杆菌的脂类含量高，对某些理化因素的抵抗力较强。在干痰中可存活6~8个月。在3% HCl、6% H_2SO_4 或4% NaOH 溶液中能耐受30分钟。

（2）对湿热、紫外线、乙醇的抵抗力弱。

4. 变异性　结核分枝杆菌对异烟肼、链霉素、利福平等药物较易产生耐药性变异。

主治语录：生化反应是鉴别分枝杆菌属菌种的关键。结核分枝杆菌可将硝酸盐还原成亚硝酸盐，合成烟酸，对吡嗪酰胺敏感。

二、致病性

（一）致病物质

1. 脂质　是结核分枝杆菌的主要毒力因子，多呈糖脂或脂蛋白形式。

（1）海藻糖6，6′-二分枝菌酸（TDM）：又称索状因子，促进肉芽肿形成。形成潜伏感染和细菌在人体内的长期存活。

（2）甘露糖脂：阻止巨噬细胞的杀伤；导致机体发热、消瘦、体重下降和组织坏死；有利于细菌在感染灶的繁殖。

（3）硫酸脑苷脂：可抑制吞噬细胞中的吞噬体与溶酶体融合，使结核分枝杆菌在细胞内存活。

（4）磷脂：刺激单核细胞增生形成结核结节，并与干酪样坏死有关。

2. 蛋白质　多为脂蛋白或糖蛋白，致病作用较广泛。

（1）早期分泌抗原靶蛋白（ESAT-6）和培养滤过性蛋白（CFP-10）形成复合物，与细菌免疫逃逸及诱导超敏反应有关。

（2）DosR-DosS 基因调节区编码 48 个蛋白质，与细菌适应肉芽肿内缺氧、低酸等条件下的生存有关。

（3）复苏促进因子（RPF）A~E 与潜伏感染后细菌的再激活有关。

（4）结核菌素是将细菌接种于液体培养基培养，收集培养滤液制备，主要是细菌分泌的蛋白质且耐热的成分，与具有佐剂活性的糖脂结合，能引起较强的迟发型超敏反应。

3. 荚膜　荚膜与细菌黏附与入侵细胞、抵抗吞噬及其他免疫因子杀伤或耐受酸碱有关。

（二）所致疾病

1. 人对结核分枝杆菌普遍易感，多数导致潜伏结核病感染，只有很少一部分发展为结核病。

2. 结核分枝杆菌主要经呼吸道进入机体，也可经消化道和破损的皮肤黏膜侵入，可侵犯全身各种组织器官，引起相应器官的结核病，其中以肺结核最为常见。

3. 感染分类

（1）原发感染：机体初次感染结核分枝杆菌。多发生于儿童，最常见于肺部感染。

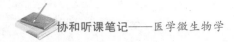主治语录：在胸部 X 线平片中，原发病灶、淋巴管炎和淋巴结肿大显示哑铃状阴影，称为原发综合征。

（2）原发后感染：经历过初次感染后再次发生的结核分枝杆菌感染，又称继发感染。多见于成年人，多为内源性感染。

三、免疫性

1. 固有免疫　机体抗结核分枝杆菌感染的第一步，参与其中的细胞主要是巨噬细胞、树突状细胞（DC）、中性粒细胞和自然杀伤（NK）细胞。这些固有免疫细胞通过表面模式识别受体识别细菌，诱导细胞各种防御性固有免疫反应。

2. 适应性免疫　抗感染免疫主要依靠细胞免疫。$CD4^+$ Th1 型细胞和 $CD8^+ T$ 细胞在抗结核分枝杆菌感染中具有重要作用。

3. 超敏反应　细胞免疫与迟发型超敏反应同时存在。机体获得对结核分枝杆菌免疫力的同时，细菌的部分蛋白质与糖脂等也可共同刺激 T 淋巴细胞，形成超敏状态。

四、微生物学检查法

1. 直接涂片染色检查　咳痰可直接涂片。用抗酸染色法染色。

2. 分离培养　将待检样品经浓缩集菌后，接种于改良罗氏固体培养基。

3. 动物试验　取经浓缩集菌处理的样本 1ml 注射于豚鼠或地鼠腹股沟皮下，进行观察。

4. 药物敏感试验　所有患者的分离菌株进行药敏性试验，以便对化疗作出预期的效果评价。对涂片阳性患者的治疗持续

3 周以后，痰涂片仍为阳性者，需重复药敏试验。

5. 基因检测 PCR 检测、XpertMTB/RIF 试验。

6. 免疫学检查

（1）结核菌素试验

1）原理：人感染结核分枝杆菌后，产生免疫力的同时也会发生迟发型超敏反应。

2）结核菌素试剂：纯蛋白衍生物（PPD）。

3）方法：取 5 单位 PPD 注入受试者左前臂掌侧前 1/3 中央皮内，72 小时（48~96 小时）后查验。

4）结果：红肿硬结直径<5mm 或无反应者为阴性；≥5mm 者为阳性；≥15mm 者或局部出现双圈、水疱、坏死及淋巴管炎为强阳性。

5）分析：阳性反应表明卡介苗接种成功，或未接种卡介苗和非结核分枝杆菌流行地区结核分枝杆菌感染。强阳性反应则表明可能有活动性结核病。

主治语录：在原发感染早期、患严重的结核病或患其他严重疾病致细胞免疫功能低下者（如艾滋病患者、肿瘤患者或用过免疫抑制剂者），可能出现阴性反应。

6）用途：结核菌素试验可用于婴幼儿的结核病诊断、卡介苗接种效果测定和结核分枝杆菌感染的流行病学调查，还可用于肿瘤患者细胞免疫功能测定。

（2）IFN-γ 释放试验：一种用于结核病体外免疫检测的新方法。

（3）抗体检测：用 ELISA 监测患者血清中特异性抗体。

五、防治原则

1. 预防接种 卡介苗是目前临床上唯一批准使用的结核病

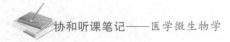

预防用减毒活疫苗。

2. 治疗 "督导短程化疗"策略。

第二节 麻风分枝杆菌

麻风分枝杆菌主要侵犯皮肤、黏膜和外周神经组织，晚期还可侵入深部组织和脏器，造成严重病损。

一、生物学特点

1. 形态和染色与结核分枝杆菌相似，抗酸染色和革兰染色均为阳性，在细胞中可呈束状排列。

2. 是典型的胞内寄生菌。大量麻风分枝杆菌存在的细胞，其胞质呈泡沫状，称为泡沫细胞或麻风细胞，这是与结核分枝杆菌感染的一个主要区别。

二、致病性与免疫性

1. 传播途径 主要通过呼吸道、破损的皮肤黏膜和密切接触等方式传播。

2. 潜伏期 2~5年，长者可达数十年。

3. 特点 发病缓慢，病程长，迁延不愈。机体对麻风分枝杆菌感染的免疫主要依靠细胞免疫。

4. 分型

（1）瘤型麻风（传染性强）

1）侵犯部位：皮肤、黏膜，严重时累及神经、眼及内脏。

2）临床表现：麻风结节，面部的结节可融合呈"狮面容"，是麻风的典型病征。

3）免疫状态：该型麻风患者的 T 细胞免疫应答有所缺陷，超敏反应皮肤试验（麻风菌素试验）阴性。

（2）结核样型麻风（传染性小）

1）临床表现：细菌侵犯真皮浅层，病变主要在皮肤，早期病变为小血管周围淋巴细胞浸润，以后出现上皮样细胞和多核巨细胞浸润；也可累及神经，使受累处皮肤丧失感觉。

2）免疫状态：患者的细胞免疫正常，麻风菌素试验反应阳性。

（3）界线类麻风：兼有瘤型和结核样型麻风的特点，能向两型分化，麻风菌素试验常阴性。病变部位可找到含菌的麻风细胞。

（4）未定类麻风：属麻风病的前期病变，大多数病例可转变为结核样型。麻风菌素试验大多阳性。病灶中很少能找到麻风分枝杆菌。

三、微生物学检查

1. 涂片染色镜检

（1）可从患者的鼻黏膜或皮肤病变处取刮取物涂片，抗酸染色法检查有无排列成束的抗酸性杆菌存在。

（2）一般瘤型和界线类患者标本在细胞内找到抗酸染色阳性杆菌有诊断意义，而结核样型患者标本中则很难找到抗酸阳性杆菌。

2. 麻风菌素试验　大多数正常人对麻风菌素呈阳性反应，此试验在诊断上意义不大，但可用于评价麻风患者的细胞免疫状态和分型。

四、防治原则

1. 早期发现、早期隔离及早期治疗患者，特别是对密切接触者要做定期检查。

2. 麻风分枝杆菌与牛分枝杆菌有共同抗原，在某些麻风病高发国家和地区用卡介苗来预防麻风病，收到一定效果。

3. 治疗麻风的药物首选氨苯砜，也可用苯丙砜、醋氨苯砜和氯法齐明等。利福平能快速杀灭抗麻风分枝杆菌。为防止耐药性产生，应采用多种药物联合治疗。

第三节 非结核分枝杆菌

1. 概念 非结核分枝杆菌（NTM）是除结核分枝杆菌复合群和麻风分枝杆菌以外的分枝杆菌的统称，又称非典型分枝杆菌。也称环境分枝杆菌，但毒力较弱、生化反应各不相同。

2. 分组（表 13-3-1）

表 13-3-1 非结核分枝杆菌的分组

名 称	生长特点	致病性
光产色菌	生长缓慢，菌落光滑，在暗处菌落呈奶油色，接触光线 1 小时后菌落呈橘黄色	堪萨斯分枝杆菌可引起人类肺结核样病变
暗产色菌	生长缓慢，菌落光滑，在暗处培养时菌落呈橘黄色，长时间曝光培养呈赤橙色	瘰疬分枝杆菌可引起儿童的颈部淋巴结炎
不产色菌	生长缓慢，通常不产生色素	对人类有致病性的是鸟分枝杆菌复合体（MAC），常引起鸟、家禽等感染，也可引起免疫低下人群感染，是艾滋病患者常见的机会致病菌，偶见于健康人群感染
快速生长菌	生长迅速，25～42℃ 均可生长，分离培养 5～7 天即可见到粗糙型菌落	偶发分枝杆菌和龟分枝杆菌可引起皮肤创伤后脓肿；溃疡分枝杆菌可引起人类皮肤无痛性坏死溃疡

主治语录：克拉霉素和阿奇霉素是治疗鸟-胞内分枝杆菌感染的首选药物。

历年真题

1. 结核分枝杆菌化学组成最显著的特点是含有大量的
   A. RNA
   B. 脂类
   C. 多糖
   D. 蛋白质
   E. 磷壁酸
2. 结核分枝杆菌形态学诊断最常用的染色方法是
   A. 革兰染色
   B. 抗酸染色
   C. 亚甲蓝染色
   D. 镀银染色
   E. 棉蓝染色

参考答案：1. B 2. B

第十四章 嗜血杆菌属

核心问题

流感嗜血杆菌的染色特点、培养特性、所致疾病和防治原则。

内容精要

嗜血杆菌属是一类革兰阴性小杆菌，常呈多形态性，无鞭毛、无芽胞。流感嗜血杆菌是嗜血杆菌属中对人有致病性的主要细菌。

流感嗜血杆菌

一、生物学性状

1. 形态结构　革兰阴性小杆菌或球杆菌，大小为宽 0.3~0.4μm，长 1.0~1.5μm。无鞭毛，无芽胞，多数有菌毛。

2. 培养特性

（1）需氧或兼性厌氧，培养较困难。生长时需要 X 因子和 V 因子辅助。在巧克力色血平板上生长良好。

（2）将流感嗜血杆菌与金黄色葡萄球菌于血平板上共同培养时，在金黄色葡萄球菌菌落周围的流感嗜血杆菌菌落较大，离金黄色葡萄球菌菌落越远的菌落越小，此现象称为"卫星现象"。这是由于金黄色葡萄球菌能合成较多的 V 因子。

主治语录：卫星现象有助于流感嗜血杆菌的鉴定。

3. 生化反应　流感嗜血杆菌能分解葡萄糖、蔗糖，不发酵乳糖、甘露醇，对半乳糖、果糖和麦芽糖的发酵不稳定。

4. 抗原结构　流感嗜血杆菌主要抗原是荚膜多糖抗原和菌体抗原。荚膜多糖抗原具有型特异性，根据此抗原，可将流感嗜血杆菌分为 a~f 6 个血清型，其中 b 型（Hib）致病力最强，是引起儿童感染最常见的菌型。

5. 抵抗力　流感嗜血杆菌抵抗力较弱，对热和干燥均敏感，56℃ 30 分钟可被杀死，在干燥痰中 48 小时内死亡。对常用消毒剂较敏感。

二、致病性与免疫性

1. 致病物质　主要致病物质为荚膜、菌毛、IgA 蛋白酶等。荚膜是主要毒力因子，具有抗吞噬作用。

2. 流感嗜血杆菌所致疾病

（1）原发性感染（外源性）：多为有荚膜 b 型菌株（Hib）引起的急性化脓性感染，如化脓性脑膜炎、鼻咽炎等。

主治语录：Hib 疾病主要表现为儿童脑膜炎和肺炎。

（2）继发性感染（内源性）：多由呼吸道寄居的正常菌群成员无荚膜流感嗜血杆菌菌株引起，常继发于流感、麻疹等，临床表现有慢性支气管炎、鼻窦炎、中耳炎等，以成年人多见。

3. 免疫性　机体对流感嗜血杆菌以体液免疫为主。

三、微生物学检查法

1. 直接检测　采集相应标本，如脑脊液、鼻咽分泌物等。

直接涂片革兰染色镜检，发现革兰阴性小杆菌或球杆菌对脑膜炎、关节炎、下呼吸道感染有快速诊断价值。

2. 分离培养　将标本接种于巧克力色琼脂平板或含脑心浸液的血琼脂平板，35℃培养 24～48 小时，根据培养特性、菌落形态、卫星现象、生化反应等进行鉴定。

3. 抗原检测　用包被兔抗体的乳胶微粒凝集反应鉴定 b 型抗原是常用方法，免疫荧光试验等可获得较高阳性结果。

4. 分子生物学技术　PCR 技术或 DNA 杂交技术可用于鉴定临床标本中流感嗜血杆菌，并可用于分离株的鉴定试验。

四、防治原则

1. Hib 荚膜多糖疫苗具有较好的免疫效果。

2. 治疗可选用磺胺、青霉素、链霉素、四环素、氨苄西林和氯霉素等。

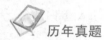 历年真题

1. 致病力最强的流感嗜血杆菌是
   A. a 型流感嗜血杆菌
   B. b 型流感嗜血杆菌
   C. c 型流感嗜血杆菌
   D. d 型流感嗜血杆菌
   E. e 型流感嗜血杆菌

2. 患儿，8 个月。发热 3 天，咳嗽，咳脓性痰，出现呼吸急促和发绀 1 天，来医院检查体温 39℃，听诊双肺闻及湿啰音，血常规白细胞增多，痰液革兰染色发现大量革兰阴性小杆菌，该患儿最可能感染的病原体是
   A. 金黄色葡萄球菌
   B. 结核分枝杆菌
   C. 流感嗜血杆菌
   D. 肺炎链球菌
   E. A 群溶血性链球菌

参考答案：1. B　2. C

第十五章　动物源性细菌

核心问题

1. 布鲁菌的形态、染色和所致疾病。
2. 鼠疫耶尔森菌、炭疽芽胞杆菌的形态、染色、所致疾病和防治原则。

内容精要

以动物作为传染源，能引起动物和人类发生人畜共患病的病原菌称为动物源性菌。主要包括有布鲁菌属、耶尔森菌属、芽胞杆菌属、柯克斯体属、巴通体属、弗朗西斯菌属和巴斯德菌属等。

第一节　布鲁菌属

本属使人致病的有羊布鲁菌、牛布鲁菌、猪布鲁菌和犬布鲁菌，在我国流行的主要是羊布鲁菌病，其次为牛布鲁菌病。

一、生物学性状

1. 形态与染色　革兰阴性短小杆菌。大小为长 0.5 ~ 1.5μm，宽 0.4 ~ 0.8μm。无芽胞，无鞭毛，光滑型菌株有微荚膜。

2．培养特性

（1）需氧菌，牛布鲁菌在初分离时需 5%～10% CO_2。

（2）营养要求较高，在普通培养基上生长缓慢，若加入血清或肝浸液可促进生长。

（3）最适生长温度为 35～37℃，最适 pH 为 6.6～6.8。经 37℃培养 48 小时可长出微小、透明、无色的光滑型（S）菌落，经人工传代培养后可转变成粗糙型（R）菌落。

（4）布鲁菌在血琼脂平板上不溶血，在液体培养基中可形成轻度混浊并有沉淀。

3．生化反应　大多能分解尿素和产生 H_2S。根据产生 H_2S 的量和在含碱性染料培养基中的生长情况，可鉴别羊、牛、猪等 3 种布鲁菌。

4．抗原构造与分型

（1）布鲁菌含有两种抗原物质，即 M 抗原（羊布鲁菌菌体抗原）和 A 抗原（牛布鲁菌菌体抗原），可对菌种进行区别。

（2）牛布鲁菌 A∶M＝20∶1；羊布鲁菌 A∶M＝1∶20；猪布鲁菌 A∶M＝2∶1。

5．抵抗力　较强，在土壤、毛皮、病畜的脏器和分泌物、肉和乳制品中可生存数周至数月。但在湿热60℃、20 分钟，日光直接照射下 20 分钟可死亡；对常用消毒剂和广谱抗生素均较敏感。

二、致病性与免疫性

1．致病物质　主要是内毒素。此外，荚膜与侵袭性酶（透明质酸酶、过氧化氢酶等）增强了该菌的侵袭力。

2．所致疾病　人类主要通过接触病畜或被污染的畜产品，经皮肤、黏膜、眼结膜、消化道、呼吸道等不同途径感染。

（1）急性期

1）布鲁菌侵入机体经 1~6 周的潜伏期，此期细菌被中性粒细胞和巨噬细胞吞噬，成为胞内寄生菌，随淋巴流到局部淋巴结生长繁殖并形成感染灶。当细菌繁殖达一定数量，突破淋巴结而侵入血流，出现菌血症。发热 2~3 周，随后细菌进入肝、脾、骨髓和淋巴结等脏器细胞，发热也渐消退，间歇数天。

2）细菌在细胞内繁殖到一定程度可再度入血，又出现菌血症而致体温升高。如此反复形成的菌血症，使患者的热型呈波浪式，临床上称为波浪热。感染易转为慢性。

（2）慢性期：病程超过 1 年，全身各处引起迁徙性病变。泌尿生殖系统病变也可见。

3. 免疫性　机体感染布鲁菌后，以细胞免疫为主。各菌种和生物型之间可出现交叉免疫。

三、微生物学检查法

1. 标本采集　常用血液标本，急性期血培养阳性率可高达 70%。在急性期、亚急性期患者可取骨髓分离。

2. 分离培养与鉴定　将标本接种于双相肝浸液培养基，置 37℃、5%~10% CO_2 孵箱中培养。菌落大多在 4~7 天形成，若 30 天时仍无菌生长可报告为阴性。若有菌生长，可根据涂片染色镜检，CO_2 的要求，H_2S 产生，染料抑菌试验，玻片血清凝集等确定型别。

3. 血清学试验

（1）凝集试验：发病 1~7 天后血清中开始出现 IgM 抗体，将患者血清做倍比稀释，标准菌量为 1×10^9 个/ml，进行玻片凝集试验，1：200 有诊断意义。用胶乳凝集试验可在 6 分钟内判定结果，方法简易可靠。

（2）补体结合试验：一般发病 3 周后出现 IgG 抗体，由于此抗体能维持较长时间，故对诊断慢性布鲁菌病意义较大。此试验特异性高，试验结果以 1：10 为阳性。

4. 皮肤试验　取布鲁菌素或布鲁菌蛋白提取物 0.1ml 做皮内注射，24~48 小时后观察结果，局部红肿浸润直径 1~2cm 者为弱阳性，>2~3cm 为阳性，>3~6cm 为强阳性。若红肿在 4~6 天内消退者为假阳性。皮试阳性可诊断慢性或曾患过布鲁菌病。

四、防治原则

1. 控制和消灭家畜布鲁菌病，切断传播途径和免疫接种是主要的预防措施。免疫接种以畜群为主，疫区人群也应接种减毒活疫苗，有效期约 1 年。

2. 对急性期和亚急性期患者，WHO 推荐的首选方案是利福平与多西环素联合使用；神经系统受累者选用四环素合用链霉素。若是慢性期患者，除采用上述病原治疗外，尚需进行脱敏和对症治疗。

第二节　耶尔森菌属

一、鼠疫耶尔森菌

（一）生物学性状

1. 形态与染色　为两端钝圆，两极浓染的卵圆形短小杆菌，革兰染色阴性。有荚膜，无鞭毛，无芽胞。在腐败材料、陈旧培养物或生长在含高盐的培养基上呈多形态性。

2. 培养特性

（1）兼性厌氧，最适生长温度为 27~30℃，pH 为 6.9~7.2。

（2）在含血液或组织液的培养基上生长，24~48 小时可形成细小、黏稠的粗糙型菌落。

（3）在肉汤培养管底部开始出现絮状沉淀物，48 小时肉汤表面形成菌膜，稍加摇动菌膜呈"钟乳石"状下沉，此特征有一定鉴别意义。

3. 抗原结构

（1）F1 抗原：荚膜抗原，抗吞噬，抗原性强，不耐热糖蛋白。

（2）V/W 抗原：V 抗原存在于细胞质中，为可溶性蛋白。W 抗原位于菌体表面，是一种脂蛋白；两种抗原总是同时存在，具有抗吞噬作用，使细菌具有在细胞内存活的能力。

（3）外膜蛋白：突破宿主防御机制，导致机体发病等方面具有重要作用。

（4）鼠毒素（MT）：为外毒素。具有良好的抗原性，经处理可制成类毒素。

（5）内毒素：其性质与肠道杆菌内毒素相似，可致机体发热，产生休克和 DIC 等。

4. 抵抗力　对理化因素抵抗力弱。在蚤粪和土壤中能存活 1 年左右。

5. 变异性　鼠疫耶尔森菌通过自发或诱发性突变及基因转移等机制发生变异，其生化特性、毒力、耐药性和抗原构造等均可出现变异菌株。

（二）致病性与免疫性

1. 致病物质　F1 抗原、V/W 抗原、外膜抗原和鼠毒素。

2. 所致疾病　鼠疫是自然疫源性传染病。啮齿类动物（野鼠、家鼠、黄鼠等）是鼠疫耶尔森菌的贮存宿主，鼠蚤为其主要传播媒介，通过鼠蚤的叮咬而传染人类。人患鼠疫后，又可通过人蚤或呼吸道等途径在人群间流行。临床常见类型，见

表 15-2-1。

表 15-2-1　鼠疫临床常见类型

腺鼠疫	以急性淋巴结炎为特点。多在腹股沟和腋下引起严重的淋巴结炎，局部肿胀、化脓和坏死
肺鼠疫	吸入染菌的尘埃则引起原发性肺鼠疫，也可由腺鼠疫或败血症型鼠疫蔓延而致继发性肺鼠疫。患者高热寒战，咳嗽、胸痛、咯血、患者多因呼吸困难或心力衰竭而死亡
败血症型鼠疫	重症腺鼠疫或肺鼠疫患者的病原菌可侵入血流，导致败血症型鼠疫。体温升高至 39~40℃，发生休克和 DIC，死亡率高

✎ **主治语录：** 肺鼠疫死亡患者的皮肤常呈黑紫色，故有"黑死病"之称。

3. **免疫性**　感染鼠疫耶尔森菌后能获得牢固免疫力，再次感染罕见。主要产生针对 F1 抗原、V/W 抗原的抗体等，具有调理促吞噬、凝集细菌及中和毒素等作用。

（三）微生物学检查法

1. **标本的采集**　因鼠疫为法定甲类传染病，标本应送到有严格防护措施的专用实验室检测。

2. **直接涂片镜检**　进行革兰染色或亚甲蓝染色，镜检观察典型形态与染色性。

3. **分离培养与鉴定**　将标本接种于血琼脂平板或 0.025% 亚硫酸钠琼脂平板等，根据菌落特征，挑取可疑菌落进行涂片镜检、生化试验、血清凝集试验等进一步鉴定。

4. **血清学试验**　在不能获得鼠疫耶尔森菌的情况下，可检测人或动物血清中的鼠疫抗体滴度。同时，也可采用反向间接血凝试验、ELISA 等方法，检查有无鼠疫耶尔森菌抗原的存在。

5. 检测核酸 采用 PCR 技术检测鼠疫耶尔森菌核酸，可用于鼠疫的流行病学调查和紧急情况的检测。

（四）防治原则

1. 灭鼠、灭蚤是切断鼠疫传播环节，消灭鼠疫源的根本措施。尽快隔离患者，警惕生物武器，加强国境、海关检疫。

2. 我国目前使用无毒株 EV 活菌苗，进行预防接种。

3. 凡对可疑的鼠疫病例，早期应用抗生素是降低病死率的关键。

二、小肠结肠炎耶尔森菌小肠结肠炎亚种

1. 形态与染色 革兰阴性球杆菌，偶见两端浓染。无芽胞、无荚膜，25℃ 培养时有周身鞭毛，但 37℃ 培养时则很少或无鞭毛。

2. 培养特性 营养要求不高，兼性厌氧。在肠道菌选择培养基上培养可形成无色半透明、扁平的小菌落。

3. 分型 根据菌体 O 抗原可将本菌分为 50 多种血清型，但仅几种血清型与致病有关，且致病型别各地区也不同。我国主要为 O9、O8、O5 和 O3 等。

4. 所致疾病 引起人类严重的小肠结肠炎。经粪-口途径感染或因接触染疫动物而感染。临床表现以发热，腹痛和腹泻（水样便或血样便）为主，常呈自限性。有些患者可发展为自身免疫并发症的肠道外感染，如关节炎、结节性红斑等。败血症非常少见。

三、假结核耶尔森菌假结核亚种

1. 生物学性状 本菌为革兰阴性，无荚膜、无芽胞。生化反应与鼠疫耶尔森菌相似。根据菌体 O 抗原将细菌分为 6 个血

清型，引起人类感染的主要是 O1 血清型。

2. 所致疾病　人类感染多为胃肠炎，肠系膜淋巴结肉芽肿，回肠末端炎等，后者的症状与阑尾炎相似，多发生于 5～15 岁的学龄儿童，易发展为败血症。少数表现为高热、紫癜，并伴有肝脾大，类似肠伤寒的症状。也可发生呈结节性红斑等自身免疫病。

3. 微生物学检查法　临床取粪便、血液等标本进行微生物学检查。多采用肠道选择性鉴别培养基进行分离培养，根据生化反应及动力等，作出初步判断，最后用血清学试验进行鉴定。

4. 治疗　可采用广谱抗生素。

第三节　芽胞杆菌属

芽胞杆菌属是一群需氧，能形成芽胞的革兰阳性的大杆菌。其中炭疽芽胞杆菌是引起动物和人类炭疽病的病原菌，蜡状芽胞杆菌可产生肠毒素引起人食物中毒。

一、炭疽芽胞杆菌

（一）生物学性状

1. 形态与染色

（1）致病菌中最大的革兰阳性粗大杆菌，宽 1～3μm，长 5～10μm。两端截平，无鞭毛。

（2）新鲜标本直接涂片时，常单个或呈短链；经培养后则形成竹节样排列的长链。在有氧条件下形成椭圆形芽胞，位于菌体中央。

（3）有毒菌株在机体内或含血清的培养基中可形成荚膜。

2. 培养特性　需氧或兼性厌氧，最适温度为 30～35℃，在普通琼脂培养基上培养 24 小时，形成灰白色粗糙型菌落，低倍镜观察可见卷发状边缘。在肉汤培养基中由于形成长链而呈絮状沉淀生长。

3. 抗原结构

（1）炭疽毒素：由保护性抗原、致死因子和水肿因子 3 种蛋白质组成的复合物，注射给实验动物可出现炭疽病的典型中毒症状。炭疽毒素具有抗吞噬作用和免疫原性。

主治语录：致死因子和水肿因子单独存在时不会发挥生物学活性，两者必须与保护性抗原结合后才能引起实验动物的水肿和致死。

（2）荚膜多肽抗原：抗吞噬作用，与细菌毒力有关。

（3）芽胞抗原：由芽胞的外膜、皮质等组成的芽胞特异性抗原，具有免疫原性和血清学诊断价值。

（4）菌体多糖抗原：由 D-葡萄糖胺、D-半乳糖组成，与毒力无关。由于耐热，此抗原在病畜皮毛或腐败脏器中经长时间煮沸仍可与相应抗体发生沉淀反应，称 Ascoli 热沉淀反应，有利于对炭疽芽胞杆菌病原的流行病学调查。

4. 抵抗力

（1）细菌芽胞在干燥土壤或皮毛中能存活数年至 20 余年，牧场一旦被污染，传染性可持续数十年。

（2）芽胞对化学消毒剂的抵抗力也很强，但对碘及氧化剂较敏感，1∶2500 碘液 10 分钟、0.5%过氧乙酸 10 分钟即可杀死。

（3）高压蒸汽灭菌法 121℃、15 分钟能杀灭芽胞。

（4）本菌对青霉素、红霉素、氯霉素等均敏感。

（二）致病性与免疫性

1. 致病物质

（1）荚膜：抗吞噬，有利于细菌在宿主组织内繁殖扩散。

（2）炭疽毒素：造成感染者致病和死亡的主要原因，毒性作用直接损伤微血管内皮细胞，增高血管通透性而形成水肿，可抑制、麻痹呼吸中枢而引起呼吸衰竭死亡。

2. 所致疾病　炭疽芽胞杆菌主要为食草动物（牛、羊、马等）炭疽病的病原菌，可经多种方式传播，引起人类炭疽病（表 15-3-1）。

表 15-3-1　人类炭疽病

名称	特　　点
皮肤炭疽	人因接触患病动物或受染毛皮而引起皮肤炭疽，细菌由皮肤小伤口侵入，最后出现坏死和黑色焦痂，故称炭疽
肠炭疽	食入未煮熟的病畜肉类、奶或被污染食物引起肠炭疽，突然出现恶心、呕吐，肠麻痹、腹胀、腹痛及血便，以全身中毒为主，2~3 天死于毒血症
肺炭疽	吸入含有大量病菌芽胞的尘埃可发生肺炭疽。出现呼吸道症状，很快也出现全身中毒症状而死亡

主治语录：上述三型均可并发败血症，偶见引起炭疽性脑膜炎。

3. 免疫性　感染炭疽后可获得持久性免疫力。

（三）微生物学检查法

1. 标本的采集

（1）皮肤炭疽早期取水疱、脓疱内容物，晚期取血液。

（2）肠炭疽取粪便、血液及畜肉等。

（3）肺炭疽取痰、病灶渗出液及血液等。

（4）炭疽动物尸体严禁在室外解剖，避免芽胞污染牧场及环境，一般在无菌条件下割取耳尖或舌尖组织送检。

2. 直接涂片镜检 取渗出液、血液涂片进行革兰染色，发现有荚膜或呈竹节状排列的革兰阳性大杆菌，或用特异性荧光抗体染色镜检、免疫组化染色技术等。

3. 分离培养与鉴定

（1）将标本接种于血琼脂平板和碳酸氢钠琼脂平板，孵育后观察菌落，用青霉素串珠试验、噬菌体裂解试验等进行鉴定。

（2）青霉素串珠试验：炭疽芽胞杆菌在含微量（0.05～0.5U/ml）青霉素的培养基上，其形态变异为大而均匀的圆球形，呈串珠状排列。而其他需氧芽胞杆菌无此现象。

（四）防治原则

1. 控制家畜感染和牧场的污染，病畜应严格隔离或处死深埋，死畜必须焚毁或深埋。

2. 特异性预防用炭疽减毒活疫苗。

3. 治疗以青霉素为首选药物。

二、蜡状芽胞杆菌

1. 形态与染色 革兰阳性大杆菌，芽胞多位于菌体中央或次极端。

2. 培养特性 在普通琼脂平板上生长良好，菌落较大，灰白色，表面粗糙似融蜡状。

3. 所致疾病

（1）蜡状芽胞杆菌引起的食物中毒分型

1）呕吐型：由耐热的肠毒素引起，于进食后出现恶心、呕吐症状，严重者偶可出现暴发性肝衰竭。

2）腹泻型：由不耐热肠毒素引起，进食后发生胃肠炎症状，主要为腹痛、腹泻和里急后重，偶有呕吐和发热。

（2）该菌有时也是外伤后眼部感染的常见病原菌，引起全眼球炎。

（3）在免疫功能低下或应用免疫抑制药的患者中还可引起心内膜炎、菌血症和脑膜炎等。

4. 抵抗力　本菌对红霉素、氯霉素和庆大霉素敏感，对青霉素、磺胺类耐药。

第四节　柯克斯体属

柯克斯体属归属于柯克斯体科，其下只有 1 个种，即贝纳柯克斯体，又称 Q 热柯克斯体，是 Q 热的病原体。

一、生物学性状

1. 形态与染色　形态为短杆状或球状；革兰染色阴性，有时亦可呈阳性，常用 Gimenez 法染色呈鲜红色，Giemsa 法染色呈紫色或蓝色。专性细胞内寄生。在鸡胚卵黄囊中生长旺盛，能在多种原代及传代细胞内繁殖。

2. 抗原结构　贝纳柯克斯体抗原相之间存在着的可逆性变异，发生变异的主要成分为脂多糖。

3. 抵抗力　抵抗力较强，耐热，100℃ 10 分钟才能杀死。

二、致病性和免疫性

1. 传染源　Q 热的传播媒介是蜱。蜱叮咬野生啮齿动物和家畜使其感染，并且被感染的家畜多数无症状，但却是主要的传染源。

2. 传播途径　人类主要经消化道或偶尔经呼吸道接触而感染。

3. 所致疾病　Q 热分急性与慢性 2 种。

（1）急性：症状类似流感或原发型非典型肺炎，发病突然，高热寒战，常有剧烈头痛、肌肉疼痛和食欲减退。部分严重患者可并发心包炎和心内膜炎以及精神与神经等症状。

（2）慢性：病变以心内膜炎为特征。

4. 免疫力　病后可获得一定的免疫力，以细胞免疫为主。

三、微生物学检查法

一般在发热期间，未用抗生素之前采取外周血及其血清标本。

四、防治原则

1. 防止家畜感染，严格控制鲜乳和乳制品的卫生指标。

2. 对流行区的易感人群及家畜可接种Ⅰ相菌株制成的灭活疫苗或减毒活疫苗。

3. 急性Q热可口服四环素或多西环素；慢性Q热多联合应用多西环素和利福平治疗。

第五节　巴通体属

一、汉塞巴通体

1. 形态与染色　汉塞巴通体形态多样，主要为杆状，革兰染色阴性，Giemsa染色呈紫蓝色，镀银染色呈棕黄色。

2. 传染源　主要是猫和狗，尤其是幼猫，通过咬、抓或接触传播给人。

3. 所致疾病

（1）猫抓病，局部皮肤出现脓疱，淋巴结肿大，发热、厌食、肌痛和脾大等临床综合征，常合并结膜炎伴耳前淋巴结肿大，称为帕里诺眼淋巴结综合征，为"猫抓病"的重要特征之一。

（2）汉塞巴通体还可引起免疫功能低下的患者患杆菌性血管瘤-杆菌性紫癜（BAP），其主要表现为皮肤损害和内脏小血管壁增生。

4. 防治原则　预防目前尚无疫苗。对宠物定期检疫，杀灭感染宠物。被宠物咬伤或抓伤后局部用碘酒消毒。临床治疗应用环丙沙星、红霉素和利福平等。

二、五日热巴通体

五日热巴通体是五日热的病原体。五日热是经虱传播的急性传染病，人为唯一传染源。主要临床表现为周期性发热、严重肌肉疼痛。胫骨痛、眼球痛、复发倾向及持久的菌血症。治疗可用四环素或氯霉素，疗程宜较长（8~10 天），预后一般良好。

第六节　弗朗西斯菌属

弗朗西斯菌属是一类呈多形性的革兰阴性小杆菌，有蜃楼弗朗西斯菌和土拉弗朗西斯菌两个种，前者发现于水环境，仅对免疫抑制病人致病。土拉弗朗西斯菌包括四个亚种，其中土拉弗朗西斯菌土拉亚种为土拉热的病原体。

1. 形态与染色　该菌为球杆状小杆菌，无芽胞、无动力，在动物组织内有荚膜。

2. 培养特性　专性需氧，营养要求高，普通培养基上不易生长，常用卵黄培养基或胱氨酸血琼脂培养基，孵育 24~48 小时形成灰白色细小、光滑、略带黏性的菌落。

3. 抵抗力　对热敏感，56℃ 5~10 分钟即死亡。但对低温有很强的耐受力。对一般化学消毒剂敏感。

4. 所致疾病　土拉弗兰西丝杆菌感染后，发病较急，临床表现为发热、剧烈头疼、关节痛等，重者出现衰竭与休克。

5. 微生物学检查法　血清学试验是土拉热诊断最常用的方法，在病程中血管凝集效价呈 4 倍或以上增长或单份血清效价达 1：160 有诊断意义。

6. 防治原则　预防可用减毒活疫苗经皮上划痕接种。治疗选用链霉素或庆大霉素效果较好，也可用四环素类。

第七节　巴斯德菌属

1. 形态与染色　巴斯德菌属为革兰阴性、球杆状的细菌。对人类致病的主要是多杀巴氏菌，为革兰阴性球杆菌，常呈两极浓染，无鞭毛，无芽胞、有荚膜。

2. 培养特性　营养要求较高，需在含血的培养基上生长，在血平板上形成白色、不溶血的半透明小菌落。

3. 致病物质　荚膜、内毒素。

4. 所致疾病　可引起低等动物的败血症和鸡霍乱。人可通过接触染病的动物而感染，所致疾病有伤口感染、脓肿、肺部感染、脑膜炎、腹膜炎、关节炎等。

5. 微生物学检查法　实验室检查应采取患者血痰、脑脊液或脓液等直接涂片染色镜检，并接种血平板做分离培养。根据菌落特征和形态染色的结果，再做生化反应和血清学试验进行鉴定。

6. 治疗　可选择青霉素，四环素类或喹诺酮类等。

 历年真题

1. 能引起人畜共患病的病原体是
   A. 梅毒螺旋体
   B. 霍乱弧菌
   C. 布氏杆菌
   D. 白喉杆菌
   E. 淋病奈瑟菌

2. 患者，男性，39 岁。发热 2 天，伴畏寒，右上肢剧烈疼痛，有啮齿动物接触史。查体：T 39.8℃，P 110 次/分，R 22 次/分，BP 120/75mmHg，神志清楚，强迫体位，右腋下可触及肿大淋巴结，触痛明显，心肺腹未见异常。实验室检查：血 WBC 12.4×10⁹/L，中性粒细胞 0.86，淋巴细胞 0.14，淋巴结穿刺液涂片染色检查见 G⁻菌。引起该病的病原体是

A. 伤寒杆菌

B. 大肠埃希菌

C. 奈瑟菌

D. 鼠疫耶尔森菌

E. 流感嗜血杆菌

参考答案：1. C　2. D

第十六章　其他细菌

核心问题

1. 白喉棒状杆菌、百日咳鲍特菌的形态染色、致病特点和防治原则。
2. 嗜肺军团菌的传播途径和所致疾病。
3. 铜绿假单胞菌的形态染色、色素和所致疾病。
4. 空肠弯曲菌的致病性。

内容精要

本章所属细菌各自均具有独特的生物学特性和致病性。包括棒状杆菌属（如白喉棒状杆菌）、军团菌属（如嗜肺军团菌）、假单胞菌属（如铜绿假单胞菌）等细菌。

第一节　棒状杆菌属

能引起人类传染性疾病的主要为白喉棒状杆菌。白喉棒状杆菌俗称白喉杆菌，是白喉的病原体，是本节主要介绍内容。

一、生物学性状

1. 形态与染色

（1）菌体为细长、微弯曲的杆菌，菌体的一端或两端膨大呈棒状。排列不规则，呈栅栏状、V 字形或 L 字形。无荚膜，无鞭毛，不产生芽胞。

（2）革兰染色呈阳性，用亚甲蓝短时间染色菌体着色不均匀，可见深染的异染颗粒。

2. 培养特性

（1）需氧或兼性厌氧。在含有凝固血清的吕氏培养基上生长迅速，经 12~18 小时培养即可形成圆形灰白色的小菌落，菌体形态典型，异染颗粒明显。

（2）在含有 0.03%~0.04% 亚碲酸钾血琼脂平板上生长时，菌落呈黑色或灰色。

3. 分型（表 16-1-1） 该菌在亚碲酸钾血琼脂平板上可形成 3 种不同形态特征菌落。3 型的产毒株与病情的轻重程度无明显对应关系，我国以轻型产毒株多见。

表 16-1-1　白喉棒状杆菌的分型

分　型	表　现
重型	菌落大，呈灰色，表面光滑，无光泽，边缘不规则且有条纹，不溶血
轻型	菌落小，呈黑色，表面光滑，有色泽，边缘整齐，溶血
中间型	菌落小，呈灰黑色，表面较光滑，边缘较整齐，不溶血

4. 变异　形态、菌落和毒力均可发生变异。当无毒株白喉棒状杆菌携带 β-棒状杆菌噬菌体成为溶原性细菌时，便可成为产生白喉毒素的产毒株并能随细胞分裂遗传下去。

5. 抵抗力

（1）对湿热、消毒剂敏感。

（2）对日光、寒冷和干燥抵抗力较强。

（3）对青霉素及红霉素敏感。

二、致病性与免疫性

1. 致病物质

（1）白喉毒素

1）产毒过程：当 β-棒状杆菌噬菌体侵袭无毒白喉棒状杆菌时，其编码外毒素的 *tox* 基因与宿主菌染色体整合，无毒白喉棒状杆菌则成为产毒的白喉棒状杆菌而产生白喉毒素。

2）白喉毒素：由 A、B 两条肽链组成，A 链是毒性功能区，抑制易感细胞蛋白质的合成；B 链有受体结合区、转位区。B 链协助 A 链进入易感细胞内。

✎ **主治语录**：致病物质主要为白喉外毒素。

（2）索状因子：为毒性糖脂。它能破坏哺乳动物细胞中的线粒体，影响细胞呼吸与磷酸化。

（3）K 抗原：一种不耐热糖蛋白，具有抗吞噬作用。

2. 所致疾病 白喉。人类是白喉棒状杆菌的唯一宿主，儿童最易感。白喉的典型体征是喉部有一白色假膜，伴有全身中毒症状。

3. 免疫性 白喉的免疫主要依靠抗毒素的中和作用。白喉病后、隐性感染及预防接种均可产生白喉抗毒素而使人群获得免疫力。

三、微生物学检查法

1. 标本采集 用无菌拭子直接从患者鼻腔、咽喉等病变部位假膜处及其边缘取材。

2. 直接涂片镜检 将鼻咽拭子标本直接涂片，进行亚甲蓝、革兰或 Albert 染色后镜检。如有白喉棒状杆菌的典型形态、排列和异染颗粒，结合临床症状可作初步诊断。

3. 分离培养　将标本接种于吕氏血清斜面上，培养 6~12 小时后，取培养物做涂片镜检，检出率比直接涂片高，有助于快速诊断。延长培养至 18 小时，可见灰白色小菌落。也可将标本分别接种于血琼脂和亚碲酸钾血琼脂平板，37℃ 培养 24~48 小时，根据菌落特点进行鉴定。

4. 毒力试验

（1）体内法：通过豚鼠体内中和试验测定毒力。

（2）体外法：琼脂 Elek 平板毒力试验。

四、防治原则

1. 人工主动免疫　我国应用白喉类毒素、百日咳菌苗、破伤风类毒素的混合制剂（DPT 混合疫苗），效果良好。

2. 人工被动免疫　注射白喉抗毒素，注射前需做皮肤试验。

3. 抗菌治疗　青霉素或红霉素。

第二节　鲍特菌属

鲍特菌属的细菌是一类革兰阴性球杆菌，有 8 个菌种。本节主要介绍百日咳鲍特菌。

一、生物学性状

1. 形态与染色　革兰阴性短杆状或椭圆形球杆菌，无鞭毛，不形成芽胞。有毒菌株有荚膜和菌毛。

2. 培养与生化反应　专性需氧。营养要求高，初次分离培养用含甘油、马铃薯和血液的鲍-金培养基。生化反应弱，但氧化酶阳性，触酶阳性。

3. 变异性　百日咳鲍特菌常发生菌落变异。

4. 抗原结构与抵抗力　有 O 抗原和 K 抗原。抵抗力较弱，日光直射 1 小时，56℃加热 30 分钟均可被杀死。

二、致病性与免疫性

1. 致病物质　荚膜、菌毛及产生的多种毒素等。

2. 所致疾病　百日咳鲍特菌主要侵犯婴幼儿呼吸道，传染源为早期患者和带菌者，通过飞沫传播。不进入血流，主要造成局部组织损伤。临床分期，见表 16-2-1。

表 16-2-1　百日咳鲍特菌的临床分期

卡他期	类似普通感冒，有低热、打喷嚏、轻度咳嗽，可持续 1~2 周，此期传染性很强
痉咳期	出现阵发性痉挛性咳嗽，常伴吸气吼声（如鸡鸣样吼声）。每天激烈阵咳可达 10~20 次，一般持续 1~6 周
恢复期	阵咳逐渐减轻，可有继发感染，肺炎、中耳炎等

3. 免疫性　机体感染百日咳鲍特菌后能出现多种特异性抗体，但目前认为局部黏膜免疫起主要作用。病后可获得持久免疫力，很少再次感染。

三、微生物学检查法

1. 取鼻咽拭子或鼻腔洗液直接接种于鲍-金培养基进行分离培养，观察菌落并进行染色镜检和生化反应鉴定，进而用百日咳鲍特菌Ⅰ相免疫血清做凝集试验进行血清型鉴定。

2. 荧光抗体法检查标本中抗原，可用于早期快速诊断。

3. 也可用 ELISA 法检测患者血清中抗 PT 或抗 FHA 的 IgM 和 IgA 抗体进行血清学早期诊断。

四、防治原则

1. 预防　主要依靠百白破三联疫苗。

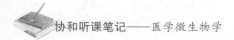

2. 治疗　首选红霉素、罗红霉素等。

第三节　军团菌属

军团菌属的细菌是一类革兰阴性杆菌，现已有 50 多个种。对人致病的主要为嗜肺军团菌，引起人类军团病，本节作主要介绍。

一、生物学性状

1. 形态与染色　革兰阴性球杆菌，菌体形态易变，有鞭毛，菌毛，微荚膜，无芽胞。

2. 培养及生化反应

（1）专性需氧菌，$2.5\% \sim 5\%$ CO_2 可促进生长。最适温度为 35℃，最适 pH 为 $6.4 \sim 7.2$。兼性胞内寄生。

（2）在活性炭-酵母浸出液琼脂培养基（BCYE）上，$3 \sim 5$ 天可形成 $1 \sim 2mm$、灰白色有光泽的 S 型菌落。

（3）该菌不发酵糖类，可液化明胶，触酶阳性，氧化酶阳性或弱阳性，不分解尿素，硝酸盐还原试验阴性。

3. 抗原组成　主要有 O 抗原和 H 抗原。

4. 抵抗力较强　在 $36 \sim 70℃$ 热水中能够存活，原因是该菌能与一些常见原虫、微生物形成共生关系。对常用化学消毒剂、干燥、紫外线较敏感。对氯或酸有一定抵抗。

二、致病性与免疫性

1. 致病物质　主要是产生的多种酶类、毒素和溶血素，直接损伤宿主。此外，菌毛的黏附作用、微荚膜的抗吞噬作用及内毒素毒性作用也参与发病过程。

2. 所致疾病　嗜肺军团菌主要引起军团病，也可引起医院

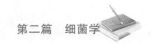

感染。多流行于夏秋季节。主要经飞沫传播。军团病的临床感染类型，见表 16-3-1。

表 16-3-1　军团病的临床感染类型

流感样型（又称庞蒂亚克热）	为轻症感染，表现为发热、寒战、肌肉酸痛等症状，X 线无肺炎征象
肺炎型（又称军团病）	起病急骤，以肺炎症状为主，伴有多器官损害
肺外感染型	为继发性感染，出现脑、肾、肝等多脏器感染症状

3. 免疫性　嗜肺军团菌是胞内寄生菌。细胞免疫在机体抗菌感染过程中起重要作用。

三、微生物学检查法

细菌学检查、分离培养、PCR 技术等。

四、防治原则

1. 目前无特异性疫苗。
2. 加强水源管理及人工输水管道和设施的消毒处理。
3. 治疗可首选红霉素。

第四节　假单胞菌属

本节介绍铜绿假单胞菌。铜绿假单胞菌俗称绿脓杆菌，广泛分布于自然界及人和动物体表及肠道中，是一种常见的机会致病菌。

一、生物学性状

1. 形态染色　革兰染色阴性杆菌，（0.5~1.0）μm×（1.5~

3.0）μm，无芽胞，有荚膜，单端有 1~3 根鞭毛。临床分离的菌株常有菌毛。

2. 培养及生化反应

（1）专性需氧。在 4℃不生长而在 42℃可生长是铜绿假单胞菌的一个特点。最适产毒温度为 26℃。

（2）pH 5.0~7.0 生长较好，产生带荧光素的水溶性色素青脓素与绿脓素，故使培养基变为亮绿色。

（3）能够分解葡萄糖，产酸不产气，但不分解乳糖、麦芽糖、甘露醇和蔗糖。分解尿素，氧化酶阳性，不形成吲哚。

3. 抵抗力　较其他革兰阴性菌强，对多种化学消毒剂与抗生素有抗性或耐药性；56℃需 1 小时才可杀死细菌。

4. 抗原结构　铜绿假单胞菌有 O 抗原和 H 抗原。

二、致病性与免疫性

1. 主要致病物质是内毒素，尚有菌毛、荚膜、胞外酶和外毒素等多种致病因子。

2. 其感染多见于皮肤黏膜受损部位，如烧伤、创伤或手术切口等。也见于因长期化疗或使用免疫抑制剂的患者，表现为局部化脓性炎症，也可引起中耳炎、角膜炎、脓胸、婴儿腹泻等。

3. 中性粒细胞的吞噬作用在抗铜绿假单胞菌感染中起着重要的作用。

主治语录：铜绿假单胞菌也广泛分布在医院环境中，是引起医院感染的重要病原菌。

三、微生物学检查法与防治

1. 微生物学检查法　根据疾病和检查目的不同分别采取标

本。将标本接种于血琼脂平板，培养后根据菌落特征、色素及生化反应等鉴定。

2. 防治原则　①OEP 疫苗。②重视医院感染。③目前治疗主要可选用哌拉西林、头孢他啶、阿米卡星等。

第五节　弯曲菌属

弯曲菌属是一类呈逗点状或 S 形的革兰阴性细菌。对人致病的有空肠弯曲菌空肠亚种、大肠弯曲菌和胎儿弯曲菌等 13 个种，其中以空肠弯曲菌空肠亚种最常见。

一、生物学性状

1. 形态染色　菌体形态细长，呈弧形、螺旋形、S 形或海鸥状，革兰染色阴性。运动活泼，一端或两端有单鞭毛。无芽胞，无荚膜。

2. 培养及生化反应　微需氧，需在 5% O_2 或 10% CO_2 和 85% N_2 的环境中生长。最适生长温度为 42℃，营养要求高，生化反应不活泼。

3. 抵抗力　较弱。培养物放置 4℃冰箱中很快死亡，56℃ 5 分钟即被杀死。干燥环境中仅存活 3 小时，培养物放室温可存活 2~24 周。

二、致病性与免疫性

1. 空肠弯曲菌是散发性细菌性胃肠炎最常见的菌种之一。该菌常通过污染饮食、牛奶、水源等被食入而传播。空肠弯曲菌的致病作用与其侵袭力和毒素有关。临床表现为痉挛性腹痛、腹泻、血便或果酱样便量多；头痛、不适、发热。通常该病呈自限性。

2. 空肠弯曲菌感染后还可引发吉兰-巴雷综合征。

3. 机体感染空肠弯曲菌后可产生特异性抗体，能通过调理作用和活化补体等作用增强吞噬细胞的吞噬、杀灭细菌及补体的溶菌作用。

三、微生物学检查法与防治

1. 微生物学检查法

（1）可用粪便标本涂片、镜检，查找革兰阴性弧形或海鸥状弯曲菌，或用悬滴法观察鱼群样运动或螺旋式运动。

（2）分离培养可直接选用含多黏菌素 B 和万古霉素的选择性培养基，于 42℃ 和 37℃ 微需氧环境下培养 48~72 小时。

（3）PCR 法可直接检出粪便中的弯曲菌特异性 DNA。

2. 防治原则　目前尚无特异性疫苗。预防主要是注意饮水和食品卫生，加强人、畜、禽类的粪便管理。本菌感染轻症患者一般不需要治疗，如需治疗可用红霉素、氨基糖苷类、喹诺酮类等。

第六节　不动杆菌属

不动杆菌属是一群专性需氧、不发酵糖类的革兰阴性菌，呈球形或球杆状，有荚膜，无芽胞，无鞭毛。是机会致病菌。其中鲍曼不动杆菌较多见，也是导致医院内感染的常见菌之一。

来自于患者标本的细菌在各种培养基上均生长良好。该类细菌黏附力极强，易黏附在各类医用材料上，成为贮菌源。

感染源可以是患者自身（内源性感染），亦可以是不动杆菌感染者或带菌者，尤其是双手带菌的医务人员。传播途径有接触传播和空气传播。

该菌可对多种抗生素耐药。在经验用药阶段，往往首选头孢哌酮-舒巴坦、亚胺培南-西司他丁，替甲环素、米诺环素。然后，则根据药敏结果调整选用方案。目前推荐对多重耐药不动杆菌，可经验选用含有舒巴坦复合制剂的联合抗感染方案。

第七节 窄食单胞菌属

窄食单胞菌属有 6 个菌种，而嗜麦芽窄食单胞菌是最先发现的一个菌种，也是该菌属中主要致人类疾病的细菌。

1. 形态染色 非发酵型革兰阴性杆菌，有丛鞭毛，无芽胞，无荚膜，菌落呈针尖状，中央凸起。

2. 培养及生化反应 专性需氧，在血平板上有刺鼻的氨味，呈 β 溶血；在营养琼脂培养基上显示灰黄色素或无色素，生化反应不活跃，营养谱有限，对葡萄糖只能缓慢利用，但能快速分解麦芽糖而迅速产酸，故得名。

3. 致病物质 可能与其产生的弹性蛋白酶、脂酶、黏多糖酶、透明质酸酶、DNA 酶和溶血素等有关。

4. 所致疾病 感染后可引起肺炎、败血症、消化道及软组织等感染，以下呼吸道感染最为常见。该菌感染的大部分患者有发热、寒战、腹胀、乏力和淡漠等临床表现，同时伴有中性粒细胞数量的减少，病情危重并发症可出现休克、弥散性血管内凝血、多器官衰竭综合征等。

5. 治疗 该菌具有多重耐药性，对目前大多数的抗菌药物不敏感；该菌对一些最初敏感的抗菌药物很快产生耐药，从而导致治疗失败，引起死亡。临床治疗首选复方磺胺甲噁唑/甲氧苄啶。

第八节 莫拉菌属

1. 生物学性状 为革兰染色阴性的小杆菌、球杆菌或球菌，无鞭毛。不发酵，吲哚试验阴性。氧化酶阳性，触酶阳性。属机会致病菌。莫拉菌属中的大多数细菌对抗微生物药物敏感。

2. 卡他莫拉菌　一般不致病，是上呼吸道正常菌群成员。当机体免疫力低下时，可单独或与其他细菌共同引起黏膜卡他性炎症、急性咽喉炎、支气管炎、肺炎、急性中耳炎或脑膜炎等。致病物质主要是内毒素。

　　主治语录：卡他莫拉菌是引起上呼吸道感染的第 3 位常见病原菌，仅次于流感嗜血杆菌和肺炎链球菌。

3. 防治原则　大多数菌株对青霉素、四环素、喹诺酮和氨基糖苷类敏感，但该菌的 β-内酰胺酶产生率高达 90% 以上，故临床治疗这类感染时，应根据药物敏感试验结果选用抗生素。

第九节　气单胞菌属

气单胞菌属是一类具有单端鞭毛、有荚膜的革兰阴性短杆菌，两端钝圆，无芽胞。其中嗜水气单胞菌嗜水亚种和豚鼠气单胞菌为主要致病的菌种。可引起人类胃肠炎、食物中毒、败血症及创伤感染等。

嗜水气单胞菌的主要传染源为带菌动物和患者，冷血动物（如鱼等）为本菌的重要自然宿主。进食由细菌污染的水和食物等而发生肠内感染，多见于 5 岁以下儿童和中年人；也可引起肠外感染，如败血症、伤口感染、脑膜炎、骨髓炎等。

根据不同疾病分别采取不同标本进行微生物学检查。对分离菌落做氧化酶、吲哚试验等进行鉴定，并注意与弧菌属和邻单胞菌的鉴别，必要时用分子生物学技术对气单胞菌的基因进行鉴定。治疗用氨基糖苷类、氯霉素和喹诺酮类。

　　主治语录：气单胞菌属能利用 D-葡萄糖作为唯一或主要碳源和能量来源。

第十节　李斯特菌属

李斯特菌属，为一类革兰阳性无芽胞的兼性厌氧杆菌，对外界环境耐受性较强，可在较高的盐浓度（10% NaCl）、较宽的pH（pH 4.5~9.0）和温度（3~45℃）内生长。其中仅产单核细胞李斯特菌对人类致病，引起李斯特菌病，介绍如下。

1. 形态染色　产单核细胞李斯特为球杆状，常成双排列。有鞭毛，无芽胞，可产生荚膜。本菌幼龄培养呈革兰阳性，48小时后多转为革兰阴性。因此当遇到25℃培养有动力的杆菌，而按照革兰阴性杆菌鉴定不符时，应考虑到李斯特菌的可能。

2. 培养及生化反应　营养要求不高，在血平板上培养有狭窄β溶血环。在室温中动力活泼，但在37℃时动力缓慢，此特征可作为初步判定。能发酵多种糖类，与多种革兰阳性菌有共同抗原，故血清学诊断无意义。

3. 致病物质　李斯特菌溶素O，与链球菌溶素O和肺炎链球菌溶素的基因具有同源性。属胞内寄生菌。

4. 所致疾病　所致新生儿疾患有早发和晚发两型。早发型为宫内感染，常致胎儿败血症。晚发型在出生后2~3天引起脑膜炎、脑膜脑炎和败血症等。本菌致成年人感染主要是引起脑膜炎和败血症等。

5. 微生物学检查　可取血液、脑脊液进行检查，也可采集宫颈、阴道、鼻咽部分泌物，新生儿脐带残端羊水等，引起肠道感染者可取可疑食物粪便和血液等。根据细菌形态学、培养特性及生化反应作出诊断。

6. 治疗　可用青霉素、氨苄西林、庆大霉素或红霉素等。

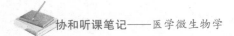

 历年真题

1. 鼠疫耶尔森菌（鼠疫杆菌）的传播媒介是
   A. 鼠蚤
   B. 鼠
   C. 恙螨
   D. 蚊
   E. 蜱

2. 所产毒素与噬菌体有关的细菌是
   A. 产气荚膜梭菌
   B. 破伤风梭菌
   C. 白喉棒状杆菌

   D. 霍乱弧菌
   E. 大肠埃希菌

3. 白喉杆菌的毒力鉴定根据
   A. 菌体的异染颗粒特征
   B. 锡克试验
   C. 亚碲酸钾平板上菌落特征
   D. Elek 平板试验
   E. 吕氏血清培养基上快速生长特点

参考答案：1. A 2. C 3. D

第十七章 放 线 菌

内容精要

放线菌属为人体的正常菌群，可引起内源性感染；诺卡菌属为腐物寄生菌，广泛存在于土壤中，引起外源性感染。两者的比较，见表 17-0-1。

表 17-0-1 放射菌属与诺卡菌属的比较

特 征	放射菌属	诺卡菌属
分布	寄生在人和动物口腔、上呼吸道、胃肠道、泌尿生殖道	存在于土壤等自然环境中，多为腐生菌
培养特性	厌氧或微需氧；35~37℃生长，20~25℃不生长	专性需氧；37℃或20~25℃均生长
抗酸性	无抗酸性	弱抗酸性
感染性	内源性感染	外源性感染
代表菌种	衣氏放线菌、牛型放线菌	星形诺卡菌、巴西诺卡菌

第一节 放线菌属

放线菌属常见的有衣氏放线菌、牛型放线菌、内氏放线菌、黏液放线菌和龋齿放线菌等。其中对人致病性较强的为衣氏放线菌。

一、生物学性状

1. 革兰阳性、无芽胞、无荚膜、无鞭毛的非抗酸性丝状菌，菌丝直径 $0.5\sim0.8\mu m$。以裂殖方式繁殖，常形成分枝状无隔菌丝，有时菌丝能断裂成链球或链杆状。

2. 培养比较困难，厌氧或微需氧，在血琼脂平板上培养 4~6 天可长出灰白色或淡黄色、粗糙、微小圆形菌落。放线菌属能发酵葡萄糖，产酸不产气，过氧化氢酶试验阴性。

> 主治语录：在患者病灶组织和瘘管流出的脓液中，可找到肉眼可见的黄色小颗粒，称硫磺样颗粒。

二、致病性与免疫性

1. 放线菌为人体的正常菌群。当机体抵抗力下降，口腔卫生不良、拔牙或口腔黏膜受损时，可致内源性感染，引起放线菌病。该病是一种软组织的化脓性炎症，若无继发感染则多呈慢性肉芽肿，常伴有多发性瘘管形成，脓液中可找到特征性的硫磺样颗粒。

2. 临床分为面颈部、胸部、腹部、盆腔和中枢神经系统放线菌病，其中以面颈部最为常见，累及颅骨可引起脑膜炎和脑脓肿。

3. 机体对放线菌的免疫主要靠细胞免疫。

三、微生物学检查

主要的微生物学检查是在脓液、痰液和组织切片中寻找硫磺样颗粒。将可疑颗粒制成压片，革兰染色，在显微镜下观察特征性的放射状排列的菊花状菌丝，即可确定诊断。

四、防治原则

1. 注意口腔卫生，及时治疗口腔疾病是预防的主要方法。

2. 对患者的脓肿及瘘管应及时进行外科清创处理，同时应大量、长期使用抗生素治疗（6~12个月），首选青霉素。

第二节　诺卡菌属

诺卡菌属中对人致病的主要有星形诺卡菌、巴西诺卡菌和鼻疽诺卡菌，其中星形诺卡菌致病力最强，在我国最常见。

一、生物学性状

1. 诺卡菌属为革兰阳性杆菌，形态与放线菌属相似，具有弱抗酸性。

2. 大多数为专性需氧菌，营养要求不高，生长缓慢，一般1周左右长出菌落，菌落表面干燥、有皱褶或呈蜡样，不同菌株可产生各种不同的色素，如黄色、橘红色和黑色等。

二、致病性与免疫性

1. 星形诺卡菌　主要由呼吸道或创口侵入机体，引起化脓性感染，特别是免疫力低下的感染者，如AIDS、肿瘤和长期使用免疫抑制剂的患者，感染后可引起肺炎、肺脓肿，表现类似肺结核和肺真菌病。可通过血行播散，引起脑膜炎与脑脓肿。

2. 巴西诺卡菌　可因外伤侵入皮下组织引起慢性化脓性肉芽肿，表现为肿胀、脓肿及多发性瘘管。感染好发于腿部和足，称足分枝菌病。

三、微生物学检查

1. 主要是在脓液、痰液等标本中查找黄色或黑色颗粒状的诺卡菌属菌落。

2. 将标本制成涂片或压片，染色镜检，可见革兰阳性和部分抗酸性分枝菌丝，其抗酸性弱，据此可与结核分枝杆菌区别。

3. 分离培养可用沙保弱培养基和血平板。

4. 诺卡菌属侵入肺组织，可出现 L 型变异，常需反复检查才能证实。

四、防治原则

无特异预防方法。对脓肿和瘘管等可手术清创，切除坏死组织。各种感染可用抗生素或磺胺类药物治疗，一般治疗时间不少于 6 周。

 历年真题

临床放线菌病最常见的感染部位是

A. 胸腔

B. 腹腔

C. 盆腔

D. 面颈部

E. 四肢

参考答案：D

第十八章 支 原 体

核心问题

1. 支原体的生物学性状。
2. 主要致病性支原体的致病特点。

内容精要

支原体是一类缺乏细胞壁、呈高度多形性、能通过滤菌器、在无生命培养基中能生长繁殖的最小原核细胞型微生物。

第一节 概 述

一、生物学性状

1. 形态与结构

（1）菌体大小一般为 0.3~0.5μm。支原体无细胞壁，故无固定的形态而呈高度多形性，如球形、杆形、丝状和分枝状等。革兰染色阴性，Giemsa 染色，淡紫色。

（2）支原体的细胞膜厚 7.5~10nm，可分外、中、内 3 层，内外两层为蛋白及糖类，中层为脂类，主要为磷脂。胆固醇位于磷脂分子之间，对保持细胞膜完整性具有一定的作用。凡能作用于胆固醇的物质，如皂素、洋地黄苷、两性霉素 B 等均能破坏支原体的细胞膜而导致其死亡。

（3）有些支原体具有一种特殊的顶端结构，能黏附于宿主上皮细胞表面，与支原体的致病性有关。

2. 培养特性

（1）营养要求高于一般细菌，需加入 10%~20% 人或动物血清以提供胆固醇与其他长链脂肪酸。

（2）大部分支原体适宜的 pH 为 7.6~8.0，低于 7.0 易死亡，但脲原体最适 pH 为 5.5~6.5。

（3）支原体的繁殖方式多样，除二分裂法繁殖外，还有分节、断裂、出芽或分枝等繁殖方式。

（4）在低琼脂量的固体培养基上，2~7 天出现直径 10~600μm 典型的"油煎蛋"样菌落。

（5）在液体培养基中，支原体增殖量不超过 10^6~10^7/ml 颜色变化单位（CCU），故液体清亮。

主治语录：支原体有许多特性与 L 型细菌相似，但 L 型细菌在无抗生素等诱导因素作用下易返祖为原型菌，支原体则否。

3. 生化反应（表 18-1-1）。

表 18-1-1　人类主要支原体的生化反应

支原体	葡萄糖	精氨酸	尿素	pH	吸附细胞
肺炎支原体	+	−	−	7.5	红细胞
生殖支原体	+	−	−	7.5	红细胞
人型支原体	−	+	−	7.3	−
发酵支原体	+	+	−	7.5	−

支原体	葡萄糖	精氨酸	尿 素	pH	吸附细胞
嗜精子支原体	−	+	−	7.0	−
穿透支原体	+	+	−	7.5	红细胞，CD4$^+$T 细胞
脲原体	−	−	+	6.0	红细胞（仅血清三型）

4. 抗原构造　主要由支原体细胞膜上的蛋白和糖脂组成。支原体特异性抗体可用于生长抑制试验（GIT）和代谢抑制试验（MIT），以鉴定支原体，其特异性与敏感性均高。

5. 抵抗力　①对理化因素的抵抗力比细菌弱。②对化学消毒剂敏感，但对结晶紫、醋酸铊和亚碲酸钾等有抵抗力。③对抑制细胞壁合成的青霉素等天然耐受，对多西环素和交沙霉素等、左氧氟沙星等喹诺酮类敏感。

二、致病性与免疫性

1. 致病物质　黏附素、生物被膜、毒性代谢产物、脂蛋白。

2. 所致疾病（表 18-1-2）

表 18-1-2　支原体所致疾病

名 称	感染部位	所致疾病
肺炎支原体	呼吸道	上呼吸道感染、非典型肺炎、支气管炎、肺外症状（皮疹、心血管和神经系统症状）
生殖支原体	生殖道	尿道炎、宫颈炎、子宫内膜炎、盆腔炎、不育
人型支原体	呼吸道、生殖道	附睾炎、盆腔炎、产褥热、慢性羊膜炎，新生儿肺炎、脑炎、脑脓肿
发酵支原体	呼吸道、生殖道	流感样疾病、肺炎、关节炎

续　表

名　称	感染部位	所致疾病
嗜精子支原体	生殖道	不孕、不育
穿透支原体	生殖道	协同 HIV 致病
脲原体	生殖道	尿道炎、宫颈炎

3. 免疫性　人体感染支原体后可产生特异性细胞免疫和体液免疫。细胞免疫主要是特异性 $CD4^+Th1$ 细胞，活化巨噬细胞而清除支原体感染。

第二节　主要致病性支原体

一、肺炎支原体

（一）生物学性状

1. 形态　大小为 $0.2\sim0.3\mu m$，呈高度多形性，如球形、球杆状、棒状、分枝状和丝状等。

2. 培养特性　初次分离应培养于含足量血清和新鲜酵母浸出液的培养基中，一般 10 天左右长出致密圆形、深入琼脂、无明显边缘的菌落。多次传代后，生长加快，菌落呈"油煎蛋"状。

3. 生化反应　肺炎支原体能发酵葡萄糖，不能利用精氨酸与尿素，能产生过氧化氢，对豚鼠红细胞呈 β 溶血，对亚甲蓝、醋酸铊和青霉素不敏感。

（二）致病性与免疫性

1. 感染途径　肺炎支原体主要经飞沫传播，夏末秋初多发，以 5~15 岁的青少年发病率最高。

2. 致病物质　黏附因子（P1 表面蛋白和 P30 蛋白）、脂蛋白、社区获得性呼吸窘迫综合征毒素（CARDS）等。

3. 所致疾病　原发性非典型肺炎，病理改变以间质性肺炎为主，临床症状较轻，以咳嗽、发热、头痛、咽喉痛和肌肉痛为主。

4. 免疫性　肺炎支原体感染后可产生 sIgA、血清特异性 IgM 与 IgG 及致敏淋巴细胞，但抗体的保护作用有限。肺炎支原体感染后出现 IgE 介导的 Ⅰ 型超敏反应，可使哮喘病急性发作。

（三）微生物学检查法

1. 分离培养　取疑似患者的痰液或咽拭子接种于含血清和酵母浸液的琼脂培养基中，5% CO_2 与 90% N_2 环境中 37℃ 培养 1~2 周，挑取可疑菌落经形态、糖发酵、溶血性、血细胞吸附试验进行初步鉴定，进一步鉴定需用特异性抗血清做 GIT 与 MIT。

2. 血清学检查　临床上常用冷凝集试验检测，但仅 50% 左右患者出现阳性，此反应为非特异性。

3. 快速诊断　①采用 P1 蛋白和 P30 蛋白单克隆抗体的 ELISA 检测肺炎支原体抗原。②采用 PCR 检测肺炎支原体 16S rRNA 基因或 P1 基因。

（四）防治原则

1. 肺炎支原体减毒活疫苗和 DNA 疫苗在动物实验中有一定的预防效果，但尚无上市产品。

2. 目前肺炎支原体感染多采用罗红霉素、克拉霉素、阿奇霉素等大环内酯类或氧氟沙星等喹诺酮类治疗，但有耐药株产生。

二、脲原体

(一) 生物学性状

1. 形态　脲原体直径为 $0.05\sim0.30\mu m$，多呈单个或成双排列。

2. 培养特性　生长时除需胆固醇外，还须添加酵母浸液。在固体培养基上，48 小时后长出直径 $15\sim30\mu m$ 的"油煎蛋"样菌落。

3. 生化反应　能分解尿素，不分解糖类和精氨酸，磷脂酶阴性，四唑氮盐还原阴性。

(二) 致病性与免疫性

1. 脲原体为条件致病菌，主要通过性接触传播。主要引起尿道炎、宫颈炎、盆腔炎及尿路结石等。

2. 致病机制

(1) 黏附于宿主细胞表面，以宿主细胞膜脂质与胆固醇为营养物质，引起细胞膜损伤。

(2) 定植于泌尿生殖道上皮细胞表面，产生 NH_3 等对宿主细胞有急性毒性作用的毒性代谢产物。

(3) 具有人 IgA 特异性蛋白酶，降解 IgA1，使黏膜免疫功能受损。

(4) 具有磷脂酶，以宿主细胞膜上的卵磷脂为底物，水解卵磷脂而导致宿主细胞膜损伤。

(5) 脲原体脂质相关膜蛋白 (LAMPs)：加重局部组织的炎性损伤；导致宿主细胞损伤或凋亡；引起自身免疫病。

(三) 微生物学检查

可靠的微生物学检查方法是病原体检测、核酸检测 (采用 PCR)。

（四）防治原则

加强性道德和性卫生教育。大环内酯类、喹诺酮类以及多西环素是治疗脲原体的首选药物。

 历年真题

缺乏细胞壁的原核细胞型微生物是

A. 病毒

B. 真菌

C. 衣原体

D. 支原体

E. 螺旋体

参考答案：D

第十九章 立克次体

核心问题

1. 立克次体的共同特点及主要生物学性状。
2. 主要致病性立克次体所致疾病、传染源、传播媒介及传播方式。

内容精要

立克次体是一类以节肢动物为传播媒介、严格细胞内寄生的原核细胞型微生物。各种立克次体病的流行具有明显的地区性。

第一节 概　述

一、立克次体的共同特点

①为革兰阴性细菌。②有细胞壁，但形态多样。③专性活细胞内寄生以二分裂方式繁殖。④以节肢动物作为传播媒介或储存宿主。⑤多数是人畜共患病的病原体，在人类引起发热出疹性疾病。⑥对多种抗生素敏感。

二、生物学性状

1. 形态染色　形态多样，以球杆状或杆状为主，大小

（0.2~0.6）μm×（0.8~2.0）μm。革兰染色阴性。

2. 结构　与一般革兰阴性菌相似，但无鞭毛和菌毛。立克次体属的细胞壁含肽聚糖和脂多糖。多数立克次体外膜表面有微荚膜样蛋白层，由多聚蛋白 OmpA 或/和 OmpB 组成，具有黏附宿主细胞和抗吞噬作用，与其致病性有关。

3. 培养特性　专性细胞内寄生，以二分裂方式繁殖。可用细胞培养法、鸡胚卵黄囊培养法和动物接种法进行培养。

4. 抗原结构　立克次体属菌体脂多糖为群特异性抗原，外膜蛋白构成种特异性抗原。

5. 抵抗力　大多数立克次体抵抗力较弱，56℃ 30 分钟即被灭活，对常用消毒剂敏感，对氯霉素和四环素类敏感。

主治语录：磺胺类药物可促进其生长繁殖。

三、致病性和免疫性

1. 流行环节　以节肢动物作为传播媒介感染脊椎动物宿主，其中啮齿类动物常成为寄生宿主和储存宿主。

2. 所致疾病　大多数立克次体可引起人畜共患病，并且多为自然疫源性疾病，有明显的地区性。临床表现以发热、头痛、皮疹、肝脾大等为特征。

3. 致病机制

（1）立克次体属主要侵犯小血管及毛细血管内皮细胞。

（2）其入侵细胞的主要因素包括：①黏附素 OmpA 和 OmpB 与宿主细胞表面受体的结合。②磷脂酶 A 的溶膜作用。③菌体细胞膜上附着的 Ⅳ 型分泌系统（T4SS）将立克次体的 DNA 和蛋白质转运入宿主细胞质。

（3）立克次体对血管内皮细胞的直接损伤和释放的内毒素引起病理生理损伤，包括广泛的血管炎症、通透性增高、水肿、低血容量以及促凝血和纤维蛋白溶解系统的激活。

4. 免疫性　机体的康复依赖于特异性抗立克次体免疫，包括 T 细胞介导的细胞免疫，细胞因子激活和增强吞噬细胞的杀灭作用，以及特异性抗体的产生。

第二节　主要致病性立克次体

一、普氏立克次体

（一）生物学性状

1. 形态与染色　呈多形性，以短杆状为主，革兰染色阴性，Gimenez 染色呈鲜红色；Giemsa 染色呈紫色或蓝色；Macchiavello 染色呈红色。在感染细胞胞质内分散存在，呈单个或短链状排列。

2. 培养特性　常采用鸡胚成纤维细胞、L929 细胞和 Vero 细胞进行分离和培养。鸡胚卵黄囊接种亦用于普氏立克次体的传代培养。

3. 抗原构造　有两类抗原，一类为不耐热的种特异性抗原，主要由外膜蛋白构成；另一类为耐热的群特异性脂多糖抗原。

4. 抵抗力　对热、干燥和多种消毒剂敏感，对四环素类和氯霉素类敏感。磺胺可刺激其繁殖。

（二）致病性与免疫性

1. 流行环节　患者是普氏立克次体的储存宿主和传染源，人虱（体虱）是传播媒介。

2. 致病物质　微荚膜黏液层，有黏附、抗吞噬作用；磷脂酶 A，溶解宿主细胞膜或细胞内吞噬体膜；脂多糖等毒性物质损害血管内皮细胞。

3. 所致疾病　流行性斑疹伤寒。潜伏期约 2 周，主要表现为急性高热、剧烈头痛和肌痛，4~7 天出现皮疹，有的伴有神经系统、心血管系统或其他脏器损害。

4. 免疫性　以细胞免疫为主，体液免疫为辅。病后可获得较牢固的免疫力，与斑疹伤寒立克次体的感染有交叉免疫力。

（三）微生物学检查

1. 标本采集　在发病急性期、尚未用抗生素之前采集血液标本。

2. 分离培养　主要采用细胞培养方法，常用的细胞包括 Vero、L929、HEL 和 MRC5 细胞。经细胞培养法分离的立克次体通常以分子生物学方法进行鉴定。

3. 血清学检测　血清学诊断立克次体感染的"金标准"是用特异性外膜蛋白抗原或者脂多糖抗原通过间接免疫荧光法检测特异性抗体。

4. 分子生物学检测　可应用 PCR 或 Real-time PCR 法。

主治语录：低剂量立克次体即有高度感染性，可疑样本的处理、病原体分离培养和鉴定必须在生物安全三级实验室进行，并严格遵守实验室操作规程，避免实验室感染事故的发生。

（四）防治原则

1. 预防原则　改善居住条件，保持个人卫生，消除体虱。

2. 治疗原则　包括对症治疗及抗菌治疗，抗菌治疗首选多西环素。

二、斑疹伤寒立克次体

斑疹伤寒立克次体，又称为莫氏立克次体，是地方性斑疹

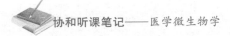

伤寒或称鼠型斑疹伤寒的病原体。

（一） 生物学性状

与普氏立克次体相似，但斑疹伤寒立克次体可分布于感染细胞内外且链状排列少见。

（二） 致病性和免疫性

1. 流行环节　主要传染源和储存宿主为啮齿类动物（主要为鼠），鼠蚤和鼠虱是主要传播媒介。

2. 所致疾病　地方性斑疹伤寒。与流行性斑疹伤寒相似，但相对较轻，很少累及中枢神经系统和心肌，死亡病例少见。

3. 免疫性　以细胞免疫为主，体液免疫为辅。病后可获得较牢固的免疫力，与普氏立克次体的感染有交叉免疫力。

（三） 微生物学检查法

检查方法与流行性斑疹伤寒的检查相似，常用间接免疫荧光法进行血清学诊断。

（四） 防治原则

1. 预防措施主要为灭虱、灭蚤和灭鼠。

2. 治疗原则与流行性斑疹伤寒的治疗相似，包括对症治疗和使用四环素类药物进行抗菌治疗。

三、恙虫病东方体

恙虫病东方体原称恙虫病立克次体或东方立克次体，是恙虫病或称丛林斑疹伤寒的病原体。恙虫病属自然疫源性疾病，临床特征为发热、焦痂或溃疡、淋巴结肿大、皮疹、肝脾大及外周白细胞减少。

（一）生物学性状

1. 形态与染色　呈多形性，以短杆状或球杆状多见。
2. 结构　细胞壁的结构不同于立克次体属，无肽聚糖、脂多糖和微荚膜样黏液层。
3. 培养特性　对豚鼠不致病，小鼠易感。
4. 抵抗力　较立克次体属弱。

（二）致病性与免疫性

1. 流行环节　主要在啮齿动物中传播。鼠类感染后常无症状，但长期携带病原体，为主要传染源。恙螨是恙虫病东方体的储存宿主和传播媒介。
2. 致病性　恙虫病。人被恙螨叮咬后，经 7~10 天或更长的潜伏期后突然发病，临床特征主要为叮咬部位的焦痂或溃疡、发热、皮疹、淋巴结肿大、肝脾大以及外周血液白细胞减少。
3. 免疫性　以细胞免疫为主，病后获得较为持久的免疫力。

（三）微生物学检查

包括病原体分离培养和鉴定、血清特异性抗体检测和样本中特异性核酸的分子生物学检测。

（四）防治原则

1. 预防措施主要为灭鼠、灭螨，使用防虫剂，防止恙螨叮咬。
2. 治疗主要为早期的对症治疗及抗生素的选用。首选四环素类，多西环素疗效最佳。

四、嗜吞噬细胞无形体

嗜吞噬细胞无形体，曾称人粒细胞埃里希体，是无形体属

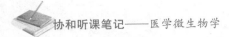

中对人致病的主要病原体，可引起人粒细胞无形体病（HGA）。

（一） 生物学性状

呈球形、卵圆形、梭形等多种形态，革兰染色阴性，为专性胞内寄生菌，用 Wright 染色呈紫色或蓝色，类似衣原体包涵体，称桑葚体。

（二） 致病性

1. 流行环节　嗜吞噬细胞无形体的储存宿主是哺乳动物，其中啮齿动物是其最大的储存宿主类群。硬蜱是该菌的主要传播媒介。

2. 发病机制　主要包括嗜吞噬细胞无形体直接损伤宿主细胞，抑制中性粒细胞的呼吸爆发，以及机体的免疫应答使淋巴细胞和吞噬细胞在感染部位浸润并释放大量的细胞因子，造成或加重感染后局部组织的炎性损伤。

3. 所致疾病　人粒细胞无形体病（HGA）。患者大多急性起病，主要临床特征为发热伴白细胞、血小板减少和多脏器功能损害。重症患者可有间质性肺炎、肺水肿、急性呼吸窘迫综合征等。

（三） 微生物学检查

微生物学检查常用间接免疫荧光法检测嗜吞噬细胞无形体 IgM 或 IgG 抗体，也采用 PCR 检测全血或血细胞标本中嗜吞噬细胞无形体特异性核酸，并进行序列分析，同源性达 99% 以上可诊断。必要时分离病原体。

（四） 防治原则

1. 本病尚无特异性疫苗，避免蜱叮咬是降低感染风险的主要措施。

2. 治疗　高度怀疑本病时经验用药是关键，采用多西环素或四环素。儿童或对多西环素过敏者，可选用利福平。

主治语录：无形体病禁用磺胺类药物。

五、查菲埃里希体

1. 生物学性状　查菲埃里希体为严格细胞内寄生的革兰阴性小细菌，但感染的靶细胞主要为单核细胞和巨噬细胞，其在细胞质内繁殖，积聚于细胞空泡内，形成形似桑葚的包涵体。

2. 流行环节　单核细胞埃里希体病（HME）为自然疫源性疾病，多种哺乳类动物为其储存宿主和传染源，包括鹿、鼠类、犬、马等。硬蜱是主要传播媒介，经蜱叮咬传播。

3. 所致疾病　可致 HME。临床表现无特异性，常为急性高热、全身不适、头痛、肌痛，部分有胃肠道、呼吸道或骨关节症状。严重病例可伴心、肝、肾等多脏器功能损害。

4. 微生物学检查　在单核细胞内观察到典型"桑葚状"包涵体，或以间接荧光抗体检测到相应抗原可确诊。在少数有条件的实验室，还可进行细胞培养和 PCR 检测。

5. 防治原则　无特异性疫苗，一般预防和治疗原则与 HGA 的相似。

 历年真题

地方性斑疹伤寒的传播媒介是
　A. 人虱
　B. 鼠蚤
　C. 恙螨

　D. 蜱
　E. 蚊

参考答案：B

第二十章 衣 原 体

核心问题

1. 衣原体的共同特性。
2. 主要致病性衣原体所致疾病。

内容精要

衣原体是一类严格真核细胞内寄生、具有独特发育周期、能通过细菌滤器的原核细胞型微生物。致病的 3 个种包括衣原体属的沙眼衣原体、肺炎衣原体和鹦鹉热衣原体。

第一节 概 述

一、衣原体的共同特性

①圆形或椭圆形，有细胞壁，革兰阴性。②具有独特的发育周期，以二分裂方式繁殖。③有 DNA 和 RNA 两种核酸。④有核糖体。⑤严格细胞内寄生，具有独立的酶系统，但不能产生代谢所需的能量，须利用宿主细胞的三磷酸盐和中间代谢产物作为能量来源。⑥对多种抗生素敏感。

二、生物学性状

1. 基因组 衣原体基因组为环状闭合的双链 DNA。衣原体质粒不通过接合传递、不编码耐药基因、无整合功能，但能适应不同的宿主，这对其维持相关功能促进感染具有重要作用。

2. 形态染色

（1）原体：小而致密的颗粒结构。呈球形、椭圆形或梨形，Giemsa 染色呈紫色，Macchiavello 染色呈红色。具有强感染性，但无繁殖能力。当原体进入宿主易感细胞后，宿主细胞膜围绕原体形成空泡，称为包涵体，原体在空泡中逐渐发育形成网状体。

（2）始体（网状体）：体积较大，圆形或椭圆形。以二分裂方式繁殖，是衣原体发育周期中的繁殖型，不具感染性，Macchiavello 染色呈蓝色。

3. 培养特性 衣原体专性细胞内寄生，大多数衣原体能在 6~8 天龄鸡胚卵黄囊中繁殖，感染 3~6 天可致鸡胚死亡，鸡胚卵黄囊膜中可见包涵体、原体和网状体。

4. 抗原结构

（1）属特异性抗原：位于细胞壁的共同抗原为脂多糖，类似于革兰阴性菌的脂蛋白-脂多糖复合物，可用补体结合试验进行检测。

（2）种特异性抗原：大多数衣原体的种特异性抗原为主要外膜蛋白（MOMP），可用补体结合试验和中和试验进行检测，可鉴别不同种衣原体。

（3）型特异性抗原：根据 MOMP 可变区氨基酸序列的不同，可将每种衣原体分为不同的血清型或生物型，常用的检测方法是单克隆抗体微量免疫荧光试验。

5. 抵抗力 耐冷不耐热，对常用消毒剂敏感，紫外线照射可迅速灭活。红霉素、多西环素、四环素和氯霉素具有抑制衣

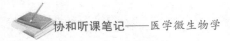

原体繁殖的作用。

三、致病性与免疫性

1. 致病性

（1）衣原体通过创面侵入机体后，通过肝硫素作为"桥梁"，吸附于易感的柱状或杯状黏膜上皮细胞，然后进入细胞内生长繁殖。

（2）衣原体也可进入单核吞噬细胞形成细胞膜围绕原体的内陷空泡，称吞噬体。

（3）原体在空泡中生长发育为网状体，然后完成后继繁殖过程。

（4）细胞溶酶体若能与吞噬体融合，溶酶体内的水解酶可杀灭衣原体。

（5）衣原体能产生类似于革兰阴性菌内毒素的毒性物质，具有抑制宿主细胞代谢、直接破坏宿主细胞的作用。

2. 所致疾病（表 20-1-1）

表 20-1-1　人类致病性衣原体所致疾病

衣原体	血清型	感染部位	所致疾病
沙眼衣原体	A、B、Ba、C	眼	沙眼
	D~K	眼	包涵体结膜炎、新生儿眼炎
	D~K	生殖道（男）	尿道炎、附睾炎、前列腺炎
	D~K	生殖道（女）	尿道炎、宫颈炎、子宫内膜炎、输卵管炎、肝周炎、流产、早产儿
	L1~L3	生殖道	性病淋巴肉芽肿
	D~K	呼吸道	新生儿肺炎
肺炎衣原体		呼吸道	咽炎、支气管炎、肺炎
鹦鹉热衣原体		呼吸道	鹦鹉热、鸟疫

3. 免疫性

衣原体感染后，能诱导机体产生特异性细胞免疫和体液免疫，以细胞免疫为主。此外，衣原体感染时也可出现免疫病理损伤，主要由迟发型超敏反应所致，如性病淋巴肉芽肿等。

第二节 主要致病性衣原体

一、沙眼衣原体

根据侵袭力和引起人类疾病的部位不同，将沙眼衣原体分为3个生物型：沙眼生物型、生殖生物型和性病淋巴肉芽肿生物型（LGV）。

（一）生物学性状

1. 形态染色

（1）原体为圆形或椭圆形，直径约0.3μm，中央有致密核质，Giemsa染色呈紫红色。

（2）网状体直径0.5~1.0μm，核质分散，Giemsa染色为深蓝或暗紫色。

2. 分型 根据3个生物型MOMP表位氨基酸序列的差异，将沙眼衣原体分为19个血清型。

（二）致病性

沙眼衣原体主要寄生于人类，无动物储存宿主，主要引起以下疾病。

1. 沙眼 由沙眼生物型A、B、Ba和C血清型引起。在沙眼流行区，主要通过眼-眼或眼-手-眼传播。早期症状是流泪、有黏性或脓性分泌物、结膜充血及滤泡增生。晚期出现结膜瘢痕、眼睑内翻、倒睫等；也可引起角膜血管翳，导致角膜损害，影响视力甚至致盲。

2. 包涵体结膜炎 由沙眼生物型B、Ba血清型以及生殖生物型D、Da、E、F、G、H、I、Ia、J、Ja和K血清型引起。分

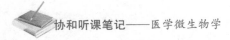

为婴儿结膜炎和成年人结膜炎。

（1）婴儿结膜炎：系婴儿经产道感染，引起急性化脓性结膜炎（包涵体脓漏眼），不侵犯角膜，能自愈。

（2）成年人结膜炎：经两性接触、眼-手-眼或污染的游泳池水感染，引起滤泡性结膜炎，又称游泳池结膜炎，其病变类似沙眼，但不出现角膜血管翳。

3. 泌尿生殖道感染　经性接触传播，由生殖生物型 D~K 血清型引起。男性多表现为非淋病奈瑟菌性尿道炎。女性表现为尿道炎、宫颈炎、输卵管炎等。

4. 婴幼儿肺炎　生殖生物型 D~K 血清型均可引起婴幼儿肺炎。

5. 性病淋巴肉芽肿　由沙眼衣原体 LGV 生物型 L1、L2、L2a 和 L3 血清型引起。人是 LG 的自然宿主，主要通过性接触传播。侵犯男性腹股沟淋巴结，引起化脓性淋巴结炎和慢性淋巴肉芽肿，常形成瘘管。

（三）免疫性

抗感染免疫以细胞免疫为主。主要由 MOMP 活化的 $CD4^+T$ 细胞释放细胞因子激活单核巨噬细胞，从而破坏和清除感染或未感染的黏膜细胞。抗感染免疫力不持久，仍可发生再感染。

（四）微生物学检查法

1. 标本采集

（1）急性期沙眼或包涵体结膜炎患者，通过其特殊的症状和体征即可作出诊断，实验室检查可取眼结膜刮片或眼穹隆部及眼结膜分泌物涂片镜检。

（2）对泌尿生殖道感染者，临床症状常不典型，因此实验室检查较为重要，可采集泌尿生殖道拭子、宫颈刮片、精液或其他病灶部位活检标本，也可采集初段尿离心后涂片。

（3）LGV 患者采集淋巴结脓肿、脓液、生殖器溃疡或直肠病灶组织标本。

✎ 主治语录：衣原体标本的运送常用含抗生素的二磷酸蔗糖（2SP）运送培养基。

2. 直接涂片镜检

（1）沙眼急性期患者取结膜刮片，Giemsa 或碘液及荧光抗体染色镜检，观察上皮细胞胞质内有无包涵体。

（2）对包涵体结膜炎及性病淋巴肉芽肿患者，可从病损局部取材涂片，染色镜检，观察有无衣原体或包涵体。

3. 分离培养　取感染或病变组织的渗出液或刮取物，接种于鸡胚卵黄囊或传代细胞，35℃培养 48~72 小时，再用 IFA 或 ELISA 检测培养物中的衣原体。

4. 衣原体抗原或核酸检测

（1）应用单克隆抗体的 ELISA 检测临床标本中沙眼衣原体 LPS 或 MOMP。

（2）采用 PCR 或连接酶链式反应（LCR）检测沙眼衣原体 DNA。

（五）防治原则

沙眼衣原体的预防重点是注意个人卫生。治疗药物可选用多西环素、罗红霉素、阿奇霉素等。

二、肺炎衣原体

（一）生物学性状

1. 原体直径为 0.38μm，呈梨形，有清晰的周浆间隙，在胞质中还有数个电子致密的圆形小体存在。网状体的特征与沙眼衣原体和鹦鹉热衣原体类似。

2. 肺炎衣原体可分为 3 个生物型，人生物型、考拉生物型和马生物型。

3. 肺炎衣原体与其他衣原体的 DNA 同源性小于 10%，而不同来源的肺炎衣原体株具有 94% 以上的 DNA 同源性，且其限制性内切酶图谱相同。

4. 肺炎衣原体抗原主要有 2 种，即脂多糖（LPS）抗原和蛋白抗原。

（二）致病性与免疫性

1. 传播途径　肺炎衣原体人生物型寄生于人类，经飞沫或呼吸道分泌物在人与人之间传播。

2. 所致疾病　肺炎衣原体是呼吸道感染性疾病的重要病原体，易引起肺炎、支气管炎、咽炎和鼻窦炎等。起病缓慢，临床症状与肺炎支原体相似，表现为咽痛、咳嗽、咳痰、发热等，一般症状较轻。

主治语录：肺炎衣原体与冠心病、动脉粥样硬化等慢性病的发病密切相关。

3. 免疫性　以细胞免疫为主、体液免疫为辅，但免疫力不持久，可重复感染。

（三）微生物学检查法

1. 病原学检查

（1）常采集痰标本、鼻咽拭子及支气管肺泡灌洗液。直接涂片后先观察包涵体，再用荧光或酶标记的种特异性单克隆抗体检测标本中肺炎衣原体抗原。

（2）必要时可采用组织培养或动物接种分离病原体，然后 Giemsa 或 Macchiavello 染色镜检原体或网状体。

2. 血清学方法

（1）微量免疫荧光试验（MIF）是目前检测肺炎衣原体感染最常用且较敏感的血清学方法，被称为"金标准"。

（2）凡双份血清抗体滴度增高 4 倍或以上，或单份血清 IgM 抗体滴度≥1：16、IgG 抗体滴度≥1：512，可确定为急性感染，IgG≥1：16 表示为既往感染。

3. PCR 可用于临床标本的快速诊断。

三、鹦鹉热衣原体

（一）生物学性状

1. 原体直径为 0.2~0.5μm，呈球形或卵圆形。网状体直径为 0.6~1.5μm，呈球形或不规则形态。原体在细胞空泡中增殖，形成结构疏松、不含糖原、碘染色呈阴性的包涵体。

2. 采用血清学分类法，鹦鹉热衣原体至少可以分为 9 个血清型，分别为 A、B、C、D、E、F、E/B、WC 和 M56 型，A 型和 D 型毒力较强，能引起鸟类的急性感染。A 型也是感染人类的常见血清型。

3. 鹦鹉热衣原体在 6~8 天龄鸡胚卵黄囊中生长良好。

（二）致病性与免疫性

1. 传播途径 人类主要经呼吸道吸入病鸟粪便、分泌物或羽毛的气雾或尘埃而感染，也可经破损皮肤、黏膜或眼结膜感染。

2. 所致疾病 临床表现多为非典型性肺炎，以发热、头痛、干咳、间质性肺炎为主要症状，严重者可致大叶性肺炎。

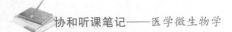

3. 免疫性　机体抗鹦鹉热衣原体感染以细胞免疫为主。

（三）微生物学检查法

1. 取患者血、痰标本或咽拭子直接涂片染色观察包涵体。

2. 如必要可先采用组织培养或动物接种进行病原体分离，再通过 Giemsa 或 Macchiavello 染色观察原体或网状体。

3. 血清学诊断可采用重组鹦鹉热衣原体抗原及 IFA 或 ELISA 检测特异 IgM 抗体（滴度 ≥ 1 ：16）进行早期特异性诊断。也可采用 PCR 进行快速检测与诊断。

> 主治语录：病原学检查是重要的确诊依据。

（四）防治原则

1. 严格控制传染源，对饲养的鸟类与禽类加强管理。从事禽类加工和运输的人员加强防护，对进口的鸟类和禽类加强检疫。

2. 鹦鹉热确诊后，宜及早使用多西环素、大环内酯类或喹诺酮类彻底治疗。

 历年真题

下列疾病中，哪项不是衣原体引起的

  A. 恙虫病

  B. 新生儿肺炎

  C. 沙眼

  D. 性病淋巴肉芽肿

  E. 包涵体性结膜炎

参考答案：A

第二十一章　螺　旋　体

核心问题

致病性螺旋体的种类、所致疾病和防治原则。

内容精要

螺旋体是一类细长、柔软、弯曲、运动活泼的原核细胞型微生物。对人致病的螺旋体主要分布于如下 3 个属：钩端螺旋体属、密螺旋体属和疏螺旋体属。

第一节　钩端螺旋体属

一、生物学性状

1. 形态与染色

（1）菌体纤细，长 6～12μm，宽 0.1～0.2μm，菌体一端或两端弯曲使菌体呈问号状或 C、S 形。

（2）革兰染色阴性，但不易着色。镀银染色效果较好，菌体被染成金黄色或棕褐色。

2. 培养特性　需氧或微需氧。营养要求较高。生长缓慢，在液体培养基中分裂一次约需 8 小时，28℃培养 1 周后培养基呈半透明云雾状。在软琼脂平板上，28℃培养 2 周后可形成半透明、不规则、直径 1~2mm 的扁平菌落。

3. 分类

（1）应用显微镜凝集试验（MAT）和凝集吸收试验（AAT），可对钩端螺旋体进行血清群及血清型的分类。目前国际上将致病性钩端螺旋体至少分为 25 个血清群、273 个血清型，其中我国至少存在 19 个血清群、75 个血清型。目前临床上仍采用血清学分类法。

（2）近年国际上开始采用基于 DNA-DNA 杂交和 16S rRNA 序列的基因种分类法并将钩端螺旋体分为致病性、中间型和腐生性三大类。

4. 抵抗力　弱，60℃ 1 分钟即死亡，0.2%甲酚皂、1%苯酚、1%漂白粉处理 10~30 分钟即被杀灭。对青霉素敏感。在湿土或水中可存活数月。

二、流行环节

1. 钩端螺旋体病是一种典型的人畜共患病。其中以黑线姬鼠及猪、牛等家畜为主要储存宿主。

2. 动物感染钩端螺旋体后，大多呈隐性或轻症感染。钩端螺旋体在感染动物中长期生存并持续从尿液中排出，直接或经土壤间接污染水源（疫水）形成自然疫源地。人类接触疫水而被感染。

3. 根据流行特征和传染源差异，可分为稻田型、雨水型和洪水型，稻田型主要传染源为野生鼠类，雨水型主要是家畜，洪水型两者兼之。钩端螺旋体病是我国洪涝、地震等自然灾害中重点监控的 4 种传染病之一。

三、致病性和免疫性

1. 致病物质　黏附素、内毒素、溶血素、侵袭性酶类等。

主治语录：目前倾向于内毒素是钩端螺旋体主要致病物质。

2. 所致疾病 人感染钩端螺旋体后均引起钩端螺旋体病。轻症者似流感，重症者可有明显的肺、肝、肾以及中枢神经系统损害，出现肺出血、黄疸、DIC、休克，甚至死亡。临床上根据患者主要受损的脏器或组织不同，分为流感伤寒型、肺出血型、黄疸出血型、肾型和脑膜脑炎型。

3. 免疫性 主要依赖于特异性体液免疫。感染后机体可获得对同一血清型钩端螺旋体的持久免疫力。

四、微生物学检查

1. 标本采集 病原学检查时，发病7~10天取外周血，2周后取尿液。有脑膜刺激症状者取脑脊液。

2. 病原学检查

（1）直接镜检：将标本差速离心集菌后做暗视野显微镜检查，或Fontana镀银染色后镜检。

（2）分离培养与鉴定：将标本接种于Korthof培养基中，28℃培养2周，用暗视野显微镜检查有无钩端螺旋体生长。培养阳性者进一步用PCR、显微镜凝集试验（MAT）和凝集吸收试验（AAT）进行基因种、血清群和血清型的鉴定。

（3）动物试验：适用于有杂菌污染的标本。将标本接种于幼龄豚鼠或金地鼠腹腔，1周后取心血镜检并做分离培养及鉴定。

（4）分子生物学检测方法：常用PCR检测标本中钩端螺旋体16S rDNA基因片段。

3. 血清学诊断

（1）MAT：最经典和常用。单份血清标本的MAT凝集效价1∶400以上或双份血清标本凝集效价增长4倍及以上有诊断意义。但通常不能早期诊断。

（2）TR/patoc Ⅰ属特异性抗原凝集试验：常用方法为玻片凝集试验（SAT），用于早期诊断。

（3）间接凝集试验：将钩端螺旋体可溶性抗原吸附于乳胶或活性炭微粒等载体上，然后检测血清标本中有无相应凝集抗体。单份血清标本乳胶凝集效价>1∶2、炭粒凝集效价>1∶8判为阳性，双份血清标本凝集效价呈4倍及以上增长则更有诊断价值。

五、防治原则

1. 预防

（1）做好防鼠、灭鼠工作，加强对带菌家畜的管理，保护水源。

（2）疫区人群接种钩端螺旋体多价疫苗是预防和控制钩端螺旋体病流行的主要措施。

2. 治疗　首选青霉素。部分患者注射青霉素后出现寒战、高热和低血压，少数患者甚至出现抽搐、休克、呼吸和心跳暂停，称为赫氏反应。

第二节　密螺旋体属

一、苍白密螺旋体苍白亚种

苍白密螺旋体苍白亚种俗称梅毒螺旋体，是人类梅毒病原体。

（一）生物学性状

1. 形态与染色

（1）长6~15mm，宽0.1~0.2mm，有8~14个较为致密而

规则的螺旋，两端尖直，运动活泼。

（2）梅毒螺旋体基本结构由外至内分别为外膜、细胞壁、3~4 根内鞭毛及细胞膜包绕的原生质体。内鞭毛能使梅毒螺旋体以移行、屈伸、滚动等方式运动。

（3）革兰染色阴性，但不易着色，用 Fontana 镀银染色法染成棕褐色。

2. 培养特性　不能在无生命人工培养基上生长繁殖。

3. 抗原构造　主要有分子量分别为 15、17、34、44、47kD 外膜蛋白。

4. 抵抗力

（1）对温度和干燥特别敏感，抵抗力极弱。离体后干燥 1~2 小时或 50℃加热 5 分钟即死亡。血液中的梅毒螺旋体 4℃放置 3 天可死亡。

（2）对化学消毒剂敏感，1%~2%苯酚处理数分钟即死亡。

（3）对青霉素、四环素红霉素较为敏感。

（二）致病性和免疫性

1. 致病物质　荚膜样物质、黏附因子、侵袭性酶类。

主治语录：病理性免疫反应参与了梅毒螺旋体致病过程，梅毒患者体内常出现多种自身抗体。

2. 所致疾病　梅毒螺旋体仅感染人类引起梅毒，梅毒患者是唯一的传染源。梅毒一般分为后天性（获得性）和先天性 2 种，前者通过性接触传染，故又称性病梅毒，后者从母体通过胎盘传染给胎儿。

（1）获得性梅毒：临床分期见表 21-2-1，表现为发作、潜伏和再发作交替的现象。

表 21-2-1 获得性梅毒的临床分期

分 期	表 现
I 期梅毒	梅毒螺旋体经皮肤或黏膜感染后 2~10 周，局部出现无痛性硬下疳，多见于外生殖器，其溃疡渗出液中有大量梅毒螺旋体，传染性极强。此期持续 1~2 个月，硬下疳可自愈
II 期梅毒	全身皮肤及黏膜出现梅毒疹，主要见于躯干以及四肢。全身淋巴结肿大，有时累及骨、关节、眼及中枢神经系统。在梅毒疹和淋巴结中有大量梅毒螺旋体
III 期梅毒	又称晚期梅毒，二期梅毒发病后经 2~7 年、甚至 10~30 年潜伏期后，患者出现全身性梅毒损害，主要表现为结节性梅毒疹和树胶肿为特征的多种晚期皮肤和黏膜损害、全身组织和器官慢性炎性损伤、慢性肉芽肿与组织缺血性坏死、心血管梅毒和神经梅毒。此期传染性小但破坏性大、病程长，疾病损害呈进展和消退交替出现

主治语录：从出现硬性下疳至梅毒疹消失后 1 年的 I、II 期梅毒，又称早期梅毒，传染性强，但组织破坏性较小。

（2）先天性梅毒：梅毒孕妇体内的梅毒螺旋体通过胎盘引起的胎儿全身感染，可导致流产、早产或死胎新生儿可有皮肤病变、马鞍鼻、锯齿形牙、间质性角膜炎、骨软骨炎、先天性耳聋等特殊体征，俗称梅毒儿。

3. 免疫性 梅毒的免疫为传染性免疫或有菌性免疫，即已感染梅毒螺旋体的个体对梅毒螺旋体的再感染有抵抗力，若体内梅毒螺旋体被清除，免疫力也随之消失。

（三）微生物学检查

1. 病原学检查 最适标本是硬下疳渗出液，其次是梅毒疹渗出液或局部淋巴结抽出液，可用暗视野显微镜观察梅毒螺旋体，也可用直接免疫荧光或 ELISA 法检查。

2. 血清学试验

（1）非梅毒螺旋体抗原试验

1）用正常牛心肌心脂质作为抗原，测定患者血清中的反应素（抗脂质抗体）。

2）国内较常用 RPR 和 TRUST 试验，前者以碳颗粒作为载体，结果呈黑色，后者以甲苯胺红为载体结果呈红色，均用于梅毒初筛。

3）VDRL 试验是诊断神经性梅毒唯一可靠的血清学方法，也可用于梅毒初筛。

（2）梅毒螺旋体抗原试验

1）采用梅毒螺旋体 Nichols 或 Reiter 株作为抗原，检测患者血清中特异性抗体，特异性较高，但操作烦琐，用于梅毒确诊。

2）国内较常用的梅毒螺旋体抗原试验有梅毒螺旋体血凝试验（TPHA）和梅毒螺旋体明胶凝集试验（TPPA）。

（四）防治原则

1. 加强性卫生教育和注重性卫生是减少梅毒发病率的有效措施。

2. 梅毒确诊后，应尽早予以彻底治疗，目前多采用青霉素类药物治疗 3 个月至 1 年，以血清抗体转阴为治愈指标，且治疗结束后需定期复查。

二、其他密螺旋体

（一）苍白密螺旋体地方亚种

1. 地方性梅毒或称非性病梅毒的病原体，通过污染的食具经黏膜传播。

2. 临床主要表现为口咽部黏膜斑、口角开裂性丘疹、扁平湿疣、掌和足底皮肤过度角化和树胶肿损害，疾病晚期内脏并发症少见。

3. 青霉素治疗有效。

（二）苍白螺旋体极细亚种

1. 雅司病的病原体，主要通过与患者病损皮肤直接接触而感染。

2. 原发性损害主要是四肢杨梅状丘疹，皮损处常形成瘢痕，骨破坏性病变常见，内脏和神经系统的并发症少见。

3. 青霉素治疗有效。

（三）品他密螺旋体

1. 品他病的病原体，主要通过与患者病损皮肤的直接接触而感染。

2. 原发性损害是皮肤出现瘙痒性小丘疹，遍及面、颈、胸、腹和四肢，继而扩大、融合、表面脱屑，数月后呈扁平丘疹，色素加深。初次感染后 1~3 年，皮损处色素减退甚至消失呈白瓷色斑，皮肤结痂、变形。

3. 青霉素治疗有效。

第三节　疏螺旋体属

疏螺旋体属螺旋体有 3~10 个不规则的螺旋。对人有致病性的主要有伯氏疏螺旋体和多种回归热螺旋体，分别引起莱姆病和回归热。奋森疏螺旋体是人口腔正常菌群，但可引起机会性口腔感染。

一、伯氏疏螺旋体

（一）生物学性状

1. 形态与染色　长 10~40μm，宽 0.1~0.3μm，两端稍尖，

有 2~100 根内鞭毛。革兰染色阴性，但不易着色。镀银染色、Giemsa 或 Wright 染色效果较好。

2. 培养特性　营养要求高，常用含长链饱和及不饱和脂肪酸、葡萄糖、氨基酸和牛血清白蛋白的 BSK-Ⅱ培养基培养。微需氧，5% CO_2 促进生长，最适培养温度为 32~35℃。生长缓慢，液体培养基中分裂繁殖一代约需 18 小时，故通常需培养 2~3 周。

3. 分类　近年国际上开始采用基于 DNA-DNA 杂交和 5~23S rRNA 序列的基因种分类法，将莱姆病病原体分为 19 个基因种，确定对人致病的有伯氏疏螺旋体、伽氏疏螺旋体和埃氏疏螺旋体 3 个基因种。

4. 基因组　伯氏疏螺旋体 B31 株染色体基因组为一个 910 724 bp 的线状 DNA。

5. 抵抗力　弱。60℃加热 1~3 分钟即死亡，0.2% 甲酚皂或 1% 苯酚处理 5~10 分钟即被杀灭。对青霉素、头孢菌素红霉素敏感。

（二）流行环节

莱姆病是自然疫源性传染病。储存宿主众多，其中以野鼠和鹿较为重要。主要传播媒介是硬蜱。

（三）致病性和免疫性

1. 致病物质　侵袭力、抗吞噬作用、内毒素样物质。

2. 所致疾病

（1）早期局部性感染：表现为疫蜱叮咬后经 3~30 天的潜伏期中，叮咬部位出现一个或数个慢性移行性红斑（ECM），伴有头痛、发热、肌肉和关节疼痛、局部淋巴结肿大等症状。

（2）早期播散性感染：多表现为继发性红斑、面神经麻痹、脑膜炎等。

（3）晚期持续性感染：主要表现为慢性关节炎、周围神经炎和慢性萎缩性肌皮炎。

3. 免疫性　伯氏疏螺旋体感染后可产生特异性抗体，但抗体出现较晚。抗伯氏疏螺旋体感染主要依赖于特异性体液免疫。

（四）微生物学检查

1. 标本采集　整个病程中伯氏疏螺旋体数量均较少，难以分离培养，主要取患者血清标本进行血清学检查。

2. 病原学检查　可采用 PCR 检测标本中伯氏疏螺旋体 DNA 片段，但阳性率不高。

3. 血清学检查　使用最广泛的是免疫荧光法和 ELISA。ELISA 阳性时，需用免疫印迹法确定其特异性。

（五）防治原则

1. 疫区工作人员要加强个人保护，避免蜱叮咬。

2. 早期莱姆病用多西环素、羟氨苄西林或红霉素，口服即可。晚期莱姆病时存在多种深部组织损害，一般用青霉素联合头孢曲松等静脉滴注。

二、回归热螺旋体

（一）分类

根据病原体及其媒介昆虫不同分为 2 类。

1. 虱传回归热　又称流行性回归热，病原体为回归热疏螺旋体，虱为传播媒介。

2. 蜱传回归热　又称地方性回归热，病原体为杜通疏螺旋体和赫姆斯疏螺旋体，主要由软蜱传播。蜱传回归热临床表现与虱传回归热相似，但症状较轻，病程较短。我国主要流行虱传回归热。

主治语录：回归热是一种以反复周期性急起急退高热为临床特征的急性传染病。

（二）生物学性状

1. 形态与染色 长 10~30mm，宽约 0.3mm。有 3~10 个不规则的螺旋，运动活泼，革兰染色阴性，Giemsa 染色呈紫红色，Wright 染色呈棕红色。

2. 培养特性 微需氧，最适生长温度为 28~30℃，在含血液、血清或动物蛋白的液体培养基上能生长，但分裂繁殖一代约需 18 小时，在体外传数代后，其致病性丧失。

3. 抗原构造和分类 有类属抗原和特异性抗原，但抗原性极易变异，在同一个患者的病程中可分离出几种抗原结构不同的变异株。

（三）致病性和免疫性

1. 致病性

（1）回归热螺旋体感染后潜伏期 3~10 天，然后突发高热，持续 3~5 天退热，约 1 周后又出现高热，如此反复发作达 3~10 次。

（2）急起急退的反复周期性高热、全身肌肉酸痛、肝脾大为回归热的临床特征，重症患者可出现黄疸和出血。

2. 免疫性

（1）感染后机体可产生特异性抗体，抗体在补体协同下可裂解回归热螺旋体。

（2）回归热螺旋体外膜蛋白极易发生变异，所形成的突变

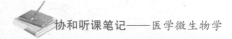

株可逃避抗体的攻击，繁殖到一定数量后引起第二次高热，如此反复多次，直至机体产生的多种特异性抗体能对各种变异株发挥作用时，回归热螺旋体方被清除。

（四）微生物学检查

采集发热期的外周血标本，直接涂片后进行 Giemsa 染色，光学显微镜下可见比红细胞长数倍且有疏松螺旋的螺旋体，但退热期血液中常无螺旋体。

（五）防治原则

进入疫区人员应避免虱和蜱的叮咬。青霉素、红霉素、多西环素治疗有效。

三、奋森疏螺旋体

1. 与梭形梭杆菌共同寄居于人口腔牙龈部位，当机体免疫功能下降时，奋森疏螺旋体与梭形梭杆菌大量繁殖，协同引起奋森咽峡炎、牙龈炎、口腔坏疽等疾病。

2. 微生物学检查时可采取局部病变材料直接涂片，革兰染色镜检可见疏螺旋体和梭状杆菌。

 历年真题

1. 钩端螺旋体感染可引起
   A. 黄疸、出血症状
   B. 咽峡炎
   C. 关节炎及关节畸形
   D. 脊髓痨及动脉瘤
   E. 反复发热与缓解
2. 关于梅毒螺旋体致病性与免疫

性的描述，错误的是
   A. 人是梅毒的唯一传染源
   B. 一、二期梅毒传染性强，对机体的破坏性小
   C. 三期梅毒传染性小，对机体的破坏性大
   D. 梅毒螺旋体是通过内毒素和

外毒素致病

E. 梅毒的免疫力为传染性免疫

3. 钩端螺旋体病的临床表现分型
   不包括

A. 流感伤寒型

B. 黄疸出血型

C. 肺出血型

D. 脑膜炎型

E. 败血症型

参考答案：1. A　2. D　3. E

第三篇 病 毒 学

第二十二章 病毒的基本性状

核心问题

1. 病毒的概念、形态及测量单位。
2. 病毒的结构、增殖方式、理化因素对病毒的影响和病毒的分类。

内容精要

病毒是一类形体微小，结构简单、只含有一种类型的核酸、专性活细胞寄生、以复制方式繁殖的微生物。

第一节 病毒的大小与形态

1. **病毒的大小** 一个完整成熟的病毒颗粒称为病毒体。病毒体大小的测量单位为纳米或毫微米（为 $1/1\,000\mu m$）。病毒体的大小差别悬殊，最大约为 300nm，如痘病毒；最小的约为 20nm，如细小 DNA 病毒。

主治语录： 测量病毒体大小最可靠的方法是电子显微镜技术。

2. 病毒的形态　多数人和动物病毒呈球形或近似球形，少数为杆状、丝状、弹状和砖块状，噬菌体呈蝌蚪状。

第二节　病毒的结构和化学组成

一、病毒的结构

（一）核衣壳

病毒体的基本结构是由核心和衣壳构成的核衣壳。有些病毒的核衣壳外有包膜和包膜的构成成分刺突。有包膜的病毒称为包膜病毒，无包膜的病毒体称裸露病毒。

1. 核心　位于病毒体的中心，主要成分为核酸。

2. 衣壳　包绕在核酸外面的蛋白质外壳。

（1）衣壳具有抗原性，是病毒体的主要抗原成分。可保护病毒核酸免受环境中核酸酶或其他影响因素的破坏，并能介导病毒进入宿主细胞。

（2）衣壳由一定数量的壳粒组成，每个壳粒被称为形态亚单位，由一个或多个多肽分子组成。

（3）壳粒的排列方式呈对称性，不同的病毒体，衣壳所含的壳粒数目和对称方式不同，可作为病毒鉴别和分类的依据之一。可分为螺旋对称型、20 面体对称型和复合对称型。

（二）包膜

1. 包膜是包绕在病毒核衣壳外面的双层膜。某些病毒在成熟的过程中穿过宿主细胞，以出芽方式向宿主细胞外释放时获得的，含有宿主细胞膜或核膜成分，包括脂质、多糖和少许蛋白质。

2. 包膜表面常有不同形状的突起，称为包膜子粒或刺突。

（三）其他辅助结构

1. 如腺病毒在 20 面体的各个顶角上有触须样纤维，又称纤维刺突或纤突，能凝集某些动物红细胞并损伤宿主细胞。

2. 某些包膜病毒在核衣壳外层和包膜内层之间有基质蛋白，其主要功能是把内部的核衣壳蛋白与包膜联系起来，此区域称为被膜。

二、病毒的化学组成与功能

1. 病毒核酸

（1）病毒核酸的化学成分为 DNA 或 RNA，以此分成 DNA 和 RNA 病毒两大类。核酸具有多样性，可为线型或环型，可为单链或双链。

（2）病毒核酸是主导病毒感染、增殖遗传和变异的物质基础，并决定病毒的感染性。

2. 病毒蛋白质

（1）结构蛋白：组成病毒体的蛋白成分，主要分布于衣壳、包膜和基质中。病毒结构蛋白的功能如下。①保护病毒核酸。②参与感染过程。③具有抗原性。

（2）非结构蛋白：不一定存在于病毒体内，也可存在于感染细胞中。

3. 脂类和糖

（1）病毒体的脂质主要存在于包膜中，有些病毒含少量糖类，以糖蛋白形式存在，也是包膜的表面成分之一。包膜的主要功能是维护病毒体结构的完整性。

（2）包膜对干、热、酸和脂溶剂敏感，乙醚能破坏病毒包膜，使其灭活而失去感染性，常用来鉴定病毒有无包膜。

<h1 style="text-align:center">第三节　病毒的增殖</h1>

一、病毒的复制周期

从病毒进入宿主细胞开始，经过基因组复制，到最后释放出子代病毒的过程，称为一个病毒复制周期。人和动物病毒的复制周期依次包括吸附、穿入、脱壳、生物合成及装配与释放等五个阶段。

主治语录：以病毒核酸分子为模板进行复制的方式称为自我复制。

1. 吸附

（1）吸附主要是通过病毒表面的吸附蛋白与易感细胞表面特异性受体相结合。

（2）不同细胞表面有不同受体，决定了病毒的不同嗜组织性和感染宿主的范围。

（3）VAP 与受体是组织亲嗜性的主要决定因素，却并不是唯一的决定因素。无包膜病毒通过衣壳蛋白或突起作为 VAP 吸附于受体。病毒不能吸附于无受体细胞，因此不能发生感染。

2. 穿入

病毒吸附在宿主细胞膜后，主要是通过吞饮、融合、直接穿入等方式进入细胞。

（1）吞饮：病毒与细胞表面结合后内凹入细胞，细胞膜内陷形式类似吞噬泡，病毒整体地进入细胞质内。无包膜的病毒多以吞饮形式进入易感动物细胞内。

（2）融合：病毒包膜与细胞膜密切接触，在融合蛋白的作用下，病毒包膜与细胞膜融合，而将病毒的核衣壳释放至细胞质内。有包膜的病毒，如正黏病毒、副黏病毒、疱疹病毒等都以融合的形式穿入细胞。

（3）直接穿入：有的病毒体表面位点与细胞受体结合后，由细胞表面的酶类协助病毒脱壳，使病毒核酸直接进入宿主细胞内，如噬菌体。

3. 脱壳　病毒体必须脱去蛋白质衣壳后，核酸才能发挥作用。多数病毒在穿入细胞时已在细胞的溶酶体酶的作用下脱壳释放出核酸。

4. 生物合成

（1）病毒基因组一旦从衣壳中释放后，就进入病毒复制的生物合成阶段，即病毒利用宿主细胞提供的低分子物质大量合成病毒核酸和蛋白。用血清学方法和电镜检查宿主细胞，在生物合成阶段找不到病毒颗粒，故被称为隐蔽期。

（2）在生物合成阶段，根据病毒基因组转录 mRNA 及翻译蛋白质的不同，病毒生物合成过程可归纳为七大类型：即双链 DNA 病毒、单链 DNA 病毒、单正链 RNA 病毒、单负链 RNA 病毒、双链 RNA 病毒、反转录病毒和嗜肝 DNA 病毒。不同生物合成类型的病毒，其生物合成过程不同。

5. 装配与释放

（1）病毒核酸与蛋白质合成之后，根据病毒的种类不同，在细胞内装配的部位和方式亦不同。除痘病毒外，DNA 病毒均在细胞核内组装；大多数 RNA 病毒则在细胞质内组装。

（2）在装配完成后，裸露病毒随宿主细胞破裂而释放病毒，而有包膜的 DNA 病毒和 RNA 病毒则以出芽方式释放到细胞外，宿主细胞通常不死亡。

二、病毒的异常增殖与干扰现象

1. 病毒的异常增殖

（1）顿挫感染

1）病毒进入宿主细胞后，如细胞不能为病毒增殖提供所需要的酶、能量及必要的成分，则病毒就不能合成本身的成分，或者虽合成部分或合成全部病毒成分，但不能组装和释放出有感染性的病毒颗粒，称为顿挫感染。

2）不能为病毒复制提供必要条件的细胞称为非容纳细胞。病毒在非容纳细胞内呈顿挫感染。

（2）缺陷病毒

1）因病毒基因组不完整或者因某一基因位点改变，不能进行正常增殖，复制不出完整的有感染性病毒颗粒，此病毒称为缺陷病毒。

2）当与另一种病毒共同培养时，若后者能为前者提供所缺乏的物质，就能使缺陷病毒完成正常的增殖，这种有辅助作用的病毒被称为辅助病毒。

主治语录：丁型肝炎病毒（HDV）是缺陷病毒，必须依赖于 HBV 才能复制。

2. 干扰现象　两种病毒感染同一细胞时，可发生一种病毒抑制另一种病毒增殖的现象，称为干扰现象。

第四节　病毒的遗传与变异

一、基因突变

病毒在增殖过程中常发生基因组中碱基序列的置换、缺失或插入，引起基因突变。基因突变可自发，也可通过物理因素、化学因素诱发。由基因突变产生的病毒表型性状改变的毒株为突变株，突变株可呈多种表型。

1. 条件致死型突变株

（1）是指只能在某种条件下增殖，而在另一种条件下则不能增殖的病毒株。如温度敏感性突变株（ts）在28~35℃条件下可增殖，在37~40℃条件下不能增殖。

（2）ts突变株常伴有毒力减低而保持其免疫原性的特点，是生产减毒活疫苗的理想株，但ts株容易出现回复突变，因此在制备疫苗株时，必须经多次诱变后，才可获得在一定宿主细胞内稳定传代的突变株，又称变异株。

2. 缺陷型干扰突变株（DIM）

（1）因病毒基因组中碱基缺失突变引起，其所含核酸较正常病毒明显减少，并产生各种各样的结构重排。

（2）在辅助病毒存在时，可复制，并可干扰野毒株的增殖。

（3）DIM在一些疾病中起重要作用，特别是与某些慢性疾病的发病机制有关。

3. 宿主范围突变株　病毒基因组突变影响了对宿主细胞的感染范围，能感染野生型病毒所不能感染的细胞。

4. 耐药突变株　临床上应用针对病毒酶的药物后，有时病毒经短暂被抑制后又重新复制，常因编码病毒酶基因的改变而降低了病毒酶对药物的亲和力或作用，从而使病毒对药物产生抗药性而能继续增殖。

二、基因重组与重配

1. 基因重组

（1）2种病毒感染同一种宿主细胞发生基因的交换，产生具有2个亲代特征的子代病毒，并能继续增殖，该变化称为基因重组，其子代病毒称为重组体。

（2）基因重组不仅能发生在2种活病毒之间，也可发生于一活病毒和另一灭活病毒之间，甚至发生于2种灭活病毒之间。

2. 重配

（1）基因分节段的 RNA 病毒，可以通过交换 RNA 节段而进行基因重组的称为重配。

（2）已灭活的病毒在基因重组中可成为具有感染性的病毒。如经紫外线灭活的病毒与另一近缘的活病毒感染同一宿主细胞时，经基因重组而使灭活病毒复活，称为交叉复活；当 2 种或 2 种以上的近缘的灭活病毒感染同一细胞时，经过基因重组而出现感染性的子代病毒，称为多重复活。

三、基因整合

1. 在病毒感染宿主细胞的过程中，病毒基因组与细胞基因组的重组过程称为基因整合。

2. 整合既可引起病毒基因的变异，也可引起宿主细胞染色体基因的改变，导致细胞转化发生肿瘤等。

四、病毒基因产物的相互作用

1. 互补作用和加强作用

（1）互补作用：两种病毒感染同一细胞时，其中一种病毒的基因产物促使另一病毒增殖。

（2）加强作用：一种病毒与另一种非杀细胞病毒同时感染细胞，后者能增加前一种病毒复制产量的现象。

2. 表型混合与核壳转移

（1）表型混合：两株病毒共同感染同一细胞时，一种病毒复制的核酸被另一病毒所编码的蛋白质衣壳或包膜包裹，也会发生诸如耐药性或细胞嗜性等生物学特征的改变，这种改变不是遗传物质的交换，而是基因产物的交换。表型混合获得的新性状不稳定，经细胞传代后又可恢复为亲代表型。

（2）核壳转移：无包膜病毒发生的表型混合。

第五节　理化因素对病毒的影响

病毒受理化因素作用后，失去感染性称为灭活。灭活的病毒仍能保留其他特性，如抗原性、红细胞吸附、血凝及细胞融合等。

一、物理因素

1. 温度

（1）大多数病毒耐冷不耐热，在 0℃ 以下的温度，特别是在干冰温度（-70℃）和液态氮温度（-196℃）下，可长期保持其感染性。

（2）大多数病毒于 50~60℃ 、30 分钟即被灭活。热对病毒的灭活作用，主要是使病毒衣壳蛋白变性和病毒包膜的糖蛋白刺突发生变化，阻止病毒吸附于宿主细胞。热也能破坏病毒复制所需的酶类，使病毒不能脱壳。

2. 酸碱度　大多数病毒在 pH 5~9 比较稳定，而在 pH 5.0 以下或 pH 9.0 以上迅速灭活，但不同病毒对 pH 的耐受能力有很大不同。

3. 射线和紫外线　γ 线、X 线和紫外线都能使病毒灭活。有些病毒经紫外线灭活后，若再用可见光照射，因激活酶的原因，可使灭活的病毒复活，故不宜用紫外线来制备灭活病毒疫苗。

二、化学因素

1. 脂溶剂　病毒的包膜含脂质成分，易被乙醚、三氯甲烷、去氧胆酸盐等脂溶剂溶解。因此，包膜病毒进入人体消化道后，即被胆汁破坏。在脂溶剂中，乙醚对病毒包膜破坏作用最大，所以乙醚灭活试验可鉴别有包膜和无包膜病毒。

2. 酚类　为蛋白变性剂，可作为病毒消毒剂。

3. 盐类　有稳定病毒抵抗热灭活的作用，可用于疫苗制备等技术中。

4. 氧化剂、卤素及其化合物　病毒对这些化学物质都很敏感。

5. 抗生素与中草药　现有抗生素对病毒无抑制作用，中草药对某些病毒有一定的抑制作用。

第六节　病毒的分类

国际病毒分类委员会（ICTV）2017 年公布的病毒分类命名最新报告中将病毒分为 122 个科，35 个亚科，735 个属。随着病毒学研究的不断深入，尤其是病毒基因和基因组测序研究的推进，使病毒分类从单一基因水平发展到了全基因组水平。

一、病毒分类的依据

①核酸的类型与结构（DNA 或 RNA、单链或双链、分子量、基因数和全基因组信息）。②病毒体的形状和大小。③衣壳对称性和壳粒数目。④有无包膜。⑤对理化因素的敏感性。⑥抗原性。⑦生物学特性（繁殖方式、宿主范围、传播途径和致病性）。

二、病毒分科

具体见表 22-6-1 和表 22-6-2。

表 22-6-1　DNA 病毒分科及重要病毒

病毒科名	分类的主要特点	主要成员
痘病毒科	dsDNA，有包膜	天花病毒，痘苗病毒，猴痘病毒，传染性软疣病毒

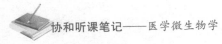

续 表

病毒科名	分类的主要特点	主要成员
疱疹病毒科	dsDNA，有包膜	单纯疱疹病毒Ⅰ型和Ⅱ型，水痘-带状疱疹病毒，EB病毒，巨细胞病毒，人疱疹病毒6、7、8型
腺病毒科	dsDNA，无包膜	腺病毒
嗜肝病毒科	dsDNA，复制过程有逆转录	乙型肝炎病毒
乳头瘤病毒科	dsDNA，环状，无包膜	乳头瘤病毒
小DNA病毒科	+ssDNA，无包膜	细小B19病毒，腺病毒伴随病毒

表 22-6-2　RNA病毒分科及重要病毒

病毒科名	分类的主要特点	主要成员
副黏病毒科	-ssRNA，不分节，有包膜	副流感病毒，仙台病毒，麻疹病毒，腮腺炎病毒，呼吸道合胞病毒，偏肺病毒
正黏病毒科	-ssRNA，分节，有包膜	流感病毒甲（A），乙（B），丙（C）型
反转录病毒科	两条相同的+ssRNA，不分节，有包膜	人类免疫缺陷病毒，人类嗜T细胞病毒
小RNA病毒科	+ssRNA，不分节，无包膜	脊髓灰质炎病毒，埃可病毒，柯萨奇病毒
冠状病毒科	+ssRNA，不分节，有包膜	冠状病毒
沙粒病毒科	-ssRNA，分节，有包膜	拉沙热病毒，塔卡里伯病毒群（鸠宁和马秋波病毒），淋巴细胞性脉络丛脑膜炎病毒
弹状病毒科	-ssRNA，不分节，有包膜	狂犬病病毒，水疱口炎病毒
丝状病毒科	-ssRNA，不分节，有包膜	埃博拉病毒，马堡病毒

三、亚病毒

自然界中还存在一类比病毒还小、结构更简单的微生物，称为亚病毒。包括类病毒、卫星病毒和朊粒，是一些非寻常病毒的致病因子。

 历年真题

对病毒生物学性状的描述，不正确的是

A. 测量大小的单位为纳米（nm）

B. 含有 DNA 和 RNA 两种核酸

C. 以复制方式增殖

D. 必须寄生于活细胞内

E. 属于非细胞型微生物

参考答案：B

第二十三章　病毒的感染与免疫

核心问题

1. 病毒的传播方式、感染类型和致病机制。
2. 固有免疫和适应性免疫的作用机制。

内容精要

病毒的感染是从病毒侵入宿主开始，其致病作用则主要是通过侵入易感细胞、损伤或改变细胞的功能而引发。抗病毒免疫除具抗菌免疫的共性外，还有其特殊性。

第一节　病毒的致病作用

一、病毒感染的传播方式

1. **水平传播**　病毒在人群不同个体之间的传播，包括人-人和动物-人之间（包括通过媒介）的传播，为大多数病毒的传播方式。

2. **垂直传播**　病毒由亲代宿主传给子代的传播方式，人类主要通过胎盘或产道传播，也可见其他方式，如围产期哺乳和密切接触感染等方式。

主治语录：病毒感染的传播方式有水平传播和垂直传播两种。

二、病毒感染的致病机制

（一）病毒对宿主细胞的直接作用

1. 杀细胞效应

（1）病毒在宿主细胞内复制完毕，可在很短时间内一次释放大量子代病毒，细胞被裂解而死亡，称为杀细胞性感染。主要见于无包膜、杀伤性强的病毒，如脊髓灰质炎病毒、腺病毒等。

（2）在体外实验中，通过细胞培养和接种杀细胞性病毒，经一定时间后，可用显微镜观察到细胞变圆、坏死，从瓶壁脱落等现象，称为致细胞病变作用（CPE）。

（3）病毒的杀细胞效应发生在重要器官，如中枢神经系统，当达到一定程度可引起严重后果，甚至危及生命或造成严重后遗症。

2. 稳定状态感染　不具有杀细胞效应的病毒所引起的感染。

（1）细胞融合：包膜病毒扩散的方式之一。病毒借助于细胞融合，扩散到未受感染的细胞。细胞融合的结果是形成多核巨细胞或合胞体，如麻疹病毒在体内形成华新多核巨细胞。

（2）细胞表面出现病毒基因编码的抗原：病毒感染的细胞膜上常出现由病毒基因编码的新抗原。如流感病毒、副黏病毒在细胞内装配成熟后，以出芽方式释放时，细胞表面形成血凝素，因此能吸附某些动物的红细胞。

3. 包涵体形成

（1）某些受病毒感染的细胞内，用普通光学显微镜可看到有与正常细胞结构差异和着色不同的圆形或椭圆形斑块，称为包涵体。

（2）有的位于胞质内（痘病毒），有的位于胞核中（疱疹病毒），或两者都有（麻疹病毒）；包涵体有嗜酸性的或嗜碱性的，因病毒种类而异。

（3）本质：有些病毒的包涵体就是病毒颗粒的聚集体；有些是病毒增殖留下的痕迹；或病毒感染引起的细胞反应物。

（4）因包涵体与病毒的增殖、存在有关，且病毒包涵体各自具有一定的特征，故可作为病毒感染的诊断依据。

主治语录：从可疑狂犬病的脑组织切片或涂片中发现细胞内有嗜酸性包涵体，即内基小体，可诊断为狂犬病。

4. 细胞凋亡 病毒感染可导致宿主细胞发生凋亡，这一过程可能促进细胞中病毒释放，限制细胞生产的病毒体的数量。但有些病毒感染则可抑制宿主细胞的早期凋亡，提高细胞产生子代病毒体的数量。

5. 基因整合与细胞转化

（1）某些 DNA 病毒和反转录病毒在感染中可将基因整合于宿主细胞基因组中。一种是反转录 RNA 病毒先以 RNA 为模板反转录合成 cDNA，再以 cDNA 为模板合成双链 DNA，此双链 DNA 全部整合于细胞染色体 DNA 中；另一种是 DNA 病毒在复制中，可将部分 DNA 片段随机整合于细胞染色体 DNA 中。

（2）2 种整合方式均可导致细胞转化，增殖变快，失去细胞间接触抑制，细胞转化也可由病毒蛋白诱导发生。基因整合或其他机制引起的细胞转化与肿瘤形成密切相关。

（二）病毒感染的免疫病理作用

1. 抗体介导的免疫病理作用

（1）病毒的包膜蛋白、衣壳蛋白均为良好的抗原，能刺激机体产生相应抗体，抗体与抗原结合可阻止病毒扩散导致病毒被清除。然而感染后许多病毒抗原可出现于宿主细胞表面，与抗体结合后，激活补体，导致宿主细胞破坏，属Ⅱ型超敏反应。

（2）抗体介导损伤的另一机制是抗原抗体复合物引起的Ⅲ型超敏反应。病毒抗原与抗体形成的复合物可经常出现于血液循环中，若沉积在任何部位均可导致损伤。如 HBV、登革病毒等多种病毒感染。

2. 细胞介导的免疫病理作用

（1）细胞毒性 T 细胞（CTL）对靶细胞膜病毒抗原识别后引起的杀伤，能终止细胞内病毒复制，对感染的恢复起关键作用。但细胞免疫也损伤宿主细胞，造成宿主细胞功能紊乱，这可能是病毒致病机制中的一个重要方面，属Ⅳ型超敏反应。

（2）慢性病毒性肝炎、麻疹病毒和腮腺炎病毒感染后脑炎等疾病的发病机制可能与针对自身抗原的细胞免疫有关。

3. 致炎性细胞因子的病理作用　INF-γ、TNF-α、IL-1 等细胞因子的大量产生将导致代谢紊乱，并活化血管活化因子，引起休克、弥散性血管内凝血（DIC）、恶病质等严重病理过程，甚至危及生命。

4. 免疫抑制作用　某些病毒感染可抑制免疫功能，病毒感染所致的免疫抑制可激活体内潜伏的病毒或促进某些肿瘤的生长，使疾病复杂化，亦可能成为病毒持续性感染的原因之一。

（三）病毒的免疫逃逸

病毒可能通过逃避免疫防御、防止免疫激活或阻止免疫应答的发生等方式来逃脱免疫应答。常见病毒的免疫逃逸机制见表 23-1-1。

表 23-1-1　病毒免疫逃逸机制

免疫逃逸机制	病毒举例及作用方式
细胞内寄生	所有病毒皆为严格细胞内寄生，通过逃避抗体、补体及药物作用而发挥逃避免疫机制的作用
抗原变异	HIV、甲型流感病毒高频率的抗原变异使得免疫应答滞后
抗原结构复杂	鼻病毒、柯萨奇病毒、ECHO 病毒等型别多，抗原多态性致使免疫应答不力
损伤免疫细胞	HIV、EB 病毒、麻疹病毒等可在 T 细胞或 B 细胞内寄生并导致宿主细胞死亡
降低抗原表达	腺病毒、巨细胞病毒可抑制 MHC-I 转录、表达
病毒的免疫增强作用	登革病毒以及其他黄病毒再次感染，因机体内预先存在或经胎盘获得中和抗体能促进游离的病毒进入单核细胞内，并大量增殖，导致病毒血症及病毒-抗体复合物形成，继之大量细胞因子及血管活性因子释放，导致登革休克综合征等

三、病毒感染的类型

（一）隐性感染和显性感染

1. 隐性病毒感染　不引起临床症状的感染，称为隐性感染或亚临床感染。隐性感染者又称病毒携带者，病毒携带者为重要的传染源。

2. 显性病毒感染　病毒感染后出现临床症状和体征，称为显性感染或临床感染。

（二）急性病毒感染（病毒消灭型感染）

潜伏期短，发病急，病程数天至数周，病后常获得特异性免疫。

（三）持续性病毒感染

病毒可在机体内持续数月至数年、甚至数十年。可出现症状，也可不出现症状而长期携带病毒，成为重要的传染源。持续性感染有下述 3 种类型。

1. 潜伏感染 某些病毒在显性或隐性感染后，病毒基因存在细胞内，有的病毒潜伏于某些组织器官内而不复制。但在一定条件下，病毒被激活又开始复制，使疾病复发。凡使机体免疫力下降的因素均可激活这些潜伏的病毒使感染复发。

2. 慢性感染 病毒在显性或隐性感染后未完全清除，血中可持续检测出病毒，因此可经输血、注射而传播。患者可表现轻微或无临床症状，但常反复发作，迁延不愈，如乙型肝炎、丙型肝炎。

3. 慢发病毒感染 显性或隐性感染后，病毒有很长的潜伏期，可达数月，数年甚至数十年。在症状出现后呈进行性加重，最终导致死亡。为慢性发展进行性加重的病毒感染，较为少见但后果严重。

四、病毒与肿瘤

病毒是人类肿瘤的致病因素之一，人类癌症相关病毒见表 23-1-2。

表 23-1-2 人类癌症相关病毒

病毒科名	病毒	人类癌症
乳头瘤病毒科	人乳头瘤病毒	生殖器肿瘤
		鳞状细胞癌
		口咽癌
		鼻咽癌

续 表

病毒科名	病 毒	人类癌症
疱疹病毒科	EB 病毒	Burkitt 淋巴瘤
		霍奇金病
		B 细胞淋巴瘤
	人疱疹病毒-8	卡波西肉瘤
嗜肝病毒科	乙型肝炎病毒	肝细胞癌
多瘤病毒科	Merkel 细胞多瘤病毒	Merkel 细胞癌
反转录病毒科	人类嗜 T 细胞病毒	成年人 T 细胞白血病
	人类免疫缺陷病毒	艾滋病相关恶性肿瘤
黄病毒科	丙型肝炎病毒	肝细胞癌

第二节 抗病毒免疫

一、固有免疫

（一）干扰素（IFN）

1. 概念 IFN 是病毒或其他干扰素诱生剂刺激人或动物细胞所产生的一种糖蛋白，具有抗病毒、抗肿瘤和免疫调节等多种生物学活性。干扰素抗病毒作用具有种属特异性，一般同一种属细胞产生的干扰素在同种体内应用活性最佳，而对不同种属细胞则无活性。

2. 种类与性质

（1）种类：由人类细胞诱生的干扰素，根据其不同的抗原性分为 α、β 和 γ 3 种。

1）IFN-α 主要由人白细胞产生，IFN-β 主要由人成纤维细胞产生，两者均属于 I 型干扰素，抗病毒作用强于免疫调节作用。

2）IFN-γ 由 T 细胞和 NK 细胞产生，又称免疫干扰素，属 Ⅱ型干扰素，其免疫调节作用强于抗病毒作用。

（2）性质：干扰素分子量小，对热比较稳定，4℃可保存较长时间，−20℃可长期保存活性，56℃被灭活；可被蛋白酶破坏。

3. 抗病毒活性

（1）干扰素不能直接灭活病毒，而是通过诱导细胞合成抗病毒蛋白（AVP）发挥效应。

（2）干扰素首先与敏感细胞表面的干扰素受体结合，触发信号传递等一系列的生物化学过程，激活细胞内基因合成多种 AVP 从而实现对病毒的抑制作用。AVP 主要有 $2',5'$-腺嘌呤核苷合成酶（$2',5'$-A 合成酶）和蛋白激酶（PKR）等。

主治语录：干扰素的抗病毒作用具有广谱性。

4. 免疫调节及抗肿瘤活性 干扰素还具有免疫调节作用，其中 IFN-γ 尤为重要。包括激活巨噬细胞，活化 NK 细胞，促进细胞 MHC 抗原的表达，增强淋巴细胞对靶细胞的杀伤等。此外，干扰素还能直接抑制肿瘤细胞的生长，被用于某些癌症的治疗中。

（二）先天不感受性

主要取决于细胞膜上有无病毒受体。机体的遗传因素决定了种属和个体对病毒感染的差异。如有些动物病毒不能使人感染；也有些人类病毒不能进入动物细胞内增殖。

（三）屏障作用

血脑屏障能阻挡病毒经血流进入中枢神经系统。胎盘屏障

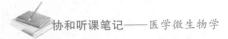

保护胎儿免受母体所感染病毒的侵害，但其屏障的保护作用与妊娠时期有关。妊娠 3 个月以内，胎盘屏障尚未发育完善。

（四）细胞作用

1. 巨噬细胞对阻止病毒感染和促使病毒感染的恢复具有重要作用。

2. 中性粒细胞虽也能吞噬病毒，但不能将其杀灭，病毒在其中还能增殖，反而将病毒带到全身，引起扩散。

3. NK 细胞能杀伤许多病毒感染的靶细胞，是抗病毒感染中主要的固有免疫杀伤细胞。

二、适应性免疫

（一）体液免疫

1. 中和抗体　针对病毒某些表面抗原的抗体。

（1）此类抗体能与细胞外游离的病毒结合从而消除病毒的感染能力。其作用机制主要是直接封闭与细胞受体结合的病毒抗原表位，或改变病毒表面构型，阻止病毒吸附、侵入易感细胞。

（2）中和抗体不能直接灭活病毒。病毒与中和抗体形成的免疫复合物，可被巨噬细胞吞噬清除。有包膜的病毒与中和抗体结合后，可通过激活补体导致病毒裂解。

（3）IgG、IgM、IgA 3 类免疫球蛋白都有中和抗体的活性，但特性不同。

2. 血凝抑制抗体　表面含有血凝素的病毒可刺激机体产生抑制血凝现象的抗体。

3. 补体结合抗体　由病毒内部抗原或病毒表面非中和抗原所诱发，不能中和病毒的感染性，但可通过调理作用增强巨噬细胞的吞噬作用。

（二）细胞免疫

细胞免疫在抗病毒感染中起着重要作用，可从各种先天性免疫异常患者对病毒感染的抵抗力的差异加以证实。构成病毒适应性细胞免疫应答的主要效应因素是 CD8$^+$细胞毒性 T 细胞（CTL）和 CD4$^+$辅助性细胞（Th1）。

1. CTL

（1）CD8$^+$CTL 受 MHC I 类分子限制，是发挥细胞毒作用的主要细胞。在多数病毒感染中，因 CTL 可杀伤靶细胞达到清除或释放在细胞内复制的病毒体，从而在抗体的配合下清除病毒，因此被认为是终止病毒感染的主要机制。

（2）CTL 还可通过分泌多种细胞因子，如 IFN-γ、TNF 等发挥抗病毒作用。

2. CD4$^+$Th1 细胞　活化的 Th1 细胞释放 IFN-γ，TNF 等多种细胞因子，通过激活巨噬细胞和 NK 细胞，诱发炎症反应，促进 CTL 的增殖和分化等，在抗病毒感染中起重要作用。

三、抗病毒免疫持续时间

1. 有病毒血症的全身性病毒感染，病后免疫较为牢固，且持续时间较长，如水痘、天花等。另一类病毒感染常只局限于局部或黏膜表面，无病毒血症，这类病毒常引起短暂的免疫，宿主可多次感染，如可引起普通感冒的鼻病毒等。

2. 只有单一血清型的病毒感染，病后有牢固性免疫，持续时间长，如乙型脑炎病毒。而鼻病毒则因血清型别多，通过感染所建立的免疫对其他型病毒无免疫作用。

3. 易发生抗原变异的病毒感染，病后只产生短暂免疫力。如甲型流感病毒、乙型流感病毒表面抗原发生变异后，由于人

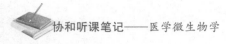

群对变异病毒无免疫力，易引起流感的流行。

 历年真题

病毒的水平传播是指病毒

  A. 通过血液向其他组织传播

  B. 从侵入门户向血液中的传播

  C. 在人群个体间的传播

  D. 在细胞与细胞间的传播

  E. 沿神经传播

参考答案：C

第二十四章 病毒感染的检查方法 与防治原则

核心问题

病毒感染的形态学检查、血清学诊断、防治原则。

内容精要

目前病毒感染的微生物学检查程序主要包括标本的采集与送检、病毒的分离鉴定以及病毒感染的诊断。病毒性疾病的防治分为特异性防治和非特异性防治，前者包括接种疫苗，注射抗体、细胞免疫制剂等，后者包括使用抗病毒药物等。

第一节 病毒感染的检查方法

一、标本的采集与送检

病毒标本的采集与送检原则与细菌的基本相似，但还要特别注意下列原则。

1. 采集急性期标本 用于分离病毒或检测病毒及其核酸的标本应采集患者急性期标本，以提高检出阳性率。

2. 使用抗生素 对本身带有其他微生物（如咽拭子、粪便）或易受污染的标本，进行病毒分离培养时，应使用抗生素以抑制标本中的细菌或真菌等生长繁殖。

3. 冷藏保存、快速送检　因病毒在室温中易失去活性，故所采集的标本应低温保存并尽快送检。

4. 采集双份血清　血清学检查标本的采取应在发病初期和病后 2~3 周内各取 1 份血清，以利于动态观察双份血清抗体效价。

二、病毒的分离与鉴定

（一）病毒的分离培养

1. 动物接种　可根据病毒的亲嗜性选择敏感动物及其适宜的接种部位，观察动物的发病情况。

2. 鸡胚培养　按病毒接种部位分为绒毛尿囊膜、尿囊腔、羊膜腔和卵黄囊。分离流感病毒最常用。

3. 细胞培养　是病毒分离鉴定中最常用的方法。从细胞的来源、染色体特征及传代次数等可分为以下几种。

（1）原代细胞：来源于动物、鸡胚或引产人胚组织的细胞，对多种病毒敏感性高，但来源困难。

（2）二倍体细胞：在体外分裂 50~100 代后仍保持二倍染色体数目的单层细胞。

（3）传代细胞系：由肿瘤细胞或二倍体细胞突变而来，能在体外持续传代。

（二）病毒的鉴定

1. 病毒感染的常用鉴定方法

（1）病毒形态学鉴定：病毒悬液经高浓度浓缩和纯化后，借助磷钨酸负染及电子显微镜可直接观察到病毒颗粒，根据形态、大小可初步判断病毒属于哪一科。

（2）病毒血清学鉴定：用已知的诊断血清对病毒进行种、型和亚型的鉴定。方法除常用的免疫标记法外，还有血凝抑制试验等。

（3）病毒分子生物学鉴定：其方法主要包括核酸扩增、核酸杂交、基因芯片、基因测序等分子生物学技术。

2. 病毒在细胞中增殖的鉴定指标（表 24-1-1）

表 24-1-1　病毒在细胞中增殖的鉴定指标

细胞病变	部分病毒在敏感细胞内增殖时可引起特有的细胞病变，称为致细胞病变作用（CPE）。常见的病变有细胞变圆、胞质颗粒增多、细胞聚集、融合、坏死、溶解或脱落，形成包涵体等
红细胞吸附	带有血凝素的病毒（如流感病毒）感染细胞后，细胞膜上可出现血凝素，能与加入的脊椎动物（豚鼠、鸡、猴等）的红细胞结合，此现象称为红细胞吸附，常用作含有血凝素的正黏病毒与副黏病毒等的增殖指标
病毒干扰作用	某些病毒感染细胞后不出现 CPE，但能干扰在其后感染同一细胞的另一病毒的增殖，从而阻抑后者所特有的 CPE
细胞代谢的改变	病毒感染细胞可使培养液的 pH 改变，说明细胞的代谢在病毒感染后发生了变化。这种培养环境的生化改变也可作为判断病毒增殖的指征

3. 病毒的感染性与数量测定

（1）50% 组织细胞感染量（$TCID_{50}$）测定：将待测病毒液进行 10 倍系列稀释，分别接种于单层细胞，经培养后观察 CPE 等病毒增殖指标，以感染 50% 细胞的最高病毒稀释度为判定终点，经统计学处理计算出 $TCID_{50}$。

（2）红细胞凝集试验（血凝试验）：将含有血凝素的病毒接种鸡胚或感染细胞后，收集其鸡胚羊膜腔液、尿囊液或细胞培养液，加入动物红细胞后可出现红细胞凝集。

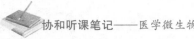

（3）空斑形成试验：将适当稀释浓度的病毒液定量接种于敏感的单层细胞中，经一定时间培养后，由于病毒的增殖使感染的单层细胞病变脱落，可形成肉眼可见的空斑，一个空斑即一个空斑形成单位（PFU），计数平板中空斑数可推算出样品中活病毒的数量，通常以 PFU/ml 表示。

（4）感染复数（MOI）：感染时病毒与细胞数量的比值。

三、病毒感染的诊断

（一）形态学检查

1. 电镜和免疫电镜检查含有高浓度病毒颗粒（$\geqslant 10^7$ 颗粒/ml）的样品。

2. 光学显微镜检查观察某些病毒感染细胞内的包涵体。

（二）病毒成分检测

1. 病毒蛋白抗原检测　目前常用酶免疫测定（EIA）和免疫荧光测定（IFA）。

2. 病毒核酸检测　采用核酸扩增、核酸杂交、基因芯片、基因测序等技术。

（三）病毒感染的血清学诊断

1. 中和试验　病毒在细胞培养中被特异性抗体中和而失去感染性的一种试验，常用于检测患者血清中抗体的消长情况。

主治语录：中和试验适用于人群免疫情况的调查，较少用于临床诊断。

2. 血凝抑制试验（HI）　具有血凝素的病毒能凝集鸡、豚鼠和人等的红细胞，称为血凝现象。这种现象能被相应抗体抑制，称为血凝抑制。其原理是相应抗体与病毒结合后，阻抑了病毒表面的血凝素与红细胞的结合。

3. 特异性 IgM 抗体检测　病毒感染机体后，特异性 IgM 抗体出现较早，检测病毒 IgM 抗体可辅助诊断急性病毒感染。常用的方法包括 ELISA 和 IFA。

第二节　病毒感染的特异性预防

一、人工主动免疫常用生物制品

1. 灭活疫苗　通过理化方法将具有毒力的病毒灭活后制成灭活疫苗，这种疫苗失去了感染性但仍保留原病毒的抗原性，常用的有肾综合征出血热疫苗、狂犬病疫苗、甲型肝炎疫苗、流感疫苗等。

2. 减毒活疫苗　通过毒力变异或人工选择培养将毒株变为减毒株或无毒株，常用的有脊髓灰质炎疫苗、流感疫苗、麻疹疫苗、腮腺炎疫苗、风疹疫苗、乙型脑炎疫苗等。

3. 亚单位疫苗　用病毒保护性抗原如病毒包膜或衣壳的蛋白亚单位制成的不含有核酸、但能诱发机体产生免疫应答的疫苗。如流感病毒血凝素 18 个氨基酸肽、Ⅰ 型脊髓灰质炎病毒 VP1 结构蛋白、HBsAg 及狂犬病病毒刺突糖蛋白等。

4. 基因工程疫苗　采用 DNA 重组技术，提取编码病毒保护性抗原基因，将其插入载体，并导入细菌、酵母菌或哺乳动物细胞中表达、纯化后制成的疫苗。如重组乙肝疫苗（rHBsAg）。

5. 重组载体疫苗　将编码病毒抗原的基因转入到载体，通常是减毒的病毒或细菌中制成的疫苗，痘苗病毒是常用的载体，已被用于 HAV、HBV、HSV、麻疹病毒等重组载体疫苗的研制。

6. 核酸疫苗　目前研究较多的是 DNA 疫苗，是将编码病毒有效免疫原的基因克隆到真核质粒表达载体上，然后将重组的质粒 DNA 直接注射到宿主体内，使外源基因在活体内表达，产生的抗原刺激机体产生免疫反应。

二、人工被动免疫常用生物制品

1. 免疫球蛋白　主要是从正常人血浆中提取的丙种球蛋白，可用于对某些病毒性疾病（如麻疹、甲型肝炎等）的紧急预防。此外，还有专门针对某一种特定病毒的高效价的特异性免疫球蛋白，如抗狂犬病的免疫球蛋白。

2. 细胞免疫制剂　目前临床用于治疗的细胞因子包括 IFN-α、IFN-β、IFN-γ、白介素等。主要用于某些病毒性疾病和肿瘤的治疗。

第三节　病毒感染的治疗

抗病毒药物必须进入细胞内才能作用于病毒，且必须对病毒有选择性抑制作用而对宿主细胞或机体无损伤。从理论上讲，病毒复制周期中的任何一个环节都可作为抗病毒药物作用的靶位，如阻止病毒吸附和穿入宿主细胞，阻碍病毒脱壳，干扰病毒核酸复制与生物合成，抑制病毒的装配、成熟和释放等。

一、抗病毒化学制剂

1. 核苷类药物　为最早用于临床的抗病毒药物，其作用机制主要是抑制病毒基因的转录和复制。

（1）碘苷（IDU）：用于治疗疱疹病毒引起的角膜炎。

（2）阿昔洛韦（ACV）：用于疱疹病毒感染引起的单纯疱疹、生殖器疱疹及带状疱疹。

（3）阿糖腺苷（Ara-A）：用于疱疹病毒、巨细胞病毒以及 HBV 感染的治疗。

（4）齐多夫定（AZT）：可以有效地降低艾滋病的发病率与病死率，因有抑制骨髓作用和形成病毒的耐药而将被淘汰。

（5）双脱氧肌苷（DDI）、双脱氧胞苷（DDC）、dTC：这几类核苷衍生物对 HIV 有明显抑制作用。

（6）拉米夫定：艾滋病的抗病毒治疗；治疗慢性乙型肝炎的药物之一。

（7）利巴韦林：即病毒唑，主要用于 RNA 病毒感染的治疗。目前临床主要用于流感和呼吸道合胞病毒感染的治疗。

（8）索非布韦：丙型肝炎病毒（HCV）RNA 聚合酶 NS5B 的抑制剂。

2. 非核苷类逆转录酶抑制剂

（1）奈韦拉平：用于治疗 HIV 感染，但耐药株已出现，建议与其他药物联合使用。

（2）吡啶酮：作用类似奈韦拉平。

3. 蛋白酶抑制剂

（1）沙奎那韦：应用于 HIV 感染。

（2）茚地那韦、利托那韦：用于 HIV 感染的治疗。

（3）替拉瑞韦、波普瑞韦和西咪匹韦：抗 HCV NS3/4A 蛋白酶抑制剂。

4. 整合酶抑制剂　拉替拉韦和艾维雷韦是 HIV 整合酶抑制剂。

5. 神经氨酸酶抑制剂　奥司他韦和扎那米韦是流感病毒神经氨酸酶（NA）抑制剂。

二、干扰素和干扰素诱生剂

1. 干扰素（IFN）　具有广谱抗病毒作用，毒性小，使用同种 IFN 无抗原性，主要用于 HBV、HCV、人类疱疹病毒和乳头瘤病毒等感染的治疗。

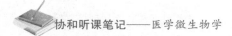
2. 干扰素诱生剂　　多聚肌苷酸和多聚胞啶酸、甘草甜素、芸芝多糖。

三、中草药防治病毒感染

中草药如黄芪、板蓝根、大青叶、贯众、蟛蜞菊以及甘草和大蒜提取物等均有抑制病毒的作用，对肠道病毒、呼吸道病毒、虫媒病毒、肝炎病毒感染有一定防治作用。

四、新抗生素类

近年来抗病毒药物研究的进展表明，一些来自真菌、放线菌等微生物的抗生素具有抗病毒感染作用。

五、治疗性疫苗

一种以治疗疾病为目的的新型疫苗，主要有 DNA 疫苗和抗原-抗体复合物疫苗。

六、治疗性抗体

可以通过中和病毒、杀伤感染细胞以及调节免疫等机制达到治疗目的。如人源化鼠单克隆抗体帕利珠单抗，该抗体主要用于严重呼吸道合胞病毒肺部感染的高危儿童。

七、基因治疗剂

抗病毒基因治疗目前还处于研究阶段，尚未应用于人体。有如下几种治疗剂：反义寡核苷酸、干扰 RNA、核酶。

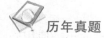 **历年真题**

1. 麻疹疫苗属于
　　A. 灭活疫苗

　　B. 减毒活疫苗

　　C. 类毒素疫苗

D. 基因工程疫苗

E. DNA 疫苗

2. 狂犬病疫苗属于

　　A. 灭活疫苗

　　B. 减毒活疫苗

C. 类毒素疫苗

D. 基因工程疫苗

E. DNA 疫苗

参考答案：1. B　2. A

第二十五章 呼吸道病毒

内容精要

呼吸道病毒是指以呼吸道为侵入门户，在呼吸道黏膜上皮细胞中增殖，引起呼吸道局部感染或呼吸道以外组织器官病变的一类病毒。主要的呼吸道病毒及其所致呼吸道感染性疾病见表 25-0-1。

表 25-0-1　主要的呼吸道病毒及其所致呼吸道感染性疾病

病毒科	病毒种类	所致呼吸道感染性疾病
正黏病毒	甲型、乙型、丙型流感病毒	流行性感冒

病毒科	病毒种类	所致呼吸道感染性疾病
副黏病毒	副流感病毒 1~5 型	普通感冒、支气管炎等
	呼吸道合胞病毒	婴儿支气管炎、支气管肺炎
	麻疹病毒	麻疹
	腮腺炎病毒	流行性腮腺炎
	亨德拉病毒	脑炎、呼吸道感染
	尼帕病毒	脑炎、呼吸道感染
	人偏肺病毒	毛细支气管炎、肺炎、上呼吸道感染
披膜病毒	风疹病毒	小儿风疹、胎儿畸形或先天性风疹综合征
小 RNA 病毒	鼻病毒	普通感冒、急性上呼吸道感染
冠状病毒	SARS 冠状病毒	SARS（严重急性呼吸综合征）
	人其他型别冠状病毒	普通感冒、急性上呼吸道感染
腺病毒	腺病毒	小儿肺炎

第一节　正黏病毒

正黏病毒只有流行性感冒病毒一个种，简称流感病毒，包括人流感病毒和动物流感病毒。人流感病毒是人流行性感冒（流感）的病原体，分为甲（A）、乙（B）、丙（C）3 型。

一、生物学性状

（一）形态与结构

流感病毒一般为球形，直径为 80~120nm，初次从患者体内分离出的病毒有时呈丝状或杆状；病毒体结构包括病毒基因组与蛋白质组成的核衣壳和包膜。

1. 病毒基因组与编码蛋白质　流感病毒基因片段与编码的

蛋白及功能，见表 25-1-1。

表 25-1-1　流感病毒基因片段与编码的蛋白及功能

基因节段	编码的蛋白质	蛋白质功能
1	PB2	RNA 聚合酶组分
2	PB1	RNA 聚合酶组分
3	PA	RNA 聚合酶组分
4	HA	血凝素，为包膜糖蛋白，介导病毒吸附，酸性情况下介导膜融合
5	NP	核蛋白，为病毒衣壳成分，参与病毒转录和复制
6	NA	神经氨酸酶，促进病毒释放
7	M1	基质蛋白，促进病毒装配
	M2	膜蛋白，为离子通道，促进病毒脱壳
8	NS1	非结构蛋白，抑制 mRNA 前体的拼接，降低干扰素对流感病毒的作用
	NS2	非结构蛋白，帮助病毒 RNP 出核

2. 核衣壳

（1）由病毒基因组、RNA 依赖的 RNA 聚合酶复合体（PB1、PB2 和 PA），以及覆盖表面的 NP 共同组成，即病毒的核糖核蛋白（vRNP）。

（2）NP 是主要的结构蛋白，抗原结构稳定，很少发生变异，与 M 蛋白共同决定病毒的型特异性，但不能诱导中和抗体产生。

主治语录：核衣壳无感染性。

3. 包膜　由内层的基质蛋白（MP）和外层的脂蛋白（LP）组成，具有维持病毒外形与完整性等作用。MP 抗原结构较稳定，具有型特异性，不能诱导中和抗体产生。病毒体包膜上镶嵌有 2 种刺突，即血凝素（HA）和神经氨酸酶（NA）。HA 和 NA（表 25-1-2）的抗原结构不稳定，易发生变异，是划分甲型流感病毒亚型的主要依据。

表 25-1-2　HA 和 NA

鉴别点	HA	NA
比例	约占病毒蛋白的 25%	约占病毒蛋白的 5%
结构	为糖蛋白三聚体，每个单体的前体蛋白（HAO）由血凝素 1（HA1）和血凝素 2（HA2）通过精氨酸和二硫键连接而成	为糖蛋白四聚体，由 4 个立体亚单位组成，呈纤维状镶嵌于包膜脂质双层中，末端有扁球形结构
主要功能	（1）凝集红细胞 （2）吸附宿主细胞 （3）具有抗原性：HA 刺激机体产生的特异性抗体为保护性抗体，具有中和病毒感染性和抑制血凝的作用	（1）参与病毒释放 （2）促进病毒扩散 （3）具有抗原性：NA 刺激产生的特异性抗体可以抑制病毒的释放与扩散，但不能中和病毒的感染性

（二）复制周期

病毒核衣壳以 vRNP 形式，通过核膜孔从细胞质转移到细胞核内，启动病毒 RNA 的转录复制，生成的 mRNA 转移到胞质，指导合成病毒的结构蛋白和非结构蛋白，并装配流感病毒，最后以出芽方式释放出子代病毒颗粒。

（三）分型与变异

1. 分型

（1）根据 NP 和 MP 的抗原性不同，流感病毒被分为甲、乙、丙 3 型。

（2）根据病毒表面 HA 和 NA 抗原性的不同，甲型流感病毒又分为若干亚型，迄今发现 HA 有 16 种（1~16）抗原，NA 有 9 种（1~9）抗原。

（3）目前，人类的甲型流感病毒亚型主要有 H1、H2、H3 和 N1、N2 抗原构成的亚型。

2. 变异　流感病毒的抗原性变异包括以下两种形式。

（1）抗原性转变：在自然流行条件下，甲型流感病毒表面的一种或两种抗原结构发生大幅度的变异，或者由于两种或两种以上甲型流感病毒感染同一细胞时发生基因重组，而形成与前次流行株的抗原结构不同的新亚型的变异形式。<u>引起人类之间的流感大流行</u>。

（2）抗原性漂移：亚型内变异，变异幅度小或连续变异，通常由病毒基因点突变和人群免疫力选择性降低引起，可引起小规模的流感流行。

　主治语录：抗原性转变属于质变，抗原性漂移属于量变。

（四）培养特性

1. 流感病毒能在鸡胚羊膜腔和尿囊腔中增殖。增殖的病毒游离于羊水或尿囊液中，用红细胞凝集试验可检出病毒。

2. 流感病毒在细胞培养（人羊膜、猴肾等细胞）中可以增殖，但不引起明显的 CPE，依 HA 的凝集与吸附红细胞能力建立的红细胞吸附试验可以判定病毒感染与增殖情况。

（五）抵抗力

抵抗力弱，不耐热，56℃ 30 分钟即可灭活；室温下病毒传染性很快丧失，在 0~4℃ 能存活数周。对干燥、日光、紫外线以及乙醚、甲醛等化学试剂敏感。

二、致病性和免疫性

（一）致病性

1. 流感病毒易发生抗原变异，是引起流行性感冒的主要病毒。甲型流感病毒除感染人类以外，还可以感染禽、猪、马等动物；乙型流感病毒可以感染人和猪；而丙型流感病毒只感染人类。

2. 主要传染途径是经飞沫、气溶胶通过呼吸道在人间传播。患者出现畏寒、头痛、发热、浑身酸痛、鼻塞、流涕、咳嗽等症状。

3. 禽流感病毒不能在人类之间直接传播，但重组形成的新病毒可能引起人类之间流行。

（二）免疫性

在流感病毒感染或疫苗接种后，机体可形成特异性免疫应答。

1. 呼吸道黏膜局部分泌的 sIgA 抗体有阻断病毒感染的保护作用，但只能短暂存留几个月。

2. 血清中抗 HA 特异性抗体为中和抗体，有抗病毒感染、减轻病情的作用，可持续存在数月至数年。

3. 抗 NA 特异性抗体可以抑制病毒的释放与扩散，但不能中和病毒的感染性。抗 NP 特异性抗体具有型特异性，可用于病毒的分型。

三、微生物学检查

1. 病毒的分离与鉴定

（1）采集发病 3 天以内患者的咽洗液或咽拭子，经抗生素处理后接种于鸡胚羊膜腔或尿囊腔中，于 33~35℃ 孵育 3~4 天后，收集羊水或尿囊液进行红细胞凝集试验。

（2）如红细胞凝集试验阳性，再用已知免疫血清进行红细胞凝集抑制试验，以鉴定分离病毒的型别，若阴性则需用鸡胚盲目传代 3 次以上，仍无红细胞凝集现象为病毒分离阴性。

2. 血清学诊断

（1）采取患者急性期（发病 5 天内）和恢复期（病程 2~4 周）双份血清，用 HI 试验检测抗体效价，如果恢复期比急性期血清抗体效价升高 4 倍以上，即可作出诊断。

（2）用补体结合试验（CF）可以检测 NP、MP 抗体，这些抗体出现早、消失快，可以作为新近感染的指标。

3. 快速诊断　采用间接或直接免疫荧光法、ELISA 检测病毒抗原，RT-PCR、核酸杂交或序列分析等方法检测病毒核酸有助于快速诊断。

四、防治原则

1. 加强锻炼，流行期间避免到人群聚集的公共场所，必要的空气消毒等可以在一定程度上预防流感的发生。

2. 在流感流行季节之前对人群进行流感疫苗预防接种。目前使用的流感疫苗包括全病毒灭活疫苗、裂解疫苗和亚单位疫苗 3 种。在流感流行高峰前 1~2 个月接种流感疫苗可有效发挥保护作用。

3. 流感的治疗以对症治疗和预防继发性细菌感染为主。金刚烷胺可抑制甲型流感病毒的穿入与脱壳过程。奥司他韦可以选择性抑制甲型流感病毒的 NA 活性。利巴韦林、干扰素具有广谱的抗病毒作用，中草药也有一定疗效。

第二节　副黏病毒

副黏病毒科包括副流感病毒、麻疹病毒、呼吸道合胞病毒、腮腺炎病毒、尼帕病毒和人偏肺病毒。副黏病毒与正黏病毒的比较见表 25-2-1。

表 25-2-1　副黏病毒与正黏病毒的特性比较

特　性	正黏病毒	副黏病毒
病毒形态	有包膜，球形，大小 80～120nm，有时呈丝形	有包膜，球形，大小 150～300nm
基因特征	分 8 个节段，单负链 RNA，对 RNA 酶敏感	不分节段，单负链 RNA，对 RNA 酶稳定
抗原变异	高频率	低频率
血凝特点	有	有
溶血特点	无	有
包膜表面蛋白	HA 蛋白和 NA 蛋白	HN 蛋白：副流感病毒、腮腺炎病毒 HA 蛋白无 NA 蛋白：麻疹病毒 无 HA 蛋白和 NA 蛋白：冠状病毒、呼吸道合胞病毒、亨德拉病毒、尼帕病毒、人偏肺病毒

一、麻疹病毒

（一）生物学性状

1. 形态与结构　麻疹病毒为球形或丝形，直径 120～250nm，有包膜，核衣壳呈螺旋对称，核心为不分节段的单负链 RNA。

2. 培养特性　病毒可在多种原代或传代细胞（如人胚肾、人羊膜、Vero、HeLa 等细胞）中增殖，并出现细胞融合或形成多核巨细胞病变等。在病毒感染细胞质及细胞核内可见嗜酸性包涵体。

3. 抗原性　麻疹病毒抗原性较稳定，只有一个血清型，但存在小幅度的抗原变异。根据麻疹病毒核蛋白基因 C 末端高变区或全长血凝素基因特点，可以将野生型麻疹病毒分为 A～H 8 个基因群，包括 23 个基因型。

4. 抵抗力　麻疹病毒抵抗力较弱，加热 56℃ 30 分钟或常用消毒剂均可灭活，且对日光及紫外线敏感。

（二）致病性与免疫性

1. 致病性

（1）人是麻疹病毒的唯一自然储存宿主。传染源是急性期麻疹患者，在患者出疹前 6 天至出疹后 3 天内有传染性。

（2）主要通过飞沫传播，也可经患者用品或密切接触传播。麻疹传染性极强，易感者接触后几乎全部发病。

（3）麻疹病毒经呼吸道进入机体后，首先感染具有麻疹病毒受体 CD46 分子的靶细胞，并在其中增殖，再侵入淋巴结增殖后，入血形成第一次病毒血症；同时病毒在全身淋巴组织中大量增殖后再次入血，形成第二次病毒血症。

（4）患者出现上呼吸道卡他症状。在口腔两颊内侧黏膜表面形成特征性的中心灰白、周围红色的 Koplik 斑。发病 3 天后，患者可出现特征性米糠样皮疹。

2. 免疫性　麻疹愈后可获得终生免疫力，包括体液免疫和细胞免疫。细胞免疫有很强的保护作用，在麻疹恢复中起主导作用。

（三）微生物学检查法

1. 病毒分离与鉴定

（1）取患者发病早期的血液、咽洗液或咽拭子，经抗生素处理后接种于人胚肾、猴肾或人羊膜细胞中进行病毒分离培养；病毒增殖缓慢，7~10 天后可出现典型 CPE，形成多核巨细胞、胞内或核内嗜酸性包涵体等。

（2）用免疫荧光技术检测病变细胞中的麻疹病毒抗原等可以进行病毒鉴定。

2. 血清学诊断　取患者急性期和恢复期双份血清，进行 HI 试验、CF 试验或中和试验等。当抗体滴度增高 4 倍以上时，可辅助诊断麻疹病毒感染。

3. 快速诊断　荧光标记抗体检查麻疹病毒抗原，或用核酸分子杂交技术、RT-PCR 技术等检测病毒核酸，可以快速诊断麻疹病毒感染。

（四）防治原则

1. 预防麻疹的主要措施是隔离患者，以及进行人工主动免疫提高儿童免疫力。

2. 儿童在 8 月龄接种 1 剂麻疹-风疹联合减毒活疫苗（麻风疫苗，MR），在 18~24 月龄接种 1 剂麻疹-腮腺炎-风疹三联疫苗（MMR）。免疫力可持续 10~15 年。

3. 对于与麻疹患儿有密切接触，但未注射过疫苗的易感儿童，可在接触后 5 天内肌内注射麻疹恢复期患者血清或丙种球蛋白等进行被动免疫，有一定的预防效果。

二、腮腺炎病毒

1. 生物学性状　腮腺炎病毒呈球形，直径为 100~200nm，核衣壳呈螺旋对称。核酸为非分节段的单负链 RNA。

2. 致病性　主要引起流行性腮腺炎。腮腺炎病毒仅有一个血清型。主要通过飞沫传播。疾病潜伏期为 7~25 天，以腮腺肿胀、疼痛为主要症状，多见于儿童。还可引起部分患者的胰腺、

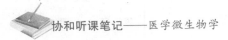

睾丸或卵巢等感染，严重者可并发脑炎。

3. 防治原则　腮腺炎的预防以隔离患者，减少传播机会和接种疫苗为主。目前，采用麻疹－腮腺炎－风疹三联疫苗（MMR）进行接种，免疫保护效果较好。尚无有效药物治疗。

三、呼吸道合胞病毒（RSV）

1. 生物学性状　病毒形态为球形，直径为100~200nm，有包膜，基因组为非分节段的单负链RNA。

2. 致病性　只有一个血清型。主要引起6个月以下婴儿患细支气管炎和肺炎等下呼吸道感染，以及较大儿童和成年人的鼻炎感冒等上呼吸道感染。

四、副流感病毒

1. 生物学性状　病毒呈球形，直径为125~250nm。核酸为不分节段的单负链RNA。

2. 致病性　病毒通过人间直接接触或飞沫传播。副流感病毒可引起各年龄段人群的上呼吸道感染，并可引起婴幼儿及儿童发生严重的呼吸道疾病，如小儿哮喘、细支气管炎和肺炎等。

五、亨德拉病毒与尼帕病毒

1. 亨德拉病毒、尼帕病毒感染主要通过密切接触的形式，在动物以及动物与人之间传播，果蝠是主要的中间宿主。

2. 亨德拉病毒主要引起人和马的神经系统及呼吸系统感染，马是主要传染源；尼帕病毒主要引起人和猪的神经系统及呼吸系统感染，猪是主要传染源。

3. 患者主要表现为病毒脑炎，初期症状轻微，呈类流感症状，随后出现高热、头痛、视物模糊和昏迷等症状，多见于成年男性。

六、人偏肺病毒

人偏肺病毒（HMPV）主要经呼吸道传播，引起与 RSV 感染相似的症状，但病情较缓和，病程较短。通常表现为毛细支气管炎、肺炎、上呼吸道感染、眼结合膜炎、中耳炎等，如与其他呼吸道病毒混合感染时症状加重，易合并心力衰竭、呼吸衰竭。

第三节 冠状病毒

一、生物学性状

1. 形态与结构　病毒直径 80~160nm，核衣壳呈螺旋对称，包膜表面有 20nm 的长管状或纤维状刺突，呈多形性花冠状突起。病毒基因组为非分节段的单正链 RNA。

主治语录：冠状病毒是基因组最大的 RNA 病毒。

2. 培养　SARS 冠状病毒（SARS-CoV）可引起 Vero 细胞和 FRhk-4 细胞的 CPE。

3. 抵抗力　病毒对乙醚、三氯甲烷、酯类、紫外线以及理化因子较敏感，37℃数小时便丧失感染性。

二、致病性与免疫性

1. 常见的冠状病毒主要感染成年人或较大儿童，引起普通感冒、咽喉炎或成年人腹泻，病毒经飞沫传播，粪−口途径亦可以传播。病后免疫记忆不强，再感染仍可发生。

2. 冠状病毒的某些毒株还可引起严重急性呼吸综合征（SARS）和中东呼吸综合征（MERS）等。SARS 的主要症状有发热、咳嗽、头痛、肌肉痛及呼吸道感染症状。蝙蝠可能是

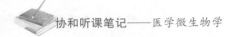

SARS-CoV 的自然储存宿主。

三、微生物学检查与防治原则

1. 病毒分离与鉴定　一般用细胞培养、器官培养等方法，对鼻分泌物、咽漱液等标本进行病毒分离。

2. 血清学诊断　用双份血清做中和试验、ELISA 等进行血清学诊断。

3. 快速诊断　用免疫荧光技术、酶免疫技术和 RT-PCR 技术检测病毒抗原或核酸等进行快速诊断。

4. 尚无特异性的治疗药物和预防疫苗。

主治语录：SARS 相关样品处理、病毒培养和动物试验需要在生物安全三级实验室中进行。

第四节　其他呼吸道病毒

一、风疹病毒

1. 生物学性状　风疹病毒（RV）为单股正链 RNA 病毒，直径约 60nm，有包膜，核衣壳为二十面体对称，有血凝性。只有一个血清型。人是风疹病毒唯一的自然宿主。

2. 致病性

（1）呼吸道传播：病毒在呼吸道局部淋巴结增殖后，经病毒血症播散全身，引起风疹。儿童风疹最为常见，出现发热和轻微的麻疹样出疹，伴耳后和枕下淋巴结肿大等。

（2）垂直传播：最严重，引起胎儿先天性感染，孕妇在孕期 20 周内感染风疹病毒，导致流产或死胎，还可以引起先天性风疹综合征（CRS），如先天性心脏病、先天性耳聋、白内障等畸形。

3. 防治原则　风疹减毒活疫苗接种是预防风疹的有效措施。风疹病毒自然感染后可获得持久免疫力，孕妇血清中的抗体可以保护胎儿免受风疹病毒的感染。

二、腺病毒

1. 生物学性状　腺病毒颗粒直径为 60～90nm，无包膜，衣壳呈二十面体立体对称。

2. 致病性　人类腺病毒分为 A～G 共 7 组，42 个血清型。腺病毒主要通过呼吸道传播，3、7、11、21、14 型等主要引起婴幼儿肺炎和上呼吸道感染；其中 3 型和 7 型腺病毒为腺病毒肺炎的主要病原。此外，3、7、14 型可以引起咽结膜热（PCF），8、19、31 型可以引起流行性角膜炎（EKC），40、41 型可以引起儿童病毒性胃肠炎。

3. 微生物学检查　根据流行情况和临床表现可初步诊断腺病毒肺炎。用间接免疫荧光技术、ELISA 检测特异性 IgM 可以进行快速诊断，但不能进行腺病毒分型。常规咽拭子病毒分离及双份血清抗体检查可用于回顾诊断。

4. 防治原则　以对症治疗和抗病毒治疗为主。尚缺乏有效的抗病毒药物与疫苗。

三、鼻病毒

1. 生物学性状　鼻病毒属于小 RNA 病毒科鼻病毒属，病毒颗粒由病毒单股正链 RNA 与 VP1～VP4 蛋白组成，呈二十面体立体对称。鼻病毒不耐酸，在 pH 3.0 时迅速被灭活。

2. 致病性　鼻病毒可引起成年人普通感冒以及儿童的上呼吸道感染、支气管炎等。

3. 免疫性　鼻病毒感染后可产生呼吸道局部 sIgA，对同型病毒有免疫力，持续时间短。

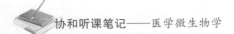

4. 防治原则　微生物学检查临床诊断意义不大。干扰素有一定治疗效果。

四、呼肠病毒

1. 生物学性状　病毒直径 60~80nm，基因组为 10 个节段的双链 RNA，外被为二十面体立体对称的双层蛋白质衣壳，无包膜，有 3 个血清型。

2. 致病性　呼肠病毒对动物具有广泛的致病性，在人类主要引起无症状的感染，少数人可引起胃肠道疾病、上呼吸道疾病和神经系统疾病，较少数患者可能出现严重并发症。

 历年真题

1. 为预防风疹和先天性风疹综合征，禁忌接种风疹减毒活疫苗的人群是
   A. 育龄期女青年
   B. 结婚登记时的女青年
   C. 1 岁以上的少年儿童
   D. 妊娠妇女（孕妇）
   E. 注射过抗风疹人血清免疫球蛋白的孕妇

2. 甲型流感病毒最容易发生变异的成分是
   A. 包膜脂类
   B. 神经氨酸酶和血凝素
   C. 衣壳蛋白
   D. 基质蛋白
   E. 核蛋白

参考答案：1. D　2. B

第二十六章　肠道病毒

核心问题

1. 肠道病毒的共同特性。
2. 脊髓灰质炎病毒的分型、致病性、防治原则。
3. 柯萨奇病毒与埃可病毒的致病性。

内容精要

肠道病毒是指经消化道感染和传播、能在肠道中复制、并引起人类相关疾病的胃肠道感染病毒。肠道病毒在分类学上归属于小 RNA 病毒科下的肠道病毒属（EV），是一类生物学性状相似、病毒颗粒非常小的单正链 RNA 病毒。肠道病毒的共同特征如下。

1. 形态结构　肠道病毒为无包膜的小 RNA 病毒，直径 24~30nm，衣壳为二十面体立体对称。基因组为单正链 RNA（+ssRNA）。

2. 培养特性　多数肠道病毒能在有相应膜受体的易感细胞中增殖，迅速产生细胞病变；但柯萨奇病毒 A 组的某些型别（如 A1、A19 和 A22），只能在新生乳鼠体内增殖。

3. 抵抗力　对理化因素的抵抗力较强，在污水、和粪便中能存活数月；对酸有一定抵抗力；能耐受蛋白酶和胆汁的作用；

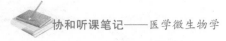

对乙醚、热和去垢剂有一定抗性。

4. 传播途径 主要经粪-口途径传播，以隐性感染多见。虽然肠道病毒在肠道中增殖，却引起多种肠道外感染性疾病，如脊髓灰质炎、无菌性脑膜炎、心肌炎以及急性出血性结膜炎等。一种型别的肠道病毒可引起几种疾病或病征，而一种疾病或病征又可由不同型别的肠道病毒引起。

第一节 脊髓灰质炎病毒

脊髓灰质炎病毒（PV）是脊髓灰质炎的病原体，ICTV 将其归属于丙种肠道病毒。脊髓灰质炎病毒分为 Ⅰ、Ⅱ、Ⅲ 3 个血清型，各型间没有交叉免疫反应，但 85% 左右的脊髓灰质炎患者均由 Ⅰ 型病毒引起。

一、生物学性状

1. 形态结构 病毒体呈球形，直径 22~30nm，衣壳呈二十面体立体对称，无包膜。核心为单正链 RNA，核酸不分节段。

2. 基因组与编码蛋白 病毒基因组为单正链 RNA，长约 7.4kb。基因组中间为连续开放读码框，两端为保守的非编码区。病毒 RNA 进入细胞后，可直接作为 mRNA，翻译出一个约 2200 个氨基酸的大分子多聚蛋白前体，然后经酶切后形成病毒结构蛋白 VP1~VP4 和各种功能性蛋白。

3. 抵抗力 脊髓灰质炎病毒对理化因素的抵抗力较强。在污水和粪便中病毒可存活数月，在胃肠道中能耐受胃酸，蛋白酶和胆汁的作用。对热、干燥较敏感，紫外线和 55℃ 湿热条件下可迅速灭活病毒。

二、致病性与免疫性

1. 传染源与传播途径 传染源是脊髓灰质炎患者或无症状

带毒者。主要通过粪-口途径传播。

2. 致病性　脊髓灰质炎病毒主要侵犯脊髓前角运动神经元，导致急性弛缓性肢体麻痹（AFP），患者以儿童多见，故又称小儿麻痹症。

✎ **主治语录：至少90%的感染者因免疫力强或病毒毒力弱，仅表现为隐性感染。**

3. 免疫性　患者可获得长期而牢固的型特异性免疫，主要以体液免疫的中和抗体为主。

（1）黏膜局部的 sIgA 可阻止脊髓灰质炎病毒在咽喉部、肠道内的吸附，阻断病毒经粪便排出播散。

（2）血清中和抗体（IgG、IgM）可阻止脊髓灰质炎病毒侵入中枢神经系统。血液中的抗脊髓灰质炎病毒的 IgG 抗体可经胎盘由母亲传给胎儿，故出生 6 个月以内的婴儿较少发生脊髓灰质炎。

三、微生物学检查法

1. 病毒分离与鉴定　取患者粪便、咽拭子、血液标本，经抗生素处理后接种于原代猴肾细胞或人源性传代细胞。病毒在细胞质中复制，培养 7~10 天后出现典型的细胞病变，再用中和试验进一步鉴定病毒的血清型别。

2. 血清学试验　取患者发病早期和恢复期双份血清，做中和试验检测血清中的抗体效价。若恢复期血清特异性抗体效价有 4 倍或以上增长，则有诊断意义。亦可检测血清中特异性 IgM 抗体，以作出近期感染的诊断。

3. 病毒基因组检测　采用核酸杂交、PCR 等分子生物学方法，可检测患者咽拭子、粪便等标本中的病毒基因组而进行快速诊断。同时可进行病毒基因组测序，并根据核苷酸序列的差异或酶切位点的不同来区别病毒的疫苗株与野毒株。

四、防治原则

自 20 世纪 50 年代中期以来，灭活脊髓灰质炎疫苗（IPV）和口服脊髓灰质炎减毒活疫苗（OPV）相继问世并得以广泛应用，使脊髓灰质炎发病率显著下降，绝大多数发达国家已消灭了脊髓灰质炎病毒野毒株。

1. 人工主动免疫

（1）人工主动免疫就是使用 IPV 和 OPV，特异性预防脊髓灰质炎。IPV 和 OPV 都是三型脊髓灰质炎病毒的混合疫苗，免疫后都可获得针对 3 个血清型病毒的保护性抗体。

（2）OPV 口服免疫类似自然感染，既可诱发血清抗体，预防麻痹型脊髓灰质炎的产生，又可刺激肠道局部产生 sIgA，阻止野毒株在肠道的增殖和人群中的流行。

（3）IPV 通过肌内注射接种，具有接种剂量大、不能产生肠道局部免疫、使用不方便等缺点，使其曾一度被 OPV 所代替。

（4）由于 OPV 热稳定性差，保存、运输、使用要求高，还有病毒毒力返祖的可能，特别是近年部分国家发生了 VAPP。因此，新的免疫程序建议首先使用 IPV 免疫两次，然后再口服 OPV 进行全程免疫，可消除或降低 VAPP 发生的危险。

2. 人工被动免疫　使用免疫球蛋白进行紧急预防。对脊髓灰质炎流行期间与患者有过密切接触的易感者，注射 10% 丙种球蛋白 $[0.3{\sim}0.5/(kg \cdot d)]$，可以避免发病或减轻症状。

第二节　柯萨奇病毒和埃可病毒

一、分型

1. 柯萨奇病毒　根据柯萨奇病毒对乳鼠的致病特点和对细

胞培养的敏感性不同，可将其分为 A、B 两组。

（1）A 组柯萨奇病毒（CVA）有 1~22 和 24 等 23 个血清型，感染乳鼠后引起肌肉松弛型麻痹，部分型别（如 A1、A19 和 A22）不能在培养细胞中生长。

（2）B 组柯萨奇病毒（CVB）有 1~6 等 6 个血清型，感染乳鼠后引起肌肉痉挛型麻痹，能在多种培养细胞中生长。

2. 埃可病毒　包括 1~9，11~27，29~33 等 31 个血清型。

二、致病性与免疫性

1. 柯萨奇病毒和埃可病毒主要通过粪-口途径传播，但也可经呼吸道或眼部黏膜感染。

2. 致病的显著特点　病毒主要在肠道中增殖，却很少引起肠道疾病；不同的肠道病毒可引起相同的临床疾病；同一型病毒也可引起几种不同的临床疾病。

3. 所致疾病

（1）心肌炎和扩张型心肌病：柯萨奇病毒 B 组（CVB）是病毒性心肌炎常见的病原体，可引起成年人和儿童的原发性心肌病。

（2）手足口病：主要由 A 组柯萨奇病毒 16 型（CVA16）和肠道病毒 71 型（EV71）引起。

（3）无菌性脑膜炎：几乎所有的肠道病毒都与无菌性脑膜炎、脑炎和轻瘫有关，但多由 CVB 和 CVA7、CVA9 引起。

（4）疱疹性咽峡炎：主要由 A 组柯萨奇病毒的 2~6、8、10 型引起。

（5）流行性胸痛：通常由柯萨奇 B 组病毒引起，突出的症状是突发性发热和单侧胸痛，胸部 X 射线检查多无异常。

（6）眼病：主要见于由柯萨奇病毒 A24 型引起的急性结膜炎和肠道病毒 70 型引起的急性出血性结膜炎。

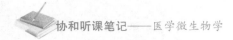

肠道病毒感染还可能与病毒感染后疲劳综合征、1 型糖尿病有关。

4. **免疫性**　柯萨奇病毒和埃可病毒感染人体后，可以刺激机体产生型特异性的保护性抗体，形成针对同型病毒的持久免疫力。

三、微生物学检查法

确诊必须依赖于微生物学检查。标本可采取患者的咽拭子、粪便、脑脊液等。

1. **病毒分离与鉴定**　除柯萨奇 A 组病毒的少数几个型别必须在乳鼠中增殖外，其余病毒均可在易感细胞中增殖，产生典型的细胞病变。一般是先用细胞培养分离到病毒后，再用中和试验进行鉴定和分型，这也是鉴定肠道病毒的常用方法，但敏感性较低。

2. **快速诊断**　也可采用单克隆抗体建立的间接免疫荧光法检测病毒抗原，用 ELISA 法检测抗病毒抗体，RT-PCR 法检测病毒核酸等进行快速诊断。

第三节　新型肠道病毒

新型肠道病毒是指 1969 年以后陆续分离到的肠道病毒，并按其发现的顺序统一命名，目前包括 68、69、70 和 71 等多种型别。

一、肠道病毒 68 型和 69 型

1. 肠道病毒 68 型是从呼吸道感染患儿的标本中分离获得，主要与儿童毛细支气管炎和肺炎有关。

2. 肠道病毒 69 型是从健康儿童的直肠标本中分离得到，其

致病性目前尚不清楚。

二、肠道病毒 70 型

肠道病毒 70 型（EV70）虽不能感染肠道黏膜细胞，但可以直接感染眼结膜，是人类急性出血性结膜炎主要的病原体。治疗以对症处理为主，干扰素滴眼液有较好的治疗效果。

三、肠道病毒 71 型

（一）生物学性状

1. 形态结构　EV71 的生物学性状与其他肠道病毒相似，病毒颗粒为典型的小 RNA 病毒颗粒。在体外细胞培养时 EV71 存在空心（E）和实心（F）两种病毒颗粒，E 颗粒为空心的缺陷结构，F 颗粒是实心的成熟病毒颗粒。EV71 为单股正链 RNA。

2. 分型　根据病毒衣壳蛋白 VP1 核苷酸序列的差异，可将 EV71 分为 A、B、C 3 个基因型，B 和 C 型各自包括 B1～B5 和 C1～C5 5 个亚型。我国大陆传播较为广泛的是 C4 型。

3. 培养

（1）培养 EV71 的细胞有 Vero 细胞（非洲绿猴肾细胞）和 RD 细胞（横纹肌肉瘤细胞）。病毒液接种 RD 细胞 3 天后，可逐渐观察到 RD 细胞变圆、分散、胞质内颗粒增加、细胞从管壁脱落等现象。

（2）也可用敏感的实验动物进行病毒培养和分离，常用 1～3 天龄的 ICR 乳鼠进行。

4. 抵抗力　EV71 抵抗力较强，能够耐受胃酸、胆汁，在室温下可存活数天。能够抵抗有机溶剂和消毒剂；但对 56℃ 以上的高温、氯化消毒、甲醛和紫外线的抵抗力较差。

（二）致病性

1. EV71 的传染源是患者和无症状带毒者，经粪-口途径、呼吸道飞沫或直接接触传播。

2. EV71 可引起手足口病、疱疹性咽峡炎和无菌性脑膜炎等多种疾病，严重感染者可引起死亡。

主治语录：EV71 感染常累及中枢神经系统，且感染具有较高的重症率和病死率。

（三）免疫性

1. 固有免疫和适应性免疫中的体液免疫和细胞免疫均参与抗 EV71 免疫，≤6 个月的婴儿因为从母亲获得有 IgG 型抗体，对 EV71 感染具有一定免疫力。

2. 机体被 EV71 感染后，可以诱生抗-VP1 的特异性中和抗体。

（四）微生物学检查

1. 病毒分离培养和鉴定　采集患者粪便或疱疹液标本，接种易感细胞培养后进行病毒学鉴定。临床实验诊断不常用。

2. 病毒核酸检测　采用 RT-PCR 等分子生物学方法，检测标本中的 EV71 的基因组 RNA。是目前比较常用的检测方法。

3. 血清学诊断　检测抗-EV71 的 IgM 型抗体，可对 EV71 的近期感染进行诊断。对已知病毒血清型的感染者/患者，可采集发病早期和恢复期双份血清标本进行病毒中和试验，若血清抗体效价有 4 倍或以上增长，具有诊断意义。

（五）防治原则

1. 目前我国已有 EV71 疫苗，可用于 EV71 感染所致手足口

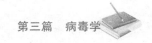

病的预防。

2. 针对手足口病尚无特效的抗病毒药物和特异性治疗手段，一般都采用常规的抗病毒和对症处理的方法。

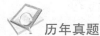历年真题

目前最常见的导致手足口病的病原体是

A. 腺病毒

B. 新型肠道病毒 71 型

C. 埃可病毒

D. 轮状病毒

E. 脊髓灰质炎病毒

参考答案：B

第二十七章　急性胃肠炎病毒

核心问题

轮状病毒的形态和致病性。

内容精要

急性胃肠炎病毒（表 27-0-1）是指经消化道感染和传播、主要引起急性肠道内感染性疾病的胃肠道感染病毒，包括轮状病毒、杯状病毒、星状病毒和肠道腺病毒。

表 27-0-1　急性胃肠道病毒

病毒名称	大小（nm）	核酸类型	所致主要疾病
轮状病毒	60~80	双链 RNA	
A 组			流行性婴幼儿严重腹泻，是最常见的病原体
B 组			儿童和成年人腹泻
C 组			散发性儿童腹泻
杯状病毒	27~38	单正链 RNA	散发性婴幼儿和儿童腹泻
星状病毒	28~30	单正链 RNA	散发性婴幼儿和儿童腹泻
肠道腺病毒	70~75	双链 DNA	流行性婴幼儿严重腹泻，是常见的病原体之一

第一节 轮状病毒

一、生物学性状

1. 形态结构 呈球形，直径 60~80nm。病毒衣壳呈 20 面体立体对称，具有内外双层衣壳，无包膜。负染后在电镜下观察，病毒外形酷似"车轮状"。

2. 基因组及其编码蛋白 病毒基因组为双链 RNA（dsRNA），由 11 个基因片段组成。轮状病毒的结构蛋白有 6 种，包括内部核心蛋白、主要内衣壳蛋白和外衣壳蛋白。

3. 分组 根据主要内衣壳蛋白 VP6 的抗原性，将轮状病毒分为 A~G 7 个组，其中 A、B、C 组与人腹泻有关。

4. 培养特性 体外培养轮状病毒时常选用非洲绿猴肾细胞 MA-104。标本接种前宜用胰蛋白酶（10μg/ml）处理。

5. 抵抗力 轮状病毒对理化因素的抵抗力较强，耐酸、耐碱、耐乙醚、三氯甲烷和反复冻融。55℃ 30 分钟可被灭活。

二、致病性与免疫性

1. 致病机制

（1）病毒经胃肠道侵入人体后，在小肠黏膜绒毛细胞的胞质内增殖，并损伤其转运机制。增殖的大量子代病毒释放到肠腔后再感染其他细胞，造成小肠上皮细胞微绒毛萎缩、脱落和细胞溶解死亡，使肠道吸收功能受损。

（2）轮状病毒的 NSP4 有肠毒素样的作用，可刺激细胞内钙离子浓度升高，通过相关信号通路引发肠液过度分泌和重吸收减少，出现严重腹泻。

2. 所致疾病

A~C 组轮状病毒能引起人类和动物腹泻，D~G 组病毒只引起动物腹泻。

（1）A 组轮状病毒感染最为常见，是引起 6 个月至 2 岁婴幼儿严重胃肠炎的主要病原体。**主要通过粪-口途径传播**。多发于深秋和初冬季节，在我国常被称为"秋季腹泻"。轮状病毒腹泻的典型症状是水样腹泻（每天可达 5~10 次以上）、发热、腹痛、呕吐，最终导致脱水。

（2）B 组轮状病毒是引起成年人病毒性腹泻的病原体。主要感染者为 15~45 岁的青壮年。临床症状为黄水样腹泻、腹胀、恶心和呕吐。

（3）C 组轮状病毒在儿童腹泻中多呈散发，发病率很低，偶见暴发流行。

3. 免疫性　机体被轮状病毒感染后可诱生型特异性抗体，而且 90% 的 3 岁儿童有抗轮状病毒抗体，包括 IgM、IgG 和 sIgA 类抗体，对同型病毒再感染有保护作用，其中肠道 sIgA 最为重要。

三、微生物学检查

1. 电镜检测病毒颗粒　由于在轮状病毒腹泻高峰时，患者粪便中存在大量病毒颗粒，取粪便做直接电镜或免疫电镜检查，容易检出轮状病毒颗粒。

2. 病毒核酸检测　从粪便标本中提取病毒 RNA，进行聚丙烯酰胺凝胶电泳，根据轮状病毒 11 个基因片段特殊分布图形进行分析判断，在临床诊断和流行组别判断中均具有重要意义。

3. 病毒抗原检测　可采用放射免疫技术、直接或间接 ELISA 法检测粪便上清液中的轮状病毒抗原。

4. 病毒的分离培养　临床标本可用胰蛋白酶处理后，接种原代猴肾细胞或传代猴肾上皮细胞 MA-104 进行病毒分离。

四、防治原则

1. 对轮状病毒感染的预防以管理传染源和切断传播途径为

主，其中消毒污染物品和加强洗手环节是重要措施。

2. 轮状病毒疫苗研究主要集中在减毒活疫苗，已经进入临床试验的疫苗有轮状病毒牛株和猴株、轮状病毒新生儿株、猴-人和牛-人轮状病毒重配株等。

3. 对患者的治疗主要是及时输液，补充血容量，纠正电解质紊乱和酸中毒等支持疗法，以减少婴幼儿的病死率。也可辅以益生菌制剂和肠黏膜保护剂等，可促进患者的康复。

第二节　杯状病毒

1. 杯状病毒颗粒呈球形，直径 27~38nm。杯状病毒基因组为单正链 RNA（+ssRNA），长度 7.3~7.7kb；衣壳呈二十面体立体对称，无包膜。

2. 杯状病毒科包括 4 个属，即诺如病毒属、札幌病毒属、囊泡病毒属和兔病毒属。可引起人类急性病毒性胃肠炎的杯状病毒是诺如病毒属和札幌病毒属。它们是除轮状病毒外的人类病毒性腹泻的主要病原体。

（1）诺如病毒：全球引起急性病毒性胃肠炎暴发流行的主要病原体之一，高发季节为秋冬季，可感染任何年龄组人群。患者、隐性感染者及健康带毒者均可为传染源。粪-口为主要传播途径。

（2）札幌病毒：因其表面有典型的杯状凹陷，棱高低不平，故称为"典型杯状病毒"。主要引起 5 岁以下小儿腹泻，但发病率很低，其临床症状类似轻症的轮状病毒感染。

3. 微物学检查　发病急性期（48~72 小时）采集标本，通过免疫电镜检测。杯状病毒核酸检测可采用核酸杂交和 RT-PCR 技术。

4. 防治　患者可口服补液防止脱水，重症患者静脉补液，对症治疗。

第三节 星状病毒和肠道腺病毒

一、星状病毒

1. 星状病毒包括哺乳动物星状病毒属和禽星状病毒属，前者有 19 种病毒，如人星状病毒、牛星状病毒等，主要引起哺乳类动物的急性胃肠炎；后者包括 3 个种，如鸡星状病毒、鸭星状病毒等，主要引起禽和鸟类动物的急性胃肠炎。

2. 人星状病毒颗粒呈球形，直径 28~30nm，无包膜，电镜下表面结构呈星形，有 5~6 个角。核酸为单正链 RNA（+ssRNA）。

3. 人星状病毒经粪-口途径传播，主要引起婴幼儿腹泻。临床表现类似于轮状病毒胃肠炎，主要症状是恶心、呕吐、腹痛、腹泻，以水样便为主；但症状较轻，病程 1~4 天。

4. 感染后可产生有保护作用的抗体，免疫力较牢固。目前尚无有效疫苗和治疗药物。

二、肠道腺病毒

1. 肠道腺病毒是指主要引起急性胃肠炎的腺病毒，其中40、41、42 三型腺病毒已经被证实可引起消化道感染，是引起婴儿病毒性腹泻的常见病原体之一，但以 41 型最多见。

2. 肠道腺病毒归属于人类腺病毒 F 亚属，其形态结构、基因组成、复制特点等与其他腺病毒基本一致。基因组为双链DNA，衣壳为二十面体立体对称，病毒体大小为 70~75nm，无包膜。

3. 病毒主要经粪-口途径传播，也可经呼吸道传播。发病以夏秋季多见。主要侵犯 5 岁以下小儿，引起的主要症状是腹泻，大便呈水样便或稀便，儿童每天排便最多可达 8~9 次，病程一般 4~8 天；可伴有咽炎、咳嗽等呼吸道症状，或较轻的发热及呕吐症状。

4. 可通过电镜检测病毒颗粒，也可检查病毒核酸或抗原等进行微生物学检查。

5. 目前尚无有效疫苗和特别的抗肠道腺病毒治疗方法，主要采取补液等对症治疗。

 历年真题

1. 关于轮状病毒的特性，错误的是
   A. 球形，双层衣壳
   B. 无包膜
   C. 基因组为双链 RNA
   D. 基因组为完整单链 RNA
   E. 可分为 7 个组（A~G）
2. 急性胃肠道病毒不包括

   A. 轮状病毒
   B. 星状病毒
   C. 新型肠道病毒
   D. 肠道腺病毒
   E. 杯状病毒

参考答案：1. D 2. C

第二十八章 肝炎病毒

核心问题

1. 人类肝炎病毒的主要特征。

2. 甲型、乙型、丙型、丁型和戊型肝炎病毒的生物学性状、致病性、免疫性、微生物学检查和防治原则。

内容精要

肝炎病毒是指一类主要侵犯肝脏并引起病毒性肝炎的病毒。目前已证实的人类肝炎病毒有 5 种，即甲型肝炎病毒（HAV）、乙型肝炎病毒（HBV）、丙型肝炎病毒（HCV）、丁型肝炎病毒（HDV）和戊型肝炎病毒（HEV）。人类肝炎病毒的主要特征，见表 28-0-1。

表 28-0-1　人类肝炎病毒的主要特征

病毒	分　类	大小	基因组	主要传播途径	所致疾病	致癌性
HAV	小 RNA 病毒科、嗜肝病毒属	27nm	ssRNA 7.5kb	粪-口传播	急性甲型肝炎	否

病毒	分 类	大小	基因组	主要传播途径	所致疾病	致癌性
HBV	嗜肝 DNA 病毒科、正嗜肝 DNA 病毒属	42nm	dsDNA 3.2kb	血源性传播、母婴传播	急、慢性乙型肝炎，重型肝炎，肝硬化	是
HCV	黄病毒科、丙型肝炎病毒属	60nm	ssRNA 9.5kb	血源性传播、母婴传播	急、慢性丙型肝炎，重型肝炎，肝硬化	是
HDV	未确定、δ病毒属	35nm	ssRNA 1.7kb	血源性传播、母婴传播	急、慢性丁型肝炎，重症肝炎，肝硬化	是
HEV	戊肝病毒科、戊肝病毒属	30～32nm	ssRNA 7.6kb	粪-口传播	急性戊型肝炎	否

第一节 甲型肝炎病毒

甲型肝炎病毒（HAV）是甲型肝炎的病原体。为小 RNA 病毒科嗜肝病毒属。甲型肝炎一般为急性自限性疾病，预后良好，不发展成慢性肝炎和慢性病毒携带者。

一、生物学性状

（一）形态与结构

HAV 颗粒呈球形，直径 27～32nm，核衣壳呈二十面体立体对称，无包膜。HAV 基因组为单正链 RNA（+ssRNA）。HAV 毒株抗原性稳定，仅有一个血清，但有 7 个基因型（Ⅰ～Ⅶ型）。我国流行的主要为ⅠA 亚型。

（二）抵抗力

HAV 对理化因素的抵抗力较强，耐热、耐酸、耐碱、耐乙醚，60℃ 12 小时不能完全灭活，在 pH 2～10 的环境中稳定，在淡水、海水、泥沙和毛蚶等水生贝类中可存活数天至数月。但 100℃ 5 分钟、70% 乙醇可使之灭活，对紫外线、甲醛和氯敏感。

（三）动物模型与细胞培养

1. 黑猩猩、狨猴、猕猴及短尾猴等对 HAV 易感，经口或静脉注射途径感染 HAV 后均可发生肝脏炎症、粪便中排出病毒颗粒、血清中出现 HAV 特异性抗体。动物模型主要用于 HAV 的病原学研究、疫苗免疫效果评价及药物筛选等。

2. HAV 可在多种原代及传代细胞系中增殖，原代猕猴肝细胞、传代恒河猴胚肾细胞、非洲绿猴肾细胞、人胚肺二倍体细胞及人肝癌细胞等均可用于 HAV 的分离培养，但非常缓慢且不引起细胞病变。因此，从标本中分离 HAV 常需数周甚至数月，并且需要通过检测病毒的抗原或核酸才能确定是否有病毒在细胞中增殖。

二、致病性和免疫性

（一）传染源与传播途径

1. HAV 的传染源为急性期患者和隐性感染者，主要由粪-口途径传播。

2. HAV 通过污染水源、食物、海产品、食具等传播，引起散发流行或暴发流行。

3. 甲型肝炎的潜伏期为 15~50 天，平均 30 天，在潜伏期末粪便就大量排出病毒，传染性强。发病 2 周以后，随着肠道中抗-HAV IgA 及血清中抗-HAV IgM 和 IgG 抗体的产生，粪便中不再排出病毒。

（二）致病机制与免疫机制

1. 致病机制 HAV 经口侵入人体后首先在口咽部或唾液腺中初步增殖，然后到达肠黏膜及肠道局部淋巴结中大量增殖并侵入血流形成病毒血症，最终侵犯靶器官肝脏，在肝细胞中增殖后随胆汁排入肠道并通过粪便排出。其致病机制主要与免疫病理反应有关。临床上表现为无黄疸型肝炎和黄疸型肝炎两种类型。病程持续 3~4 周，预后良好。

2. 免疫机制 HAV 的显性感染或隐性感染均可诱导机体产生持久的免疫力。抗-HAV IgM 在感染早期即出现，发病后 1 周达高峰，维持 2 个月左右逐渐下降。抗-HAV IgG 在急性期末或恢复期早期出现，并可维持多年，对 HAV 的再感染有免疫保护作用，是获得免疫力的标志。

三、微生物学检查

HAV 的微生物学诊断以血清学检查和病原学检查为主，一般不做病原体的分离培养。

1. 血清学检查 包括用 ELISA 法检测患者血清中的抗-HAV IgM 和 IgG。

主治语录：抗-HAV IgM 是甲型肝炎早期诊断可靠的血清学指标。抗-HAV IgG 检测主要用于了解既往感染史。

2. 病原学检查 主要采用粪便标本，包括用 RT-PCR 或 RT-qPCR 法检测 HAV RNA、用 ELISA 法检测 HAV 抗原和用免

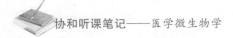

疫电镜法检测病毒颗粒等。

四、防治原则

1. 甲型肝炎的一般性预防措施是做好卫生宣传，加强食物、水源和粪便管理，严格消毒处理患者的排泄物、食具、物品和床单衣物等。

2. 疫苗接种是预防甲型肝炎的有效手段，目前已有减毒活疫苗和灭活疫苗用于特异性预防。

3. 目前尚无有效的抗病毒药物用于甲型肝炎的治疗，临床上以对症治疗及支持疗法为主。

第二节　乙型肝炎病毒

乙型肝炎病毒（HBV）在分类上归属于嗜肝 DNA 病毒科正嗜肝 DNA 病毒属，是乙型肝炎的病原体。我国是乙型肝炎的高流行区。HBV 感染后临床表现呈多样性，可表现为重症肝炎、急性肝炎、慢性肝炎或无症状携带者，其中部分慢性肝炎可发展成肝硬化或肝细胞癌（HCC）。

一、生物学性状

（一）形态与结构

1. 大球形颗粒　又称 Dane 颗粒，是具有感染性的完整的 HBV 颗粒，电镜下呈球形，具有双层结构，直径约 42nm。HBV 的形态与结构见图 28-2-1。

（1）外层相当于病毒的包膜，由脂质双层和病毒编码的包膜蛋白组成。包膜蛋白有 3 种，分别为小蛋白（S 蛋白）、中蛋白（M 蛋白）和大蛋白（L 蛋白）。S 蛋白为 HBV 表面抗原

（HBsAg），M 蛋白含 HBsAg 及前 S2 蛋白（preS2），L 蛋白含 HBsAg、preS2 和前 S1 蛋白（preS1）。

（2）内层为病毒的核心，相当于病毒的核衣壳，呈 20 面体立体对称，直径约 27nm，核心表面的衣壳蛋白也称为 HBV 核心抗原（HBcAg）。

（3）病毒核心内部含病毒的双链 DNA 和 DNA 多聚酶等。

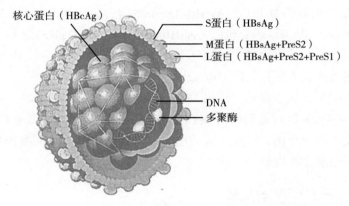

核心蛋白（HBcAg）
S蛋白（HBsAg）
M蛋白（HBsAg+PreS2）
L蛋白（HBsAg+PreS2+PreS1）
DNA
多聚酶

图 28-2-1　HBV 的形态与结构示意图

2. 小球形颗粒　为一种中空颗粒，直径为 22nm，大量存在于感染者的血液中，主要成分为 HBsAg，是由 HBV 在肝细胞内复制时产生过剩的 HBsAg 装配而成，不含病毒 DNA 及 DNA 多聚酶，因此无感染性。

3. 管形颗粒　由小球形颗粒聚合而成，直径与小球形颗粒相同，长度 100~500nm，亦存在于血液中。

（二）基因组结构与编码蛋白

1. HBV 基因组的结构特殊，为不完全双链环状 DNA，两条

DNA 链的长度不一致，长链为负链，含完整的 HBV 基因组，大小约 3 200 个核苷酸。短链为正链，长度为负链的 50%~99%。

2. 两条 DNA 链的 5′端各有约 250 个碱基可相互配对。因此，正负链 5′端可构成黏性末端，使 DNA 分子形成环状结构。

3. HBV 负链 DNA 含有 4 个可读框（ORF）

（1）S 区：由 S 基因、preS2 基因和 preS1 基因组成，均有各自的起始密码子。S 基因编码 S 蛋白，即 HBsAg；S 基因和 preS2 基因编码 M 蛋白，即 HBsAg+preS2 蛋白；S 基因、preS2 基因和 preS1 基因编码 L 蛋白，即 HBsAg+preS2 蛋白+preS1 蛋白。

（2）C 区：由前 C（pre-C）基因和 C 基因组成。C 基因编码病毒的衣壳蛋白，即 HBcAg。

（3）P 区：最长，编码 DNA 聚合酶等。

（4）X 区：编码的 X 蛋白是一种多功能蛋白质，具有广泛的反式激活作用，可反式激活细胞内的原癌基因、HBV 基因等，与肝癌的发生发展密切相关。

（三）HBV 的复制

HBV 复制的分子机制尚未完全清楚。HBV 复制周期见图 28-2-2。

（四）HBV 的血清型和基因型

1. 血清型　构成 HBsAg 的 4 种主要血清型，即 adr、adw、ayr、ayw。我国汉族以 adr 多见，少数民族多为 ayw。因有共同的 a 抗原表位，故血清型之间有一定的交叉免疫保护作用。

2. 基因型　根据 HBV 基因组全序列的差异 ≥8%，可将 HBV 分为 A~J 10 个基因型，各基因型又可分为多个不同的亚型。不同地区流行的基因型不同，我国及亚洲其他地区流行的主要是 B 型和 C 型，我国北方以 C 型为主，南方以 B 型为主。

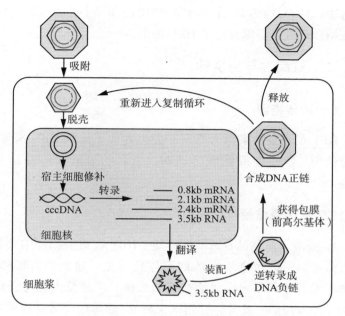

图 28-2-2 HBV 复制周期示意图

（五）动物模型与细胞培养

1. HBV 具有严格的种属特异性，宿主范围狭窄，自然状态下只能感染人和少数灵长类动物。黑猩猩是对 HBV 最敏感的动物。

2. HBV 的体外培养困难，目前主要采用人原代肝细胞或病毒 DNA 转染的肝癌细胞系培养 HBV，后者可长期稳定表达 HBV 抗原成分或产生 Dane 颗粒。

（六）抵抗力

对外界环境的抵抗力较强。不被 70% 乙醇灭活。高压蒸汽

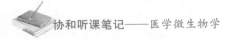

灭菌法、100℃加热 10 分钟可灭活 HBV，0.5%过氧乙酸、5%次氯酸钠和环氧乙烷等常用于 HBV 的消毒。

二、致病性与免疫性

（一）传染源

HBV 的主要传染源为乙型肝炎患者或无症状 HBV 携带者。在潜伏期、急性期或慢性活动期，患者的血液和体液都有传染性。

（二）传播途径

1. 血液、血制品及医源性传播　HBV 在血液循环中大量存在，微量的污染血进入人体即可导致感染。输血、器官移植、外科手术、牙科手术、血液透析、采血、注射及内镜等诊疗过程均可导致传播。此外，针刺（文身）、静脉药瘾者及皮肤黏膜的微小损伤等亦可导致感染。

2. 母婴传播　传播方式包括宫内感染、围产期传播、哺乳或密切接触传播，其中围产期传播是母婴传播的主要传播途径，常发生在分娩时新生儿破损的皮肤黏膜与母体的血液接触而受感染。

3. 性传播及密切接触传播　HBV 感染者的唾液、精液及阴道分泌物等体液中均含有病毒。因此，性滥交者、同性恋者及不安全性行为者是 HBV 感染的高危人群。

（三）致病与免疫机制

乙型肝炎的潜伏期为 30~160 天。临床表现呈多样性，可表现为无症状 HBV 携带者、急性肝炎、慢性肝炎及重症肝炎。肝细胞是 HBV 的靶细胞，但 HBV 感染通常不会对肝细胞造成直接损伤，免疫病理反应以及病毒与宿主细胞的相互作用是 HBV 的主要致病机制。

1. 细胞免疫及其介导的免疫病理反应

（1）活化的 CD8$^+$T 细胞和 CD4$^+$T 细胞在彻底清除 HBV 过程中起关键作用。

1）CD8$^+$T 细胞（CTL）通过识别肝细胞膜上的 HBV 抗原成分和 MHC-Ⅰ类分子而与之结合，继而分泌穿孔素和颗粒酶等效应分子直接杀伤靶细胞。

2）活化的 CD4$^+$Th1 细胞能分泌 IFN-γ、IL-2 和 TNF-α 等多种细胞因子，通过激活巨噬细胞、NK 细胞、促进 CTL 的增殖分化及诱导炎症反应等发挥抗病毒效应。

（2）HBV 感染可诱导肝细胞凋亡，感染的肝细胞表面可表达高水平的 Fas，CTL 通过 Fas 配体（FasL）而与肝细胞结合，诱导肝细胞凋亡。

（3）特异性细胞免疫效应在清除病毒的同时伴随着肝细胞损伤，过度的细胞免疫反应可引起大面积的肝细胞破坏，导致重型肝炎。若特异性细胞免疫功能低下则不能有效清除病毒，病毒在体内持续存在而形成慢性肝炎。

2. 体液免疫及其介导的免疫病理反应

（1）HBV 感染可诱导机体产生抗-HBs 和抗-PreS1 等特异性抗体，这些抗体通过直接清除血循环中游离的病毒或阻断病毒对肝细胞的吸附而起免疫保护作用。

（2）血中的 HBsAg、HBcAg 和 HBeAg 及其相应抗体可形成免疫复合物，并随血液循环沉积于肾小球基底膜、关节滑液囊等处，激活补体，导致Ⅲ型超敏反应，故乙型肝炎患者可伴有肾小球肾炎、关节炎等肝外损害。如果免疫复合物大量沉积于肝内，可导致暴发性肝衰竭，临床上表现为重型肝炎。

3. 自身免疫反应引起的病理损害　HBV 感染肝细胞后，细胞膜上除出现病毒特异性抗原外，还会引起肝细胞表面自身抗原发生改变，暴露出肝特异性脂蛋白（LSP）和肝细胞膜抗原（LMAg）。这些抗原可作为自身抗原诱导机体产生自身抗体，通过 ADCC 作用、CTL 的杀伤作用或释放细胞因子等直接或间接损伤肝细胞。在慢性肝炎患者血清中常可检测到 LSP 抗体、抗核抗体或抗平滑肌抗体等自身抗体。

4. 免疫耐受与慢性肝炎　机体对 HBV 耐受常是导致 HBV 持续性感染的重要原因。

主治语录：机体对 HBV 的免疫效应具有双重性，既可清除病毒，又可造成肝细胞的损伤。

5. 病毒变异与免疫逃逸　HBV DNA 的 4 个可读框区均可发生变异。如 preC 基因变异，表现为 HBeAg 阴性并导致出现免疫逃逸，使病毒能逃避机体的免疫清除作用。

6. HBV 与原发性肝癌　HBV 感染与原发性肝癌有密切关系。

三、微生物学检查法

（一）HBV 抗原、抗体检测

用 ELISA 检测患者血清中 HBV 抗原和抗体是目前临床上诊断乙型肝炎最常用的检测方法。主要检测 HBsAg、抗-HBs、HBeAg、抗-HBe 及抗-HBc（俗称两对半），必要时也可检测 PreS1 抗原和 PreS2 抗原。HBV 抗原、抗体检测结果及临床意义见表 28-2-1。

1. HBsAg

（1）HBsAg 阳性见于急性肝炎、慢性肝炎或无症状携带者，是 HBV 感染的重要标志，也是筛选献血员的必检指标。

表 28-2-1 HBV 抗原、抗体检测结果及临床意义

HBsAg	HBeAg	抗-HBs	抗-HBe	抗-HBc IgM	抗-HBc IgG	结果分析
+	-	-	-	-	-	HBV 感染或无症状携带者
+	+	-	-	+	-	急性或慢性乙型肝炎（传染性强，俗称大三阳）
+	-	-	+	-	+	急性感染趋向恢复（俗称小三阳）
+	+	-	+	+	+	急、慢性乙型肝炎或无症状携带者
-	-	+	+	-	+	既往感染
-	-	-	-	-	+	既往感染
-	-	+	-	-	-	既往感染或接种过疫苗

（2）急性肝炎恢复后，一般在 1~4 个月内 HBsAg 消失，若持续 6 个月以上则认为已向慢性肝炎转化。无症状 HBV 携带者的肝功能正常，但可长期 HBsAg 阳性。

（3）HBsAg 阴性并不能完全排除 HBV 感染，需注意因 S 基因突变或低水平表达导致的诊断逃逸。

2. 抗-HBs　抗-HBs 是 HBV 的特异性中和抗体，见于乙型肝炎恢复期、既往 HBV 感染者或接种 HBV 疫苗后。抗-HBs 的出现表示机体对乙型肝炎有免疫力。

3. HBeAg　HBeAg 阳性提示 HBV 在体内复制活跃，有较强的传染性，如转为阴性，表示病毒复制减弱或停止。若持续阳性则提示有发展成慢性肝炎的可能。

4. 抗-HBe　抗-HBe 阳性表示机体已获得一定的免疫力，HBV 复制能力减弱，传染性降低。但在 preC 基因发生变异时，由于变异株的免疫逃逸作用，即使抗-HBe 阳性，病毒仍大量增殖。

5. 抗-HBc　抗-HBc IgM 阳性提示 HBV 处于复制状态，具有强的传染性。抗-HBe IgG 在血中持续时间较长，是感染过 HBV 的标志，低滴度的抗-HBc IgG 提示既往感染，高滴度提示急性感染。

6. PreS1 抗原和 PreS2 抗原　PreS1 和 PreS2 抗原的出现与病毒的活动性复制有关，且含量的变化与血中 HBV DNA 的含量成正比，因此这两种抗原的检出可作为病毒复制的指标。

（二）血清 HBV DNA 检测

目前一般采用 PCR 或 qPCR 法检测 HBV DNA。感染者血清 HBV DNA 出现早，在慢性感染者中 HBV DNA 可持续阳性，检出 HBV DNA 是病毒复制和传染性的最可靠的指标，因此已被广泛应用于临床诊断和药物效果评价。

四、防治原则

（一）一般预防

加强对供血员的筛选，以降低输血后乙型肝炎的发生率；患者的血液、分泌物和排泄物，用过的食具、药杯、衣物、注射器和针头等均须严格消毒；注意个人卫生，避免共用牙刷、剃刀、指甲钳和其他可能污染血液的个人用品等。

（二）主动免疫

接种疫苗是预防 HBV 感染的最有效方法。共接种 3 次，按0、1、6 个月方案接种，可获良好的免疫保护作用。

（三）被动免疫

含高效价抗-HBs 的人血清免疫球蛋白（HBIG）可用于紧急预防。意外暴露者在 7 天内注射 HBIG 0.08mg/kg，1 个月后重复注射 1 次，可获得免疫保护。HBsAg 阳性母亲的新生儿，应在出生后 24 小时内注射 HBIG 1ml，然后再全程接种 HBV 疫苗，可有效预防新生儿感染。

（四）治疗

目前仍缺乏高效的药物用于乙型肝炎的治疗。常用的抗病毒药物有干扰素和核苷类似物两大类，干扰素类药物包括 IFN-α及聚乙二醇干扰素。核苷类似物常用的有拉米夫啶（LAM）、阿德福韦酯（ADV）、贝西福韦等，这类药物通过竞争性抑制 HBV DNA 聚合酶的逆转录酶活性而抑制病毒复制。

第三节　丙型肝炎病毒

丙型肝炎病毒（HCV）属于黄病毒科丙型肝炎病毒属，以

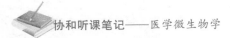

前曾被称为肠道外传播的非甲非乙型肝炎。主要经血或血制品传播。

一、生物学性状

（一）形态结构

1. HCV 呈球形，有包膜，直径 55~65nm。基因组为单正链 RNA，长度约 9.5kb。基因组由 5′端非编码区（5′UTR）、编码区和 3′端非编码区（3′UTR）组成。5′端非编码区是 HCV 基因组中最保守的序列，是设计诊断用 PCR 引物的首选部位，该区还存在一个内部核糖体进入位点，对 HCV 基因的表达起调控作用。

2. 包膜蛋白 E1 和 E2 是两种高度糖基化的蛋白，编码这两种蛋白的基因具有高度变异性，导致包膜蛋白的抗原性发生快速变异。这种变异引起的免疫逃逸作用是病毒在体内持续存在，感染易于慢性化的主要原因，也是 HCV 疫苗研制的一大障碍。

（二）基因分型

根据 HCV 基因组全序列同源性的差异，可将 HCV 分为 7 个基因型和至少 100 个基因亚型。我国以 1 型、2 型、3 型和 6 型流行为主。

（三）培养特性

1. 近年来发展了用 HCV cDNA 或 RNA 转染肝癌细胞系的培养系统（HCVcc），其中最常用的是 JEH-1/HCVcc 系统。

2. 黑猩猩对 HCV 敏感，病毒可在其体内连续传代，是目前常用的动物模型。

（四）抵抗力

HCV 对理化因素抵抗力不强，对乙醚、三氯甲烷等有机溶剂敏感，100℃ 5 分钟、紫外线照射、甲醛（1∶6000）等均可使之灭活。

二、致病性与免疫性

1. 传染源主要为急、慢性丙型肝炎患者和慢性 HCV 携带者。传播途径主要为输血或血制品传播。同性恋者、静脉药瘾者及接受血液透析的患者为高危人群。

2. HCV 感染的临床过程轻重不一，可表现为急性肝炎、慢性肝炎或无症状携带者。HCV 感染极易慢性化，40% ~ 50% 的丙肝患者可转变成慢性肝炎。约 20% 的慢性丙型肝炎可发展成肝硬化，在此基础上又可发展成肝细胞癌。

3. HCV 的致病机制尚未完全明了。目前认为，HCV 的致病机制与病毒的直接致病作用、细胞免疫介导的免疫病理反应及 NK 细胞的杀伤作用有关。

4. HCV 感染后诱导产生的适应性免疫应答没有明显的免疫保护作用。

三、微生物学检查

1. 检测病毒核酸　HCV RNA 的检测是判断 HCV 感染及传染性的可靠指标。目前检测 HCV RNA 的常用方法有 RT-PCR 和 RT-qPCR 法，这些方法敏感性高，可检出患者血清中极微量的 HCV RNA，可用于早期诊断及疗效评估。

2. 检测抗体　HCV 感染后机体可产生结构蛋白和非结构蛋白的特异性抗体，采用 C22、NS3、NS4、NS5 等基因重组蛋白为抗原，用 ELISA 和 Western blot 检测血清中特异性 HCV 抗体，是简便、快速、特异的检测手段，可用于丙型肝炎的诊断、筛选献血员和流行病学调查。

四、防治原则

1. 目前尚无有效疫苗用于丙型肝炎的特异性预防，严格筛选献血员、加强血制品管理是控制 HCV 感染最主要的预防手段。

2. 我国丙型肝炎治疗的标准方案是采用聚乙二醇干扰素和利巴韦林（RBV）二联疗法。

3. 近年来，HCV 的抗病毒治疗取得了重大进展，一批具有良好疗效的直接抗病毒药物（DAAs）已用于临床，目前常用的直接抗病毒药物有 NS3/4A 蛋白酶抑制剂特拉匹韦、博赛匹韦等，NS5B 聚合酶抑制剂索菲布韦和 NS5A 抑制剂雷迪帕韦等。

第四节　丁型肝炎病毒

1977 年，意大利学者 Rizzetto 在用免疫荧光法检测乙型肝炎患者的肝组织切片时，发现肝细胞内除 HBsAg 外，还有一种新的抗原，当时称其为 δ 因子或 δ 病毒。通过黑猩猩实验证实这是一种不能独立复制的缺陷病毒，其复制必须在 HBV 或其他嗜肝 DNA 病毒的辅助下才能进行，1983 年正式命名为丁型肝炎病毒（HDV）。

一、生物学性状

1. HDV 为球形，直径 35~37nm，有包膜，但包膜蛋白并非为 HDV 的基因产物，而是由 HBV 编码产生的 HBsAg。

2. 病毒核心由 HDV RNA 和与之结合的 HDV 抗原（HDV Ag）组成。

（1）HDV RNA 为单负链环状 RNA，长度约 1.7kb，是目前已知的动物病毒中基因组最小的病毒。

（2）HDV Ag 是 HDV 基因组编码的唯一的蛋白质，有 P24 和 P27 2 种多肽形式，在病毒复制过程中起重要作用。HDV Ag主要存在于肝细胞内，在血清中出现早，维持时间短，故不易检出。

3. 黑猩猩、土拨鼠和北京鸭对 HDV 敏感，可作为 HDV 研究的动物模型。

二、致病性与免疫性

1. HDV 的传染源为急、慢性丁型肝炎患者和 HDV 携带者，传播途径与 HBV 相同，主要是血源性传播。感染后可表现为急性肝炎、慢性肝炎或无症状携带者。

2. HDV 感染有联合感染和重叠感染两种类型。联合感染是指从未感染过 HBV 的正常人同时发生 HBV 和 HDV 的感染；重叠感染是指已受 HBV 感染的乙型肝炎患者或无症状的 HBsAg 携带者又继发 HDV 感染。

✎ 主治语录：重叠感染常可导致原有的乙型肝炎病情加重与恶化，易于发展成重型肝炎，故在发现重症肝炎时，应注意是否存在 HBV 与 HDV 的重叠感染。

3. 目前认为 HDV 的致病机制可能与病毒对肝细胞的直接损伤作用和机体的免疫病理反应有关。

4. HDV Ag 可刺激机体产生特异性 IgM 和 IgG 型抗体，但这些抗体不是中和抗体，不能清除病毒。

三、微生物学检查法

1. 抗原抗体检测

（1）丁型肝炎病程早期，患者血清中存在 HDV Ag，因此检测 HDV Ag 可作为 HDV 感染的早期诊断。

（2）用 RIA 或 ELISA 检测血清中 HDV 抗体是目前诊断 HDV 感染的常规方法，检出抗-HDV IgM 有早期诊断价值。抗-HDV IgG 产生较迟，在恢复期才出现。如 HDV 抗体持续高效价，可作为慢性 HDV 感染的指标。

2. HDV RNA 检测

（1）肝细胞内 HDV Ag 的检出是 HDV 感染的可靠证据，并且是 HDV 感染活动的指标，但活检标本不易获得，故不常用。

（2）斑点杂交或 RT-PCR 等技术检测患者血清中或肝组织内的 HDV RNA 也是诊断 HDV 感染可靠方法。

四、防治原则

1. 丁型肝炎的预防原则与乙型肝炎相同，如加强血液和血液制品管理、严格筛选献血员、防止医源性感染及广泛接种乙肝疫苗等。

2. 目前尚无直接抗 HDV 的抗病毒药物问世，IFN-α 及聚乙二醇干扰素等对丁型肝炎有一定疗效。

第五节　戊型肝炎病毒

戊型肝炎病毒（HEV）过去曾称为经消化道传播的非甲非乙型肝炎。1989 年，美国学者 Reyes 等成功地克隆了 HEV 基因组，并将其正式命名为 HEV。1986 年，我国新疆南部发生戊型肝炎大流行，是迄今世界上最大的一次流行。

一、生物学性状

1. HEV 病毒呈球状，无包膜，直径为 32～34nm，表面有锯齿状刻缺和突起，形似杯状，曾归类于杯状病毒科，现归类为戊肝病毒科戊肝病毒属。HEV 基因组为单正链 RNA，全长约 7.5kb。

2. 目前认为 HEV 至少存在 8 个基因型，在我国流行的 HEV 为基因型Ⅰ和基因型Ⅳ。

3. HEV 对高盐、氯化铯、三氯甲烷等敏感；在 $-70 \sim 8℃$ 条件下易裂解，但在液氮中保存稳定。

4. HEV 体外培养困难，迄今仍不能在细胞中大量培养。HEV 可感染猕猴、黑猩猩及乳猪等多种动物。

二、致病性与免疫性

1. HEV 的传染源为戊型肝炎患者和亚临床感染者，猪、牛、羊等啮齿类动物也可携带 HEV，成为散发性戊型肝炎的传染源。HEV 主要经粪-口途径传播。

2. 戊型肝炎的潜伏期为 $10 \sim 60$ 天，平均为 40 天。潜伏期末和急性期初传染性最强。戊型肝炎为自限性疾病，多数患者于发病后 6 周左右即好转并痊愈，不发展为慢性肝炎或病毒携带者。

3. 多数人虽然在儿童期曾感染过 HEV，至青壮年后仍可再次感染。

三、微生物学检查法

1. 目前临床上常用的检测方法是用 ELISA 检查血清中的抗-HEV IgM 或 IgG，抗-HEV IgM 出现早，消失快，可作为早期现症患者的诊断依据。抗-HEV IgG 在血中存在时间可达数月至数年，抗-HEV IgG 阳性则不能排除既往感染。

2. 可用 RT-PCR 法检测粪便或胆汁中的 HEV RNA，也可用电镜或免疫电镜技术检测患者粪便中的 HEV 颗粒。

四、防治原则

1. HEV 的传播途径与 HAV 相似，主要经粪-口途径传播。

因此其一般性预防原则与甲型肝炎相同，主要是保护水源，做好粪便管理，加强食品卫生管理，注意个人和环境卫生等。

2. 接种疫苗是预防 HEV 感染的最直接最有效手段，2012 年，世界首支戊型肝炎疫苗在我国研制成功，标志着 HEV 的防控进入了新阶段。

 历年真题

1. 丙型肝炎抗病毒治疗应选择
   A. 干扰素 α
   B. 干扰素 β
   C. 干扰素 γ
   D. 拉米夫定
   E. 更昔洛韦

2. 乙型肝炎病毒造成肝细胞病变，最主要的机制是
   A. 直接损伤
   B. 诱发体液免疫
   C. 诱发细胞免疫
   D. 诱导免疫耐受
   E. DNA 与人体染色体整合

3. 戊型肝炎病毒（HEV）的主要传播途径是

   A. 消化道传播
   B. 输血传播
   C. 虫媒传播
   D. 呼吸道传播
   E. 直接接触传播

4. Dane 颗粒是
   A. 丁型肝炎病毒
   B. 乙型肝炎病毒
   C. 甲型肝炎病毒
   D. 戊型肝炎病毒
   E. 丙型肝炎病毒

参考答案：1. A   2. C   3. A
         4. B

第二十九章　虫　媒　病　毒

核心问题

流行性乙型脑炎病毒和登革病毒的流行病学特点、致病性、免疫性及特异性预防。熟悉上述病毒的形态结构、微生物学检查方法。

内容精要

虫媒病毒是指通过吸血节肢动物叮咬易感的脊椎动物而传播疾病的病毒。在我国流行的主要有流行性乙型脑炎、登革热、森林脑炎、基孔肯雅热和克里米亚-刚果出血热，以及新近在我国发现并流行的发热伴血小板减少综合征等。重要的虫媒病毒及其所致疾病，见表 29-0-1。

表 29-0-1　重要的虫媒病毒及其所致疾病

病毒科、属	病毒种	传播媒介	储存宿主	所致疾病
黄病毒科				
黄病毒属				
	登革病毒	蚊	灵长类	登革热或登革出血热

续　表

病毒科、属	病毒种	传播媒介	储存宿主	所致疾病
	乙型脑炎病毒	蚊	猪、鸟类	乙型脑炎
	黄热病病毒	蚊	灵长类	黄热病
	Kyasanur 森林热病毒	蜱	灵长类	科萨努尔森林热
	森林脑炎病毒	蜱	鸟类、啮齿动物	森林脑炎
	墨累西谷脑炎病毒	蚊	鸟类	墨累西谷脑炎
	圣路易脑炎病毒	蚊	鸟类	圣路易脑炎
	西尼罗病毒	蚊	鸟类	西尼罗热
	寨卡病毒	蚊	?	寨卡病毒病
披膜病毒科				
甲病毒属				
	东方马脑炎病毒	蚊	马、鸟类	东方马脑炎
	西方马脑炎病毒	蚊	马、鸟类	西方马脑炎
	委内瑞拉马脑炎病毒	蚊	马、驴	委内瑞拉马脑炎
	辛德毕斯病毒	蚊	鸟类	发热、皮疹、关节炎
	基孔肯雅病毒	蚊	人、猴	基孔肯雅热
白细病毒科				
白蛉病毒属				
	白蛉病毒	白蛉		白蛉热
	发热伴血小板减少综合征病毒	蜱		发热伴血小板减少综合征

第一节　流行性乙型脑炎病毒

　　流行性乙型脑炎病毒简称乙脑病毒，经蚊子叮咬传播，引起流行性乙型脑炎。又称日本脑炎病毒。

一、生物学性状

（一）形态结构

1. 乙脑病毒为黄病毒科黄病毒属成员。病毒颗粒呈球形，直径 45~50nm，核衣壳呈二十面体立体对称，有包膜，包膜上含有糖蛋白刺突。病毒核酸为单正链 RNA。

2. 病毒基因组编码的 3 种结构蛋白分别为衣壳蛋白（C 蛋白）、前膜蛋白（prM 蛋白）和包膜蛋白（E 蛋白）。

3. 乙脑病毒抗原性稳定，只有 1 个血清型。根据 E 基因全序列的同源性，可将乙脑病毒分为 5 个基因型（Ⅰ、Ⅱ、Ⅲ、Ⅳ和Ⅴ），我国流行的主要为基因Ⅰ型和Ⅲ型。

（二）培养特性

1. 白蚊伊蚊 C6/36 细胞是乙脑病毒最敏感的细胞，广泛用于病毒的分离培养。

2. 乳鼠是最易感的动物，脑内接种 3~5 天后发病，表现为典型的神经系统症状。感染乳鼠有病毒血症，脑组织中含有大量病毒。

（三）抵抗力

乙脑病毒对酸、乙醚和三氯甲烷等脂溶剂敏感，不耐热，56℃ 30 分钟、100℃ 2 分钟均可使之灭活。对化学消毒剂也较敏感，多种消毒剂可使之灭活。

二、流行病学特征

（一）传染源和宿主

1. 乙脑病毒的主要传染源是携带病毒的猪、牛、羊、马、驴、鸭、鹅、鸡等家畜、家禽和各种鸟类。在我国，猪是最重要的传染源和中间宿主。患者不是主要的传染源。

2. 受感染的蚊子可带毒越冬并可经卵传代，因此蚊子既是传播媒介又是重要的储存宿主。

（二）传播媒介和传播途径

乙脑病毒的主要传播媒介是三带喙库蚊。病毒通过蚊子在动物-蚊-动物中形成自然循环，其间带毒蚊子叮咬人类，则可引起人类感染。

（三）流行地区和季节

1. 乙脑主要在亚洲的热带和亚热带国家和地区流行。我国是乙脑的主要流行区。

2. 在亚热带和温带地区则有明显的季节性，流行季节与蚊子密度的高峰期一致，以夏、秋季流行为主，80%~90%的病例集中在7~9月份。

（四）易感人群

人群对乙脑病毒普遍易感，但多表现为隐性感染。成年人可因隐性感染获得免疫力，因此以10岁以下儿童发病者居多，尤以2~9岁年龄组发病率较高。近年来由于在儿童中普遍接种疫苗，故成年人和老年人的发病率相对增高。

三、致病性与免疫性

（一）致病性

1. 病毒经带毒蚊子叮咬进入人体后，先在皮肤朗格汉斯细胞、巨噬细胞和局部淋巴结等处增殖，经毛细血管和淋巴管进入血流，引起第一次病毒血症。

2. 病毒随血流播散到肝、脾等处的单核-巨噬细胞中，继续大量增殖，再次入血，引起第二次病毒血症，临床上表现为发热、头痛、寒战、全身不适等流感样症状。

3. 绝大多数感染者病情不再继续发展，成为顿挫感染。

4. 在少数免疫力不强的感染者，病毒可突破血脑屏障侵犯中枢神经系统，出现中枢神经系统症状和体征。

5. 乙脑病毒的致病机制目前尚未完全清楚。研究表明，免疫病理反应可能起重要作用。

（二）免疫性

1. 乙脑病毒抗原性稳定，病后免疫力稳定而持久，隐性感染也可获得牢固的免疫力。

2. 机体对乙脑病毒的免疫包括体液免疫、细胞免疫和完整的血脑屏障。其中体液免疫起主要作用，感染后机体可产生具有中和作用的特异性 IgM、IgG 抗体和血凝抑制抗体。

四、微生物学检查法

（一）病毒分离培养

可采集发病初期患者的血清或脑脊液用细胞培养法或乳鼠脑内接种法分离培养乙脑病毒，但阳性率不高。

（二）病毒抗原检测

可用免疫荧光或 ELISA 检测发病初期患者血液或脑脊液中的乙脑病毒抗原，阳性结果对早期诊断有重要意义。

（三）血清学试验

1. 乙脑病毒特异性 IgM 抗体一般在感染后 4 天开始出现，

2~3 周达高峰，采用 IgM 抗体捕获的 ELISA 检测患者血清或脑脊液中的特异性 IgM 抗体，阳性率可达 90% 以上，因此可用于早期快速诊断。

2. 乙脑病毒特异性 IgG 抗体检测通常需检测急性期和恢复期双份血清，当恢复期血清抗体效价比急性期升高 4 倍或 4 倍以上时，才有诊断价值。

（四）病毒核酸检测

用 RT-PCR 或 RT-qPCR 技术检测乙脑病毒特异性核酸片段是一种特异而敏感的诊断方法，近年来已开始用于乙脑的早期快速诊断。

五、防治原则

1. 预防乙型脑炎的关键措施包括疫苗接种、防蚊灭蚊和动物宿主管理。乙脑疫苗有灭活疫苗和减毒活疫苗两大类。

2. 猪是乙脑病毒的主要传染源和中间宿主，因此通过做好猪的管理工作或对猪群进行免疫预防可以降低人群的发病率。

3. 目前，对乙型脑炎尚无特效的治疗方法。

第二节　登革病毒

登革病毒（DENV）是登革热（DF）、登革出血热/登革休克综合征（DHF/DS）的病原体。埃及伊蚊和白纹伊蚊是登革病毒的主要传播媒介，人类和灵长类动物是登革病毒的自然宿主。登革热广泛流行于热带、亚热带地区。自 1978 年以来，我国南方不断发生登革热的流行或暴发流行。目前，登革热已成为世界上分布最广、发病最多的虫媒病毒病。

一、生物学性状

（一）形态结构

1. 登革病毒是黄病毒科黄病毒属的成员，其形态、结构和基因组特征与乙脑病毒相似。

2. 根据抗原性不同，可将登革病毒分为 4 个血清型（DENV1~DENV4），各型病毒间有交叉抗原性。

3. 登革病毒的基因组为单正链 RNA，编码 3 种结构蛋白和至少 7 种非结构蛋白。

主治语录：E 蛋白可能含有抗体依赖的感染增强作用（ADE）表位，与 ADE 作用有关。

（二）培养特性

1. 乳鼠是对登革病毒最敏感的实验动物，可用脑内接种分离培养病毒。

2. 白纹伊蚊 C6/36 细胞是最常用的细胞，病毒在细胞中增殖并引起明显的细胞病变。

二、流行病学特征

1. 人和灵长类动物是登革病毒的主要储存宿主。白纹伊蚊和埃及伊蚊是主要传播媒介。

2. 患者和隐性感染者是主要传染源。感染者在发病前 24 小时到发病后 5 天内出现病毒血症，血液中含有大量的病毒，在此期间通过蚊虫叮咬而传播，形成人-蚊-人循环。

3. 登革热的流行季节与蚊虫的消长一致。人群对登革病毒普遍易感。

三、致病性与免疫性

1. 潜伏期 4~8 天。临床上，登革热可表现为两种不同类型：登革热（DF）和登革出血热/登革休克综合征（DHF/DSS），前者为典型登革热，为自限性疾病，病情较轻，后者病情较重。

2. 登革病毒感染后，对同血清型病毒有较强的免疫。

四、微生物学检查法

（一）病毒的分离培养

采集早期患者血清接种白纹伊蚊 C6/36 细胞或乳鼠脑内接种进行病毒的分离培养，亦可用白纹伊蚊或埃及伊蚊胸腔接种法分离培养病毒。

（二）血清学检查

应用抗体捕获 ELISA 或免疫层析法检测登革热患者血清中特异性 IgM 抗体，是最常用的登革热早期快速诊断技术。

（三）病毒核酸检测

应用实时 RT-PCR 或 RT-qPCR 技术检测登革病毒核酸，可用于病毒的早期快速诊断及病毒分型。

五、防治原则

防蚊、灭蚊是目前预防登革热的主要手段。疫苗接种是预防登革热最有效途径，重组四价减毒活疫苗（CYD-TDV）获准在一些流行区使用。

第三节 森林脑炎病毒

1. 森林脑炎病毒又称蜱传脑炎病毒（TBEV），森林中的蝙蝠及啮齿类动物为储存宿主，蜱为传播媒介，引起以中枢神经系统病变为特征的森林脑炎。

2. 森林脑炎是一种中枢神经系统的急性传染病。在自然疫源地病毒通过蜱叮咬野生动物和野鸟而在自然界循环。人类进入自然疫源地被带毒蜱类叮咬而受感染。也可通过胃肠道传播、呼吸道传播。病死率可高达30%。病后免疫力持久。

3. 目前对森林脑炎没有特效的治疗方法，在感染早期，大剂量丙种球蛋白或免疫血清可能有一定疗效。疫苗接种是控制森林脑炎的重要措施，完成森林脑炎病毒灭活疫苗全程免疫后可获得免疫保护作用。

第四节 发热伴血小板减少综合征病毒

1. 发热伴血小板减少综合征病毒（SFTSV）为布尼亚病毒科白蛉病毒属的一个新成员。目前认为，蜱可能是SFTSV的传播媒介，蜱叮咬可致人类感染。

2. SFTSV感染引起发热伴血小板减少综合征（SFTS），临床主要表现为发热、白细胞减少、血小板减少和多器官功能损害等，严重者可因多器官衰竭而死亡。急性期患者血液和血性分泌物具有传染性，直接接触患者血液或血性分泌物亦可导致感染。

第五节 西尼罗病毒

1. 西尼罗病毒（WNV）在分类上属于黄病毒科黄病毒属。

患者、隐性感染者和带毒动物为主要传染源，其中鸟类是最重要的传染源。伊蚊和库蚊是主要传播媒介。

2. 西尼罗病毒感染可引起西尼罗热和西尼罗脑炎两种临床类型。西尼罗病毒抗原性稳定，只有 1 个血清型，病后免疫力持久。

第六节　寨卡病毒

1. 寨卡病毒（ZIKV）是寨卡病毒病的病原体。寨卡病毒属于黄病毒科黄病毒属。

2. 传播途径主要为蚊子叮咬传播，埃及伊蚊和白纹伊蚊是主要传播媒介。流行方式与登革病毒相似，人作为主要传染源，病毒在人-蚊-人之间传播。此外，病毒也可通过胎盘传播，引起宫内感染，亦可经围产期、性接触和输血传播。

3. 寨卡病毒病一般为自限性，临床特征与普通登革热十分相似，主要表现为发热、头痛、疲乏、皮疹（多为斑丘疹）、结膜炎及关节痛等。

主治语录：寨卡病毒可以突破血胎、血眼、血睾和血脑四道屏障，且具有嗜神经性，可能与先天性小头畸形及吉兰-巴雷综合征等有关。

4. 微生物学检查法主要有病毒的分离培养、病毒核酸检测或血清学试验。尚无疫苗和特效药物可供寨卡病毒病的防治，避免蚊子叮咬、保护孕妇和胎儿是目前预防寨卡病毒病主要的手段。

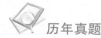
历年真题

1. 乙型脑炎的主要传染源是
　A. 典型乙型脑炎患者

　B. 感染乙脑病毒的猪

　C. 携带乙脑病毒的蚊虫

D. 轻型乙型脑炎患者

E. 乙脑病毒携带者

2. 乙型脑炎（简称乙脑）的主要传播媒介是

A. 猪

B. 乙脑病毒携带者

C. 乙脑患者

D. 蚊虫

E. 野鼠

参考答案：1. B　2. D

第三十章　出血热病毒

核心问题

1. 汉坦病毒的流行病学特点、致病性、微生物学检查方法和防治原则。

2. 克里米亚-刚果出血热病毒、埃博拉病毒的致病性。

内容精要

出血热不是某一种疾病的名称，而是一大类疾病的统称。这类疾病在临床上以"3H"症状，即高热、出血、低血压为主要的共同特征。人类出血热病毒及其所致疾病，见表30-0-1。我国目前已发现的出血热病毒主要有汉坦病毒、登革病毒和克里米亚-刚果出血热病毒。

表 30-0-1　人类出血热病毒及其所致疾病

病毒类属	病　　毒	主要媒介	所致疾病
汉坦病毒科	汉坦病毒	啮齿动物	肾综合征出血热
			汉坦病毒肺综合征
内罗病毒科	克里米亚-刚果出血热病毒	蜱	克里米亚-刚果出血热

病毒类属	病 毒	主要媒介	所致疾病
白细病毒科	Rift 山谷热病毒	蚊	Rift 山谷热
	发热伴血小板减少综合征病毒	蜱	发热伴血小板减少综合征
黄病毒科	登革病毒	蚊	登革热
	黄热病病毒	蚊	黄热病
	Kyasanur 森林热病毒	蜱	Kyasanur 森林热
	鄂目斯克出血热病毒	蜱	鄂目斯克出血热
披膜病毒科	基孔肯雅病毒	蚊	基孔肯雅热
沙粒病毒科	Junin 病毒	啮齿动物	阿根廷出血热
	马丘波病毒	啮齿动物	玻利维亚出血热
	Lassa 病毒	啮齿动物	Lassa 热
	Sabia 病毒	啮齿动物	巴西出血热
	Guanarito 病毒	啮齿动物	委内瑞拉出血热
丝状病毒科	埃博拉病毒	未确定	埃博拉出血热
	马堡病毒	未确定	马堡出血热

第一节 汉坦病毒

汉坦病毒属于布尼亚病毒目、汉坦病毒科的正汉坦病毒属。汉坦病毒在临床上主要引起两种急性传染病，一种是肾综合征出血热（HFRS）；另一种是汉坦病毒肺综合征（HPS）。中国是世界上HFRS 疫情最严重的国家，流行范围广、发病人数多、病死率较高。

一、生物学性状

（一）形态结构

1. 汉坦病毒颗粒具有多形性，多数呈圆形或卵圆形，直径为 75~210nm（平均 120nm）。

2. 汉坦病毒的核酸类型为单股负链 RNA，分为 L、M、S 3 个片段，分别编码病毒的 RNA 聚合酶（L）、包膜糖蛋白（Gn 和 Gc）和核衣壳蛋白（NP）。病毒颗粒表面有脂质双层包膜。包膜表面有由 Gn 和 Gc 糖蛋白组成的突起，Gn 和 Gc 糖蛋白上均有中和抗原位点和血凝活性位点。汉坦病毒的 NP 具有很强的免疫原性，可刺激机体的体液免疫和细胞免疫应答。

（二）培养特性

1. 实验室常用非洲绿猴肾细胞（Vero E6）来分离培养该病毒。汉坦病毒在培养的细胞中生长较为缓慢，一般在接种病毒后的 7~14 天后才达高峰。

2. 目前适合汉坦病毒生长的几种细胞系在病毒感染后大多并不产生明显的细胞病变（CPE），部分毒株在感染的 Vero 细胞中可观察到典型的 CPE，其特征为细胞黏聚、融合及出现网格样改变。

（三）抵抗力

汉坦病毒抵抗力不强。对酸和脂溶剂敏感；一般消毒剂如苯扎溴铵等能灭活病毒；56~60℃ 1 小时、紫外线照射（50cm、1 小时）以及 ^{60}Co 照射等也可灭活病毒。

二、流行病学特征

（一）传染源和储存宿主

HFRS 是一种多宿主性的自然疫源性疾病，其主要宿主动物和传染源均为啮齿动物。在我国，汉坦病毒的主要宿主动物和传染源是黑线姬鼠和褐家鼠。

（二）传播途径

HFRS 的传播途径尚未完全确定。目前认为可能的途径有三类五种，即动物源性传播（包括通过呼吸道、消化道和伤口途径）、垂直（胎盘）传播和虫媒（螨）传播。

主治语录：动物源性传播是主要的传播途径。

（三）易感人群

人类对汉坦病毒普遍易感但多呈隐性感染，仅少数人发病。

（四）HFRS 的流行地区和季节

主要存在姬鼠型（汉滩型）疫区、家鼠型（汉城型）疫区和混合型疫区。姬鼠型疫区的 HFRS 流行高峰在 11 ~ 12 月间（6~7 月间还有一小高峰），家鼠型疫区的流行高峰在 3 ~ 5 月间，而混合型疫区在冬、春季均可出现流行高峰。

三、致病性与免疫性

（一）致病性

HFRS 的潜伏期一般为 2 周左右，起病急，发展快。典型病例具有三大主症，即发热、出血和肾脏损害；典型临床经过可分为五期，即发热期、低血压休克期、少尿期、多尿期和恢复期。致病机制包括病毒的直接损伤作用和免疫病理损伤作用均有关。

（二）免疫性

HFRS 患者发热 1 ~ 2 天即可检测出特异性 IgM 抗体，第 7~10 天达高峰；第 2 ~ 3 天可检测出特异性 IgG，抗体第 14 ~

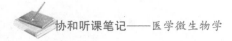

20 天达高峰可持续多年甚至终生。HFRS 病后可获稳定而持久的免疫力。

四、微生物学检查法

（一）血清学检查

1. 检测特异性 IgM 抗体　具有早期诊断价值。检测方法有间接免疫荧光法和 ELISA 法，后者又可分为 IgM 捕捉法和间接法，其中以 IgM 捕捉法的敏感性和特异性为最好。

2. 检测特异性 IgG 抗体　需检测双份血清（间隔至少1 周），第二份血清抗体滴度升高 4 倍以上方可确诊。常用检测方法为间接免疫荧光法和 ELISA 法。

（二）病毒分离

病毒分离只用于少数情况下，如某一地区首例 HFRS 患者的确定，或怀疑感染新的病毒亚型等。

五、防治原则

（一）预防

一般预防主要采取灭鼠、防鼠、灭虫、消毒和个人防护措施。目前国内使用的 HFRS 疫苗主要是细胞培养灭活双价疫苗（汉滩型和汉城型）。

（二）治疗

1. 对于 HFRS 早期患者，一般均采用卧床休息，以及以液体疗法（输液调节水与电解质平衡）为主的综合对症治疗措施，利巴韦林具有一定疗效。

2. 国内研制的"注射用抗肾综合征出血热病毒单克隆抗体"的临床试验结果表明，安全性好，疗效确切，并优于常规治疗药物。

第二节 克里米亚-刚果出血热病毒

克里米亚-刚果出血热病毒引起以发热、出血、高病死率为主要特征的克里米亚-刚果出血热。在国内首先发现于新疆地区，故我国又称新疆出血热。

一、生物学和流行病学特征

1. 克里米亚-刚果出血热病毒属于布尼亚病毒目的内罗病毒科的正内罗病毒属。该病毒的形态、结构、培养特性和抵抗力等与汉坦病毒相似。

2. 克里米亚-刚果出血热是一种自然疫源性疾病。除野生啮齿类动物外，牛、羊、马、骆驼等家畜及野兔、刺猬和狐狸等也是病毒的主要储存宿主。硬蜱特别是亚洲璃眼蜱既是该病毒的传播媒介，又因病毒在蜱体内可经卵传代而成为储存宿主。

二、致病性与免疫性

人群普遍易感。致病机制尚不清楚，可能与 HFRS 相似，即病毒的直接损害和通过抗体介导的免疫病理损伤均起作用。病后免疫力持久。

三、微生物学检查法

1. 采取急性期患者的血清、血液或尸检样本，或动物、蜱的样本，经脑内途径接种小白鼠乳鼠分离病毒，阳性率可达90%以上。

2. 可采用 RT-PCR 技术检测标本中的病毒核酸或采用间接免疫荧光试验、ELISA 等检测患者血清中的特异性 IgM 抗体，均可作出早期诊断。

四、防治原则

1. 主要预防措施为加强个人防护，防止被硬蜱叮咬，避免与传染源特别是患者的血液或动物血液或脏器等直接接触。

2. 我国研制的新疆出血热疫苗（精致乳鼠脑灭活疫苗）已在牧区试用，其免疫预防效果有待进一步考察。

第三节　埃博拉病毒

埃博拉病毒具有高度传染性，可引起高致死性的出血热，其主要临床特征为高热、全身疼痛、广泛性出血、多器官功能障碍和休克。是人类迄今为止所发现的致死率最高的病毒之一。

一、生物学性状

埃博拉病毒属于丝状病毒科的埃博拉病毒属，其基因组为单股负链 RNA。病毒颗粒为多形性的细长丝状，直径为 80nm，长度差异很大，一般约 800nm，最长可达 1 400nm。核衣壳螺旋对称，有包膜，包膜表面有长约 7nm 的糖蛋白刺突。

二、流行病学特征

1. 埃博拉病毒的自然储存宿主目前还不十分清楚，狐蝠科的果蝠可能是其中之一；终末宿主是人类和非人灵长类，如大猩猩、黑猩猩、猕猴等。埃博拉病毒主要在猴群中传播，通过猴传给人，并在人群间传播和流行。

2. 传播途径主要有密切接触、注射传播和空气传播。

三、致病性与免疫性

1. 埃博拉病毒主要在猴群中传播，通过猴传给人，并在人群间传播流行。埃博拉出血热的潜伏期为 2~21 天。临床特征是突发起病，开始表现为高热、头痛、肌痛等，随后病情迅速进展，出现恶心、呕吐、腹痛、腹泻等，随后可发生出血现象。发病后 7~16 天常因休克、多器官功能障碍而死亡。

2. 患者发病 7~10 天后出现特异性 IgM、IgG 抗体，但即使在疾病的恢复期也难检出中和抗体。

四、微生物学检查法

可用组织和血液标本做动物接种或细胞培养以分离病毒；并可用病毒感染的 Vero 细胞或其提取物作为抗原，以免疫荧光法和 ELISA 检测血清抗体；还可用 RT-PCR 法检测病毒 RNA。

主治语录：由于埃博拉病毒传染性极强，其微生物学检验必须在高等级生物安全实验室中进行。

五、防治原则

1. 目前对埃博拉出血热尚无安全有效的疫苗，预防主要采取综合性措施，包括发现可疑患者应立即隔离，严格消毒患者接触过的物品及其分泌物、排泄物和血液等，尸体应立即火化。

2. 埃博拉出血热的治疗很困难，主要采取强化支持疗法。

历年真题

1. 引起肾综合征出血热的病原体是

 A. 汉坦病毒

 B. 登革病毒

 C. 新疆出血热病毒

 D. 黄热病毒

E. Lassa 病毒

2. 患者，男性，44 岁，农民。以发热、全身不适、头痛 5 天为主诉入院。查体：面色苍白、脉搏细弱而快，皮肤有少许出血点，体温 39.8℃，血压 60/40mmHg。末梢血常规 WBC 30×10^9/L，中性粒细胞 80%，异型淋巴细胞 10%，血小板 50×10^9/L，尿蛋白（++）。最可能的诊断是

A. 流行性脑脊髓膜炎

B. 败血症，感染性休克

C. 流行性出血热

D. 钩端螺旋体病

E. 传染性单核细胞增多症

参考答案：1. A 2. C

第三十一章 疱疹病毒

内容精要

疱疹病毒是一类中等大小、有包膜的双链 DNA 病毒，具有相似的生物学特性，归类于疱疹病毒科。疱疹病毒分为 α、β、γ 3 个亚科，其中与人感染相关的疱疹病毒称为人疱疹病毒（HHV），目前已知的有 8 种，见表 31-0-1。

表 31-0-1 人类疱疹病毒的分类

疱疹病毒亚科	正式命名	常用名	复制周期和细胞病变	潜伏部位	所致疾病
α	人疱疹病毒1型（HHV-1）	单纯疱疹病毒1型（HSV-1）	宿主范围广，复制周期短，溶细胞性感染	神经元（三叉神经节和颈上神经节）	口咽炎，唇眼、脑感染

续　表

疱疹病毒亚科	正式命名	常用名	复制周期和细胞病变	潜伏部位	所致疾病
	人疱疹病毒2型（HHV-2）	单纯疱疹病毒2型（HSV-2）		神经元（骶神经节）	生殖器疱疹
	人疱疹病毒3型（HHV-3）	水痘-带状疱疹病毒（VZV）		神经元（脊髓后根神经或脑神经感觉神经节）	水痘、带状疱疹
β	人疱疹病毒5型（HHV-5）	人巨细胞病毒（HCMV）	宿主范围窄，复制周期较长，病变细胞肿胀形成巨细胞	腺组织、肾脏、白细胞	单核细胞增多症，眼、肾、脑和先天性感染
	人疱疹病毒6型（HHV-6）	人疱疹病毒6型（HHV-6）	复制周期长，淋巴增殖	淋巴样组织，唾液腺	婴儿急疹
	人疱疹病毒7型（HHV-7）	人疱疹病毒7型（HHV-7）		淋巴样组织，唾液腺	未知
γ	人疱疹病毒4型（HHV-4）	EB病毒（EBV）	生长周期不定，不引起溶细胞性病变淋巴增殖	淋巴样组织，B淋巴细胞	传染性单核细胞增多症、Burkitt淋巴瘤、鼻咽癌
	人疱疹病毒8型（HHV-8）	卡波西肉瘤相关疱疹病毒（KSHV）		B淋巴细胞，唾液腺？前列腺？	卡波西肉瘤

第一节　单纯疱疹病毒

一、生物学性状

1. 单纯疱疹病毒（HSV）具有较宽的宿主范围，能在多种细胞中增殖，病毒复制迅速，致细胞病变快，可感染人及多种动物，致多种疾病。

2. HSV 有 2 种血清型，即 HSV-1（HHV-1）和 HSV-2（HHV-2）。HSV-1 主要通过密切接触感染，而 HSV-2 则主要通过性接触传播或新生儿经母体生殖道感染，从而所致疾病的临床表现不同。

二、致病性与免疫性

人群中 HSV 感染常见，密切接触和性接触是主要传播途径。HSV 在多数细胞中表现为溶细胞感染，致细胞病变快，表现为细胞肿胀、变圆（气球样变），出现嗜酸性核内包涵体和细胞融合。

（一）感染类型

1. 原发感染　主要临床表现为黏膜与皮肤的局部疱疹。HSV-1 以腰以上部位感染为主，常限于口咽部；HSV-2 则以腰以下及生殖器感染为主。

2. 潜伏感染　HSV 感染神经细胞主要呈潜伏感染状态。一般 HSV-1 潜伏于三叉神经节和颈上神经节；HSV-2 潜伏于骶神经节。

3. 复发性感染　当机体受非特异性刺激，如发热、寒冷、月经期，或其他细菌病毒感染，或短暂抑制细胞免疫时，潜伏病毒被激活，沿感觉神经纤维轴索下行到末梢，在其支配的上

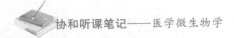

皮细胞中复制，引起复发性局部疱疹。

（二）所致疾病

1. 与 HSV-1 感染有关的主要疾病

（1）龈口炎：属儿童原发感染，以发热、口腔内水疱性损伤为主。

（2）唇疱疹：多为复发性感染，常见于口唇、鼻腔黏膜皮肤交界处的成群水疱。

（3）疱疹性角膜结膜炎：以角膜溃疡为主，严重复发可导致瘢痕和失明。

（4）脑炎：原发和复发性感染均可引起脑炎。可出现神经系统后遗症，病死率较高。

2. 与 HSV-2 感染有关的主要疾病

（1）生殖系统疱疹：男女生殖道出现疼痛性水疱损伤。

（2）新生儿疱疹：以产道感染为常见。引起皮肤、眼和口局部疱疹，重症患儿表现为疱疹性脑膜炎或全身播散性感染。

（3）与宫颈癌的关系：HSV-2 感染可促进高危型 HPV（如 HPV16、18）所致宫颈癌的概率。

3. 免疫缺损患者的复发感染

免疫力低下的患者（移植、血液病或艾滋病患者等）易发生严重疱疹病毒感染（复发性疱疹），好发于呼吸道、食管、肠道黏膜等部位。

（三）免疫性

1. 在 HSV 原发和复发性感染中，干扰素、NK 细胞、迟发型超敏反应和 CTL 发挥主要作用，控制和清除病毒感染。

2. 抗病毒表面糖蛋白的中和抗体可阻断病毒感染易感细胞，可改变病程。

三、微生物学检查法

1. **细胞学诊断** 刮取宫颈黏膜、皮肤、口腔、角膜等疱疹病损组织的基底部材料做涂片，用荧光素或酶标记抗体染色，检查细胞内 HSV 抗原；标本亦可用 Wright-Giemsa 染色镜检，寻找细胞核内包涵体及多核巨细胞，均有益于病毒感染的诊断。

2. **核酸检测** 应用 PCR 或原位杂交技术检测标本中 HSV-DNA，方法快速、敏感而特异；尤其是脑脊液标本的 HSV PCR 检测被认为是诊断疱疹性脑炎的标准方法。

3. **分离培养** 采取水疱液、唾液、角膜拭子、阴道拭子或脑脊液等标本，常规处理后接种于人胚肾、兔肾等易感细胞进行分离病毒。然后再采用中和试验或 DNA 酶切电泳等方法进行鉴定。

4. **血清学检查** 常用 ELISA 法和间接免疫荧光法检测 HSV 抗体。特异性 IgM 抗体阳性提示近期感染；特异性 IgG 抗体的检测常用于流行病学调查。

四、防治原则

1. 目前尚无 HSV 疫苗可用。新生儿和湿疹患者应避免接触活动期 HSV 感染者。注意安全性生活；在外阴及肛门皮肤黏膜受损时应避免接触被污染的浴巾、污染的共用马桶圈等设施。

2. 抗病毒药阿昔洛韦（ACV）、更昔洛韦（GCV）等对生殖器疱疹、疱疹性脑炎及复发性疱疹病毒感染和疱疹性角膜炎的疗效较好，但均不能清除潜伏状态的病毒或防止潜伏感染的复发。

第二节　水痘-带状疱疹病毒

水痘-带状疱疹病毒（VZV）是引起水痘和带状疱疹的病原体。在儿童原发感染时，引发水痘，病愈后潜伏在体内，潜伏

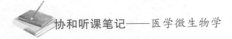

病毒激活后引起带状疱疹。

一、生物学性状

VZV 只有一个血清型，无动物贮存宿主。

1. 基因组长度为 120~130kb；编码约 70 种蛋白。

2. 能在胚胎组织细胞中增殖，形成嗜酸性包涵体和多核巨细胞，但 CPE 出现缓慢。

3. 病毒编码胸苷激酶，故对抗病毒药物敏感。

4. 潜伏于脊髓后根神经细胞，可引起复发性感染；细胞免疫能限制和防止重症水痘的发生。

5. 皮肤损伤以水疱为特征。但其原发性感染的播散途径不同于 HSV，由呼吸道传播，经病毒血症播散至皮肤。

二、致病性与免疫性

人类是 VZV 的唯一宿主，皮肤是其主要靶组织，儿童易感，通过飞沫或直接接触传播。

（一）感染类型

1. 原发感染　主要表现为水痘。儿童水痘一般为自限性，症状较轻。如患者细胞免疫缺陷，则易得重症水痘，并发肺炎、脑炎等致死性疾病。

2. 复发性感染　多表现为带状疱疹。原发感染后，VZV 潜伏于脊髓后根神经节或脑神经的感觉神经节中。成年以后，或细胞免疫低下时，潜伏的 VZV 被激活，沿感觉神经轴突到达其所支配的皮肤细胞，在细胞内增殖引起疱疹，因疱疹沿感觉神经支配的皮肤分布，串联成带状疱疹，疼痛剧烈。

（二）免疫性

特异性抗体可限制 VZV 经血流播散，但不能阻止带状疱疹的发生。细胞免疫在限制疾病发展和感染恢复中均发挥重要作用。干扰素也在抗 VZV 中发挥作用。与其他疱疹病毒相似，VZV 编码有助于免疫逃逸的产物。

三、微生物学检查法与防治原则

（一）微生物学检查

根据临床表现一般即可作出 VZV 感染的诊断。必要时取疱疹基底部标本、皮肤刮取物、水疱液、活检组织等作 HE 染色，检查核内嗜酸性包涵体和多核巨细胞等；或用直接免疫荧光法检测 VZV 抗原。

（二）防治原则

1. VZV 减毒活疫苗已用于特异性预防，接种人群为 1 岁以上健康的易感儿童。在接触传染源 72~96 小时内，水痘-带状疱疹免疫球蛋白（VZIG）对预防感染或减轻临床症状有一定效果。

2. 正常儿童一般不需采用抗病毒治疗。抗病毒药物主要用于治疗免疫抑制患儿的水痘，成年人水痘和带状疱疹。对 VZV 有效的抗病毒药物包括阿糖腺苷、阿昔洛韦和干扰素等。

第三节　人巨细胞病毒

一、生物学性状

1. 人巨细胞病毒（HCMV）感染的宿主范围较窄，人类是其唯一宿主，可导致人类疾病，是引起先天性畸形的最常见病原。

2. 病毒增殖较缓慢，复制周期较长，其特点是细胞肿胀，核增大，形成巨核细胞。可见核内和细胞质嗜酸性包涵体，特别是核内可出现周围绕有一轮晕的大型包涵体。

3. HCMV 对脂溶剂敏感，热（56℃ 30 分钟）、酸、紫外线照射均有灭活作用。

二、致病性与免疫性

HCMV 在人群中的感染极为普遍，我国成年人 HCMV 抗体阳性率达 60%~90%。原发感染发生在 2 岁以下，通常为隐性感染。

1. 传染源　患者及隐性感染者。

2. 潜伏部位　唾液腺、乳腺、肾脏、外周血单核细胞和淋巴细胞。

3. 感染方式　病毒可长期或间歇从感染者的尿液、唾液、泪液、乳汁、精液、宫颈及阴道分泌物排出。通过垂直或水平方式传播，母婴传播、接触传播、性传播和医源性传播。

4. 感染类型

（1）先天性感染：孕妇在孕期 3 个月内感染，病毒可通过胎盘引起胎儿原发感染，出现死胎或先天性疾病。

（2）围产期感染：分娩时新生儿可经产道、母乳或护理人员（排出病毒者）感染 HCMV。

（3）儿童和成年人原发感染：通常呈隐性感染。少数感染者出现临床症状，表现为巨细胞病毒单核细胞增多症。

（4）免疫功能低下者感染：在免疫功能低下者中，HCMV 原发感染或潜伏病毒的激活均可引起严重疾病，如 HCMV 肺炎、肝炎和脑膜炎等。

5. 免疫性

（1）HCMV 感染可诱导机体产生特异性 IgG、IgM 和 IgA 抗体，母体抗体可减轻新生儿感染症状，但不能完全阻断母婴传播和围产期感染，也不能阻止潜伏病毒的激活。

（2）一般认为，NK 细胞和细胞免疫在限制病毒播散、潜伏病毒激活和限制病毒感染发生和发展中发挥重要作用。

三、微生物学检查法

1. 细胞学检查　方法简便，可用于辅助诊断。

2. 病毒分离　标本接种人胚肺成纤维细胞，培养 4～6 周观察病变。

3. 血清学诊断　ELISA 检测特异性 HCMV-IgM，可以帮助诊断 HCMV 的近期感染。

4. 核酸检测　PCR 检测。

四、防治原则

目前尚无安全有效的 HCMV 疫苗，可用高滴度抗 HCMV 免疫球蛋白及抗病毒药物更昔洛韦等联合应用治疗严重 HCMV 感染。

第四节　EB　病　毒

EB 病毒（EBV）是嗜 B 细胞的人类疱疹病毒，是一种人类重要的肿瘤相关病毒。

一、生物学性状

1. 完整的病毒颗粒为圆形，直径为 180nm，核衣壳呈二十面体对称，通过核膜出芽获得包膜，包膜表面有糖蛋白刺突。EBV 基因组为线性 dsDNA，172kbp。

2. EBV 感染可表现为溶细胞性感染和潜伏性感染。在潜伏状态时，EBV 基因组以游离环状附加子的形式存在于感染的细胞核内。溶细胞性感染是指 EBV 在细胞中急性增殖性感染，此时环状基因组需先线性化后，病毒开始复制，子代病毒颗粒以出芽的方式释放。

3. 病毒在不同感染状态表达的抗原

（1）增殖性感染表达的抗原

1）EBV 早期抗原（EA）：EA 表达是 EBV 增殖活跃的标志，病毒进入增殖周期。EA 分 2 种，EA-R 和 EA-D。

2）EBV 晚期抗原：包括衣壳蛋白和包膜蛋白。①在感染细胞中，EBV 衣壳蛋白存在于细胞质和细胞核内。VCA-IgM 出现早，消失快；VCA-IgG 出现晚，持续时间长。②EBV 膜抗原存在于病毒包膜的感染细胞的表面。gp350/gp220 可诱导中和抗体。MA-IgM 用做早期诊断，MA-IgG 可持续存在。

（2）潜伏感染期表达的抗原

1）EBV 核抗原（EBNA）：存在于感染的 B 淋巴细胞核内，为 DNA 结合蛋白，有 6 种。①EBNA-1，稳定病毒环状附加体，以维持病毒基因组在感染细胞增殖的过程中不丢失；抑制细胞处理和提呈抗原的功能，可使感染细胞逃避细胞毒 T 细胞的杀伤作用。②EBNA-2，在细胞永生化过程中发挥关键作用。

2）潜伏膜蛋白（LMP）：存在于 B 淋巴细胞膜表面，包括 LMP-1、LMP-2 和 LMP-3。①LMP-1，具有与抑癌蛋白即肿瘤坏死因子受体相关因子（TRAF）相互作用、抑制细胞凋亡，引起 B 淋巴细胞转化等活性。在鼻咽癌等上皮细胞源性肿瘤的形成中起重要作用。②LMP-2，具有阻止潜伏病毒激活的功能。

主治语录：EA 抗体出现于感染的早期，EBNA 抗体出现在感染的晚期。

二、致病性与免疫性

（一）致病性

1. EBV 在人群中感染非常普遍，我国 3 岁左右儿童 EBV 抗体阳性率高达 90% 以上。患儿初次感染多无明显症状，少数出现咽炎和上呼吸道感染，病毒潜伏于体内，终生带毒。EBV 传染源为患者和隐性感染者。EBV 主要经唾液传播，也可经性接触传播。EBV 是 B 淋巴细胞有丝分裂原，可激活多克隆 B 淋巴细胞，产生异嗜性抗体。

2. 所致疾病

（1）传染性单核细胞增多症：一种急性全身淋巴细胞增生性疾病，见于青春期初次感染大量 EBV。典型的临床表现为发热、咽炎、颈淋巴结炎、肝脾大、血单核细胞和异形淋巴细胞增多。

（2）伯基特淋巴瘤：多见于 6 岁左右儿童，好发部位为颜面、腭部。

（3）鼻咽癌：我国南方及东南亚是鼻咽癌高发区。多发生在 40 岁以上人群。EBV 感染与鼻咽癌发生相关的主要依据。①所有鼻咽癌组织中均可找到 EBV 的核酸和抗原（EBNA 和 LMP）。②鼻咽癌患者血清中的 EBV 抗体效价（VCA、EA、MA、EBNA 的 IgG 及 IgM）高于正常人。③鼻咽癌经治疗病情好转后，抗体效价亦逐渐下降。然而，EBV 不是致鼻咽癌的唯一因子。

（4）淋巴组织增生性疾病：在免疫缺损患者中，易发生 EBV 诱发的淋巴组织增生性疾病。

（二）免疫性

EBV 原发感染后，机体产生特异性中和抗体和细胞免疫应答。中和抗体可防止外源性 EB 再感染，但不能完全清除细胞内潜伏的 EBV。细胞免疫在限制原发感染和慢性感染中发挥重要作用。在体内潜伏的病毒与宿主保持相对平衡状态。

三、微生物学检查法

EBV 分离培养较为困难，一般常用血清学方法作出辅助诊断，多用免疫酶染色法或免疫荧光法检测抗体。

1. 血清学诊断

（1）异嗜性抗体的检测：主要用于传染性单核细胞增多症的辅助诊断。在发病早期，血清中出现能非特异凝集绵羊红细胞的 IgM 型抗体。抗体效价≥1∶224 有诊断意义。

（2）EBV 抗体检测：用免疫荧光法或免疫酶法检测 EBV 抗体有助于 EBV 感染的诊断。VCA-IgM 的存在提示 EBV 原发性感染。VCA-IgG 抗体或 EBNA-IgG 抗体阳性均表示以往感染。

主治语录：EA-IgA 和 VCA-IgA 效价持续升高，对鼻咽癌有辅助诊断意义。

2. EBV 核酸及抗原检测　用原位核酸杂交试验或 PCR 法检查标本中的 EBV DNA，以证明是否存在 EBV 感染。也可用免疫荧光法检测细胞中的 EBV 抗原。

3. 病毒的分离培养　唾液、咽漱液、外周血细胞和肿瘤组织等标本接种至新鲜的人 B 淋巴细胞或脐血淋巴细胞培养中，4 周后可通过荧光抗体染色技术检测 EBV 抗原，以做病毒鉴定。

四、防治原则

1. 95%的传染性单核细胞增多症患者均可恢复，仅有少数传染性单核细胞增多症患者可发生脾破裂，故在急性期应避免剧烈运动。

2. EBV 在鼻咽癌发生中起重要作用，测定 EBV 抗体可以早期诊断鼻咽癌，以利早期治疗。

3. 预防 EBV 感染的疫苗正在研制中。近年来对纯化 EBV 多肽取得了进展，可用 MA、LMP 等多肽疫苗免疫，有可能借助抗体或细胞免疫以阻断 EBV 的原发感染。

第五节 新型人疱疹病毒

一、人疱疹病毒6型

（一）生物学性状

1. 人疱疹病毒6型（HHV-6）是1986年分离出的嗜淋巴细胞的新型疱疹病毒，基因组结构与 HCMV 相似。根据其抗原性的不同分为 HHV-6A 和 HHV-6B。

2. HHV-6 可在 $CD4^+T$ 细胞中增殖，其他细胞如 B 淋巴细胞、神经胶质细胞、成纤维细胞和巨核细胞也支持 HHV-6 复制。

（二）致病性与免疫性

1. HHV-6 在人群中的感染十分普遍，约90%的1岁以上人群感染过 HHV-6。HHV-6 感染持续终生，大多数成年人唾液中含有病毒，经口腔分泌物唾液传播。

2. HHV-6B 原发感染后，多数婴儿表现为隐性感染，少数婴幼儿感染可引起丘疹或玫瑰疹，伴发热，称为婴儿玫瑰疹。突然出现高热及上呼吸道症状，热退后在颈部和躯干出现淡红色斑丘疹。一般预后良好，偶见脑炎、肺炎、肝炎和惊厥等。

3. 在免疫功能低下（器官移植或妊娠妇女）患者中，HHV-6 可被激活，引起急性感染。HHV-6 是器官移植者感染最重要的病原之一。细胞免疫能限制疾病的发展，促进机体的恢复。

（三）微生物学检查法和防治原则

1. HHV-6 感染的实验室诊断，可采集患儿唾液或外周血单核细胞进行病毒分离，但时间较长，需10~30天。采用间接免疫荧光法检测 IgM 有助于近期感染的诊断，也可用 PCR 技术检

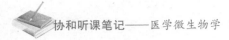

测标本中的 HHV-6 核酸。

2. 目前尚无 HHV-6 的预防疫苗。

二、人疱疹病毒 7 型

1. 人疱疹病毒 7 型（HHV-7）是由 Frenkel 等于 1990 年分离到的嗜 $CD4^+T$ 细胞的新型疱疹病毒。HHV-7 仅在 PHA 刺激的人脐血淋巴细胞和 HupT1 细胞株中增殖。

2. HHV-7 是一种普遍存在的人类疱疹病毒，成年人 HHV-7 抗体阳性率高达 90% 以上，2~4 岁儿童的抗体阳性率达到 50%。感染后，HHV7 主要潜伏在人外周血单核细胞和唾液腺。主要传播途径由唾液介导。

3. HHV-7 原发感染与疾病的关系尚待证实，可能与幼儿玫瑰疹、神经损伤和器官移植并发症有关。

4. HHV-7 的分离培养与 HHV-6 相似，可用 PCR 等分子生物学方法鉴定病毒。目前尚无有效的预防和治疗措施。

三、人疱疹病毒 8 型

人疱疹病毒 8 型（HHV-8）由 Yuan Chang 等于 1994 年自艾滋病患者的卡波西肉瘤活检组织中发现，故又称卡波西肉瘤相关疱疹病毒（KSHV）。性接触可能是 HHV-8 重要的传播方式。此外，HHV-8 也可经唾液、器官移植或输血传播。黏膜是该病毒的侵入门户。

HHV-8 感染的诊断可用 PCR 加核酸杂交的方法检测病毒 DNA，也可采用免疫荧光、ELISA、免疫印迹等方法监测血清抗原或抗体。

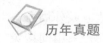 历年真题

1. 与 EB 病毒感染无关的疾病是 　　　　　A. 宫颈癌

B. 鼻咽癌

C. 非洲儿童恶性淋巴瘤

D. 传染性单核细胞增多症

E. 淋巴组织增生性疾病

2. 与淋巴瘤发生相关的是

A. 丙型肝炎病毒

B. 乙型肝炎病毒

C. 人乳头瘤病毒

D. 脊髓灰质炎病毒

E. EB 病毒

参考答案：1. A　2. E

第三十二章 反转录病毒

核心问题

1. 反转录病毒的特性。

2. 人类免疫缺陷病毒（HIV）的生物学性状、致病性、微生物学检查和防治原则。

内容精要

反转录病毒为单正链 RNA 包膜病毒，含有反转录酶（RT），可将病毒基因组 RNA 转录为 DNA。反转录病毒科中对人类致病的反转录病毒主要为：正反转录病毒亚科慢病毒属中的人类免疫缺陷病毒（HIV），以及 δ 反转录病毒属中的人类嗜 T 细胞病毒 1 型（HTLV-1）。

反转录病毒的主要特性：①病毒颗粒呈球形，直径 80 ~ 120nm，有包膜，表面有刺突。②病毒基因组由两条相同的单正链 RNA 组成，病毒颗粒内含有反转录酶。③病毒复制需经反转录过程，病毒基因组 RNA 先反转录为双链 DNA，然后整合到细胞染色体 DNA 中，构成前病毒。④具有 *gag*、*pol* 和 *env* 3 个结构基因和多个调节基因。⑤易感宿主细胞受体决定病毒的细胞或组织嗜性；⑥成熟的病毒颗粒以出芽方式释放。

第一节 人类免疫缺陷病毒

人类免疫缺陷病毒（HIV）分为两型：HIV-1 和 HIV-2。HIV-1 是导致获得性免疫缺陷综合征（AIDS）的主要病原，因此目前关于 HIV 的了解主要来自对 HIV-1 的研究。

一、生物学性状

1. 病毒的形态与结构　HIV 呈球形，直径 100~120nm，有包膜，核衣壳为二十面体（衣壳蛋白，p24），病毒颗粒中含有两条相同的单正链 RNA。病毒颗粒表面的刺突为包膜糖蛋白 gp120 和跨膜糖蛋白 gp41，核衣壳与包膜之间为基质蛋白（MA，p17）。病毒颗粒还含有病毒复制不可或缺的反转录酶（RT）、整合酶（IN）和蛋白酶（PR）。

2. HIV-1 基因组及其编码蛋白　HIV-1 基因组长约 9.18kb，HIV-2 基因组长约 10.36kb。反转录病毒均具有 *gag*，*pol* 和 *env* 基因。*gag* 基因编码 HIV-1 的结构蛋白（衣壳蛋白、核衣壳蛋和基质蛋白）；*pol* 基因编码反转录酶整合酶和蛋白酶；*env* 基因编码表面糖蛋白 gp120 和跨膜糖蛋白 gp41。此外，HIV-1 还编码多个调控蛋白和辅助蛋白（Tat，Rev，Nef，Vif，Vpr，Vpu）。基因组的两端为长末端重复。HIV-1 基因组结构见图 32-1-1。

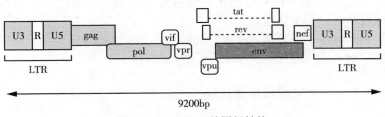

图 32-1-1　HIV-1 基因组结构

3. 病毒的感染与复制

（1）HIV 的受体为 CD4 分子，辅助受体为趋化因子受体 CXCR4 或 CCR5，主要位于 CD4$^+$T 淋巴细胞、单核-巨噬细胞谱系的细胞，以及朗格汉斯细胞、树突状细胞和神经胶质细胞的质膜上。

（2）gp120 首先与靶细胞表面的 CD4 分子结合，继而与辅助受体结合，使 gp120 与 gp41 分离，gp41 构象改变而暴露融合肽，介导病毒包膜与细胞膜的融合，使病毒核衣壳进入细胞质。

（3）HIV-1 核衣壳进入细胞后，在胞质内脱壳并释放出基因组 RNA，在反转录酶的催化下，反转录成互补负链 DNA（cDNA），形成中间体 RNA：DNA，进而形成双链 DNA（dsDNA）。在整合酶的作用下，dsDNA 基因组整合入细胞染色体中，成为前病毒，病毒进入潜伏状态。

（4）当前病毒活化进行转录时，在细胞 RNA 聚合酶的催化下，以病毒 DNA 为模板转录 RNA，经过剪接拼接或加帽和加尾合成为病毒结构蛋白和非结构蛋白 mRNA 或病毒子代的基因组 RNA。病毒子代基因组 RNA 与病毒蛋白装配成核心颗粒，经出芽方式获得包膜，从而组装成完整的病毒。

4. 抗原变异　HIV 的显著特点之一是具有高度变异性。HIV 的反转录酶无校正功能、错配性高是导致 HIV 基因频繁变异的重要因素。env 基因最易发生突变。gp120 表面抗原变异有利于病毒逃避免疫清除，因此 HIV 疫苗研制困难。

5. 抵抗力　HIV 对理化因素抵抗力较弱，常用的理化消毒剂对病毒均有灭活作用。

二、致病性与免疫性

（一）传染源和传播途径

AIDS 的传染源是 HIV 感染者和 AIDS 患者。HIV 抗体或抗原阳性而无临床症状的病毒携带者是重要的传染源。HIV 主要存在于血液、精液、阴道分泌物、乳汁等体液中，主要传播途径见表 32-1-1。

表 32-1-1 AIDS 的主要传播途径

途　　径	临床意义
性传播	AIDS 是重要的性传播疾病（STD），性传播是 HIV 的主要传播方式。性活跃人群（包含异性恋和同性恋者）是高危人群
血液传播	接受含有 HIV 的血液或血制品、骨髓或器官移植，或使用被污染的注射器、针头、手术器械等，均有发生 HIV 感染的风险。静脉药瘾者是高危人群
母婴传播	HIV 可通过胎盘、产道、哺乳等母婴途径传播，其中经胎盘感染胎儿最为常见

主治语录：HIV 不经日常生活接触或昆虫叮咬传播。

（二）致病机制

1. 单核-巨噬细胞损伤　感染早期，以嗜巨噬细胞性 HIV（R5）为优势。单核-巨噬细胞可抵抗 HIV 的裂解细胞作用，病毒可在细胞内长期潜伏并随其游走扩散，且该细胞的趋化、吞噬及抗原提呈功能下降。感染的单核-巨噬细胞可成为 HIV 的重要储存库。

2. $CD4^+T$ 淋巴细胞的损伤　$CD4^+T$ 淋巴细胞是 HIV 的主要靶细胞。随着感染进程，HIV 的细胞亲嗜性转为嗜 T 淋巴细胞为主。AIDS 主要表现为 $CD4^+T$ 细胞数量减少及功能下降。HIV 损伤 $CD4^+T$ 细胞的机制主要有：HIV 直接或间接杀伤 $CD4^+T$ 细胞、$CD4^+T$ 细胞产生减少和 $CD4^+T$ 细胞功能受损。

3. 其他免疫细胞的损伤　HIV gp41 可诱导多克隆 B 细胞活化，导致 B 细胞功能紊乱及抗体应答能力下降。HIV 感染可导致 NK 细胞杀伤功能及 IL-2、IL-12 等细胞因子分泌能力降低，还可引起树突状细胞数量减少及功能下降。

（三）临床表现

临床上将 HIV 感染病程主要分为 4 个阶段：急性感染期、无症状潜伏期、AIDS 相关综合征期和免疫缺损期。

1. 急性感染期　感染者出现类似流感的非特异性症状。一般 2~3 周后，症状自行消退，进入无症状潜伏期。急性期，血中可检测到 HIV 抗原 p24。

主治语录：通常 HIV 抗体在感染 4~8 周之后才能在血液中检出。

2. 无症状潜伏期　HIV 可以潜伏长达数年至数十年。此期患者一般无临床症状或症状轻微，伴无痛性淋巴结肿大。血液中检测不到病毒。感染者血中 HIV 抗体检测显示阳性。

3. AIDS 相关综合征（ARC）期　随着 HIV 大量复制，造成机体免疫系统进行性损伤，各种症状开始出现，如低热、盗汗、全身倦怠、慢性腹泻及全身持续性淋巴结肿大等症状。

4. 免疫缺损期　为典型 AIDS 期。此期患者血中 HIV 载量高，CD4$^+$T 细胞明显下降（<200 细胞/μl），免疫严重缺损，合并各种机会性感染和恶性肿瘤。未经治疗者通常在临床症状出现后 2 年内死亡。

（1）常见的机会性感染

1）真菌感染：主要有白假丝酵母菌引起的白假丝酵母菌病、肺孢子菌引起的肺孢子菌肺炎、新型隐球菌病、组织胞质菌病等。

2）细菌感染：主要有结核分枝杆菌、李斯特菌、某些沙门菌和链球菌引起的疾病。

3）病毒感染：常见的有巨细胞病毒、单纯疱疹病毒和水痘-带状疱疹病毒等引起的病毒性疾病。

4）原虫感染：主要有隐孢子虫腹泻、弓形虫病等。

（2）常见 AIDS 相关恶性肿瘤

1）疱疹病毒 8 型（HHV-8）引起的卡波西肉瘤。

2）多克隆 B 细胞恶变产生的恶性淋巴瘤。

3）EB 病毒所致的 Burkitt 淋巴瘤。

4）HPV 所致的生殖道恶性肿瘤等。

5）许多 AIDS 患者还会出现神经系统疾患，如 AIDS 痴呆综合征等。

（四）免疫性

HIV 感染可诱生特异性细胞免疫和体液免疫应答。CTL、中和抗体，以及 NK 细胞的 ADCC 均在抗 HIV 感染中发挥作用，但清除感染细胞内的病毒主要依赖细胞免疫应答。$CD8^+T$ 细胞和 $CD4^+T$ 细胞可部分抑制 HIV 复制，延迟疾病进展。

三、微生物学检查

1. 血清学检查

（1）初筛试验：常用 ELISA 初步筛查检测 HIV 抗体，假阳性率高，抗体阳性者需进一步确认。

（2）确认试验：常采用特异性高的蛋白质印迹法检测 HIV 衣壳蛋白（p24）抗体和糖蛋白（gp41、gp120/gp160）抗体等，以排除初筛试验的假阳性率者。感染 6~12 周，多数人即可在血液中检出 HIV 抗体，6 个月后几乎所有感染者的抗体均呈阳性反应。

2. 病毒抗原的检测　ELISA 检测血浆中 HIV p24 抗原可用于早期诊断。p24 抗原在感染早期（2～3 周）即可检测到，但应注意的是一旦抗体产生，p24 抗原常转为阴性（形成 p24 抗原-抗体复合物所致）。用于 HIV-1 抗体不确定或窗口期的辅助诊断。

3. 病毒核酸的检测

（1）常采用定量 RT-PCR 方法测定血浆中 HIV RNA 的拷贝数（病毒载量），用于判断新生儿感染、监测疾病进展和评价抗病毒治疗效果。

（2）PCR 方法可检测感染细胞中的 HIV 前病毒 DNA，用于诊断血清阳转前的急性感染。

4. 病毒分离培养和鉴定　临床不常用，常采用共培养方法。HIV 培养应在生物安全三级实验室条件下进行。

四、防治原则

1. 艾滋病的防控措施　①宣传教育是首要的措施，采取正确的预防措施（如使用避孕套及安全针头）。②建立 HIV 感染的监测网，及时掌握疫情。③对献血、献器官、献精液者必须做 HIV 抗体检测，并辅助以抗原检测及核酸检测。④洁身自好，提倡安全性生活。⑤禁止共用注射器注射针、牙刷和剃须刀等。⑥HIV 抗体阳性妇女，应避免怀孕或母乳喂养。

2. 药物治疗　目前治疗 HIV 感染使用多种抗 HIV 药物的联合方案，称为高效抗反转录病毒治疗（HAART，俗称"鸡尾酒"疗法）。HAART 治疗中常联合使用 2 种核苷类药+1 种非核苷类药或蛋白酶抑制剂。

第二节　人类嗜 T 细胞病毒

人类嗜 T 细胞病毒（HTLV），归属于人类反转录病毒科的

δ 反转录病毒属，是引起人类恶性肿瘤的 RNA 肿瘤病毒。HTLV分为 HTLV-1 和 HTLV-2 两型。HTLV-1 引起成年人 T 淋巴细胞白血病（ATL），而 HTLV-2 引起毛细胞白血病。

一、生物学性状

1. 病毒形态与结构

HTLV-1 颗粒呈球形。外面有包膜，包膜糖蛋白 gp46 可与靶细胞表面的 CD4 分子结合，包膜上嵌有跨膜蛋白 gp21。病毒颗粒内含有正二十面体结构的核衣壳，由衣壳蛋白（CA，p24）组成，内含有核衣壳蛋白（NC p15）以及两条相同的单正链RNA 基因组和反转录酶等。

2. 病毒感染与复制

（1）病毒基因组为两条相同的单正链 RNA，两端为长末端重复（LTR），中间有 *gag*、*pol*、*env* 3 个结构基因和 *tax*、*rex* 2 个调节基因。病毒在复制时，以 RNA 为模板，在反转录酶催化下反转录为 DNA，可整合于细胞染色体。

1）*gag* 基因编码前体蛋白，经蛋白酶切割形成基质蛋白（p19）、衣壳蛋白（p24）和核衣壳蛋白（p15），组成病毒的衣壳或核衣壳。在感染患者血清中通常可检测到 p24 抗体和p19 抗体。

2）*pro* 基因编码蛋白酶。*pol* 基因主要编码反转录酶和整合酶。在合成由 *pro* 和 *pol* 基因编码的蛋白的过程中，需要发生可读框移码事件来保证基因组 RNA 产生 *gag-pro* 和 *gag-pro-pol* 多蛋白前体，这些蛋白均由蛋白酶进行加工处理。反转录酶抗原性较强，在感染者及患者血清中常可检测到反转录酶抗体。

3）*env* 基因主要编码表面糖蛋白（SU，gp46）以及跨膜蛋白（TM，gp21），构成病毒包膜表面的刺突。感染者的血清中通常含有 g46 抗体，具有中和活性。

4）HTLV-1 的 ORF-Ⅲ和 ORF-Ⅳ编码 Tax 和 Rex 蛋白。在病毒的复制周期中，Tax 具有激活 LTR 转录活性的功能，在病毒复制过程中必不可少。此外，Tax 还可促进细胞的生长。Rex 在剪接和转运病毒 mRNA 过程中发挥重要作用。

（2）HTLV-1 的生活周期同许多其他反转录病毒相似。均经过以下阶段：吸附、膜融合、进入、脱壳、反转录、病毒整合到宿主基因组中、适当条件下转录翻译、合成蛋白质、组装和出芽释放病毒。

主治语录： 与 HIV-1 在复制过程中释放大量游离病毒不同，HTLV-1 感染者的血浆中检测不到游离的病毒，基因组高度保守。

二、致病性与免疫性

HTLV-1 主要感染 $CD4^+$ T 细胞，是成年人 T 细胞白血病（ATL）的病原体。另外，亦能引起热带下肢痉挛性瘫痪和 B 细胞淋巴瘤等。

1. 传染源和传播途径 HTLV-1 的传染源是患者和 HTLV 感染者，主要通过输血、性接触传播，亦可经胎盘、产道和哺乳等途径母婴传播。

2. 致病性 ATL 好发于 40 岁以上成年人，HTLV 感染后多无临床症状。经过长期潜伏期，约有 1/20 的感染者发展为 ATL。ATL 的临床表现多样，分为急性型、淋巴瘤型、慢性型和隐匿型。主要的临床表现为淋巴结肿大、肝脾大、皮肤损害等，有些病例出现高钙血症，外周血白细胞增多并出现异形淋巴细胞。急性型和淋巴瘤型 ATL 的病情进展快，预后不良。

3. 致病机制 目前认为 HTLV-1 诱发 T 细胞白血病的机制与其产生的调节蛋白 Tax 有关。Tax 蛋白能反式激活多种细胞因子基因，间接促进 T 细胞的异常增殖。此外，前病毒 DNA 整合导致染色体畸变，也可引起细胞转化，最终演变为白血病细胞。

4. 免疫性　HTLV-1 感染后，机体可产生特异性抗体和细胞免疫。细胞免疫可杀伤病毒感染的靶细胞；但抗体出现后病毒抗原表达减少，影响细胞免疫清除感染的靶细胞。

三、微生物学检查

1. 血清学检查

（1）初筛试验：①用 HTLV-1 病毒裂解物或裂解物加重组 env p21 蛋白作为包被抗原，ELISA 检测血清中 HTLV-1/2 抗体；使用重组 env 蛋白或型特异合成肽抗原检测相应抗体，能区别 HTLV-1 和 HTLV-2 感染，使诊断更为特异。②免疫荧光：以 HTLV-1/2 感染的 T 细胞株作为抗原，加待测血清反应后再加荧光标记的抗人 IgG，荧光显微镜下观察荧光阳性细胞。

（2）确认试验：上述初筛试验的阳性血清需经 Western blot 试验确认诊断。

2. 病毒核酸检测

采用 PCR 检测外周血单个核细胞中的 HTLV 前病毒 DNA，敏感性高，可协助确定诊断。

四、防治原则

目前 HTLV 感染尚无特异的疫苗。控制措施为及时发现感染者、切断传播途径。治疗可采用反转录酶抑制剂、IFN-α、联合化疗等综合方案。

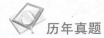 历年真题

1. HIV 侵犯的主要细胞是

　A. B 细胞

　B. T 细胞

　C. CD4$^+$细胞

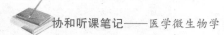

D. CD8$^+$细胞

E. T 细胞和 B 细胞

2. HIV 与宿主细胞表面 CD4 分子结合的病毒蛋白是

A. p7

B. p17

C. gp120

D. p24

E. gp41

3. 患者，成年男性，被确诊为 HIV 感染者，其已妊娠 3 个月的妻子同时感染 HIV，对其妻子进行说明的过程中，不正确的是

A. 建议立即终止妊娠

B. 此病可经过性交传播

C. 应避免与其他人共用餐具

D. 此病有较长的潜伏期

E. 应禁止共用牙刷等用具

参考答案：1. C 2. C 3. C

第三十三章 其他病毒

核心问题

狂犬病病毒和人乳头瘤病毒（HPV）的生物学性状、致病性、微生物学检查和防治原则。

内容精要

其他病毒包括弹状病毒科的狂犬病病毒、乳头瘤病毒科的人乳头瘤病毒、细小病毒科的细小 DNA 病毒、痘病毒科的痘病毒，以及副黏病毒科的博尔纳病病毒。

第一节 狂犬病病毒

狂犬病病毒属于弹状病毒科狂犬病病毒属，是一种嗜神经性病毒，可以引起犬、猫和多种野生动物的自然感染，并可通过动物咬伤或密切接触等形式，在动物之间或动物与人之间传播而引起狂犬病。

一、生物学性状

（一）形态结构

1. 狂犬病病毒形态似子弹状，一端钝圆，另一端扁平，大小为（130~300）nm×（60~85）nm，有包膜。

2. 由核蛋白 N、磷蛋白 P（或称基质蛋白 M1）和聚合酶 L 蛋白组成病毒的蛋白质衣壳，并呈螺旋对称排列包裹病毒 RNA，共同形成病毒核衣壳。病毒包膜由外层糖蛋白 G 和内层基质蛋白 M2 组成。

3. 病毒基因组为不分节段的单负链 RNA（-ssRNA），基因组总长 12kb。

4. G 蛋白构成病毒包膜的糖蛋白刺突，决定病毒的感染性、血凝性和毒力等。

（二）病毒的复制

1. 狂犬病病毒在感染细胞的细胞质中进行复制

（1）病毒包膜表面糖蛋白 G 与神经细胞表面的乙酰胆碱受体（AChR）特异结合后，病毒吸附并引起吸附病毒部位的细胞膜内陷、包裹病毒穿入细胞。

（2）通过膜融合以及脱衣壳的过程将病毒核酸释放至细胞质中，随后病毒-ssRNA 分别指导病毒基因的 mRNA 转录以及 N、P/M1、M2、G 和 L 蛋白的合成，并合成互补正链 RNA 作为模板复制子代病毒的-ssRNA。

（3）最后病毒-ssRNA 与 N、P/M1 和 L 蛋白质装配成核衣壳，以出芽形式释放出病毒颗粒，同时获得包含 G 蛋白和 M2 蛋白的病毒包膜。

2. 狂犬病病毒在易感动物或人的中枢神经细胞（主要是大脑海马回的锥体细胞）中增殖时，可在细胞质中形成一个或多个、圆形或椭圆形、直径为 20~30nm 的嗜酸性包涵体，称内基小体。

主治语录：内基小体可作为辅助诊断狂犬病的指标。

（三）病毒抗原和毒力变异

1. 重要抗原——包膜糖蛋白 G 和核蛋白 N

（1）糖蛋白 G 可以刺激机体产生中和抗体、血凝抑制抗体和细胞免疫应答。

（2）核蛋白 N 具有病毒的属特异性，能够以核糖核蛋白（RNP）的形式诱导机体产生保护性细胞免疫应答，并产生补体结合抗体和沉淀素抗体，但不产生保护性抗体。

2. 毒力变异

（1）从自然感染动物体内分离到的病毒毒力强，称为野毒株或街毒株。

（2）将野毒株在家兔脑内连续传代后，病毒对家兔致病的潜伏期随传代次数的增加而逐渐缩短，至 50 代左右时潜伏期由原来的 4 周左右缩短为 4~6 天；但继续进行传代，潜伏期不再缩短，并表现为对家兔的致病性增强，对人或犬的致病性明显减弱，且不能通过脑外途径接种引起犬的脑神经组织感染而发生狂犬病。这种变异的狂犬病病毒被称为固定毒株。

（四）抵抗力

狂犬病病毒对热、紫外线、日光、干燥的抵抗力弱。病毒悬液经 56℃ 30~60 分钟或 100℃ 2 分钟作用后病毒即失去活力。酸、碱、脂溶剂、肥皂水、去垢剂等有灭活病毒的作用。

二、致病性及免疫性

（一）致病性

1. 狂犬病病毒能引起多种家畜和野生动物的自然感染。吸血的蝙蝠等也可能是病毒在自然界的重要储存宿主。动物间的狂犬病主要是通过患病动物咬伤健康动物而传播的。患病动物唾液中含有大量的病毒，于发病前5天即具有传染性。

2. 人对狂犬病病毒普遍易感，主要通过被患病动物咬伤、抓伤或密切接触而感染引起狂犬病。黏膜也是狂犬病病毒的重要侵入门户。潜伏期通常为3~8周，短者10天，长者可达数月或数年。

3. 病犬的临床表现分为狂暴型和麻痹型2种。狂暴型包括前驱期、兴奋期和麻痹期3个阶段；而麻痹型主要以麻痹症状为主，兴奋期极短或没有。

4. 病毒在被咬伤部位周围的横纹肌细胞内缓慢增殖4~6天后侵入周围神经，进而沿周围传入神经迅速上行到达背根神经节后大量增殖；并侵入脊髓和中枢神经系统，侵犯脑干及小脑等处的神经元，使神经元肿胀变性形成以神经症状为主的临床表现（如痉挛、麻痹和昏迷等）。最后，病毒沿传出神经进入各组织与器官（如舌、唾液腺和心脏等），引起迷走神经核、舌咽神经核和舌下神经核受损，导致患者容易发生呼吸肌、吞咽肌痉挛，在临床上出现恐水、呼吸困难和吞咽困难等症状。

（二）免疫性

1. 杀伤性T淋巴细胞可特异性地结合于病毒G蛋白和N蛋白而引起病毒溶解，单核细胞产生的IFN和IL-2具有抑制病毒复制和抵抗病毒攻击的作用。

2. 中和抗体、血凝抑制抗体以及抗体依赖细胞毒作用等均可发挥抗病毒作用，主要机制包括中和游离状态的病毒、阻断病毒进入神经细胞，以及调节T淋巴细胞对狂犬病病毒抗原的作用等。

三、微生物学检查

根据动物咬伤史和典型的临床症状通常可以诊断狂犬病。

对处在潜伏期、发病早期或咬伤不明确的可疑患者，需要及时进行微生物学检查辅助确诊。

1. 捕获可疑动物并隔离观察 7~10 天。如动物出现狂犬病症状，杀死动物取脑组织制成切片或印片后，进行直接免疫荧光检查病毒抗原或内基小体；或者将动物 10% 脑组织悬液接种于小鼠脑内，再对发病小鼠脑组织中的内基小体或病毒抗原进行检查，可以提高阳性检出率。

2. 免疫学检测

（1）对可疑患者的唾液、尿沉渣、角膜印片等标本，可以用免疫荧光、酶联免疫等技术特异性检测其中的病毒抗原以及血清中的相应抗体。

（2）当病毒感染后 1 周左右时，感染者血清中的中和抗体效价逐渐上升，但接种过狂犬病疫苗的可疑患者的中和抗体效价必须超过 1：5000 以上才有诊断价值。

3. 病毒分离　取可疑患者的唾液、脑脊液或死亡患者脑组织混悬液等材料，接种易感动物进行病毒分离，然后用中和试验进行病毒鉴定和确诊，但阳性率低。此外，还可以通过制备死亡患者脑组织印片或病理切片，用特殊染色或免疫荧光标记后观察脑组织中的内基小体进行确诊。

主治语录：对于微生物学检查阴性的可疑患者，仍然需要早期接种狂犬病病毒疫苗。

四、防治原则

1. 通过对犬等动物进行预防接种、严格管理以及捕杀野犬等措施，可有效地降低狂犬病的发病率。对人群预防接种狂犬病疫苗是控制狂犬病发生的关键。对于长期接触家畜、野生动物或者进行狂犬病病毒研究的高危人群，可以进行暴露前预防

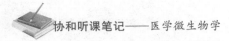

接种，即分别于第0、7、21或28天接种狂犬病疫苗3次，并定期检查血清抗体水平，及时进行加强免疫。

2. 人被可疑患病动物咬伤后，应立即对伤口进行处理。可用清水、3%~5%肥皂水或0.1%苯扎溴铵等充分清洗伤口；对于严重咬伤者较深的伤口，应该对伤口深部进行灌流清洗，再用75%乙醇或碘伏涂擦消毒。

3. 人被狂犬病病毒感染后，发生狂犬病的潜伏期较长，及时接种狂犬病疫苗进行暴露后预防接种，可以有效控制狂犬病的发生。常用人二倍体细胞培养制备的狂犬病病毒灭活疫苗（HDCV）进行全程免疫，即分别于第0、3、7、14和28天进行肌肉（三角肌或大腿前侧肌肉）注射。

4. 在伤口严重等特殊情况下，应联合使用人抗狂犬病免疫球蛋白（RIG）或马抗狂犬病血清进行被动免疫；必要时再联合使用IFN以增强保护效果，并在疫苗全程注射后加强免疫接种2~3次。

第二节　人乳头瘤病毒

人乳头瘤病毒（HPV）属于乳头瘤病毒科乳头瘤病毒属，主要引起人类皮肤、黏膜的增生性病变，其中高危型HPV（16型、18型等）与宫颈癌等恶性肿瘤的发生密切相关，低危性HPV（6型、11型等）引起尖锐湿疣。

一、生物学性状

1. HPV呈球形，成熟的病毒颗粒直径52~55nm，二十面体立体对称，无包膜。病毒基因组是超螺旋、双链环状DNA，约7.9kb，分为早期区（ER）、晚期区（LR）和非编码区（NCR）。

（1）ER 含 6 个 ORF，即 $E1$、$E2$、$E4$、$B5$、$B6$ 和 $E7$，编码与病毒复制、转录调控、翻译和细胞转化有关的早期蛋白。

（2）LR 包括两个 ORF（$L1$ 和 $L2$），分别编码病毒主要衣壳蛋白 $L1$ 和次要衣壳蛋白 $L2$。

（3）NCR 也称长控制区（LCR）或上游调节区（URR）。

2. HPV 对皮肤和黏膜上皮细胞具有高亲嗜性，可以通过微小的创口感染鳞状上皮的基底层细胞。根据感染部位不同 HPV 可分为嗜皮肤性和嗜黏膜性两大类。

二、致病性

HPV 所致疾病因病毒型别及感染部位不同而异，包括皮肤疣、尖锐湿疣和喉部乳头瘤等。

1. 皮肤疣　包括扁平疣、跖疣、寻常疣和肉贩疣等，病毒仅停留于局部皮肤和黏膜中，不产生病毒血症，多属于自限性和一过性损害。

（1）扁平疣主要由 HPV3 型和 10 型引起，多发于青少年颜面、手背与前臂等处。

（2）跖疣主要由 1 型和 4 型引起，多发于足底足趾等处。

（3）1、2、3 和 4 型主要引起手和足部角化上皮细胞感染，引起寻常疣，多见于少年和青年。

（4）7 型主要感染屠夫及肉贩的手部皮肤，引起肉贩疣。

2. 尖锐湿疣　主要由 HPV6 型和 11 型感染泌尿生殖道皮肤黏膜所致，又称生殖器疣（GW），属于性传播疾病。6 型和 11 型还可引起儿童咽喉乳头瘤。

3. 其他　宫颈癌等生殖道恶性肿瘤主要与多型别高危性 HPV 感染有关。与宫颈癌发生最相关的是 16 型、18 型，其次是 31 型、45 型、33 型、35 型、39 型、51 型、52 型和 56 型。57b 型与鼻腔良、恶性肿瘤有关。

三、微生物学检查

1. 核酸检测

（1）DNA 分子杂交可用于 HPV 分型和实验室诊断。一般使用 HPV 共有序列或型特异性探针，可检测到组织中约 50 个 HPV 基因组拷贝；原位杂交可检测到组织切片上每个细胞最少 10~15 个病毒基因拷贝。

（2）最快速、特异、敏感的检测方法，是针对 HPV DNA 特异性保守区分别设计各型引物进行 PCR 扩增，再用特异性探针进行核酸杂交检测 PCR 扩增产物。

2. 血清学试验

以人工合成的病毒蛋白表位抗原或基因工程表达的 HPV 病毒样颗粒抗原设计 VLP-ELISA，或用表达 HPV 融合蛋白为抗原的蛋白印迹法，可以检测患者血清中的抗体。

四、防治原则

1. 局部药物治疗或冷冻、电灼激光、手术等疗法，可用于皮肤、黏膜的寻常疣和尖锐湿疣的治疗。

2. 由 L1 蛋白制备的 HPV 病毒样颗粒疫苗，包括 HPV 二价（16 型、18 型）疫苗、HPV 四价（6 型、11 型、16 型、18 型）疫苗和 HPV 九价（6 型、11 型、16 型、18 型、31 型、33 型、45 型、52 型、58 型）疫苗，可预防宫颈癌以及生殖器疣等。

第三节　细小 DNA 病毒

细小 DNA 病毒属于细小病毒科，是一类形态最小、具有单股 DNA 基因组的 DNA 病毒。目前，对人致病的细小 DNA 病毒有红病毒属的 B19 病毒（B19）、博卡病毒属的人类博卡病毒（HBoV）和依赖病毒属的腺病毒伴随病毒（AAV）。

1. 生物学性状 细小 DNA 病毒直径为 18~26nm，呈二十面体对称结构的蛋白衣壳由三种蛋白组成，无包膜，对脂溶剂、热不敏感。病毒基因组为线状单链 DNA（ssDNA）。

2. 致病性 细小 DNA 病毒主要通过呼吸道和消化道黏膜以及血液和胎盘途径引起感染与传播。

（1）B19 病毒与人类的传染性红斑、镰状细胞贫血患者的一过性再生障碍危象以及先天感染造成的自发性流产等有关。

（2）HBoV 是婴幼儿急性下呼吸道感染的重要病原体之一，主要引起肺炎或支气管肺炎等。

（3）AAV 有 1~6 个血清型，各型之间有共同抗原。部分型别 AAV 可以引起人群的自然感染，并产生抗体，但确切的临床表现不明。

3. 微生物学检查和防治原则 细小 DNA 病毒感染可根据典型临床表现进行诊断；通过检测病毒 DNA 或特异性抗体可确诊。尚无有效的疫苗和特异性治疗方法。

第四节 痘 病 毒

痘病毒属于痘病毒科，可引起人类和多种脊椎动物的自然感染。其中，天花病毒和传染性软疣病毒（MCV）仅感染人类，但猴痘病毒、牛痘病毒以及其他动物痘病毒也可以引起人类的感染。

1. 生物学性状 痘病毒是体积最大、结构最复杂的病毒，呈（300~450）nm×260nm×170nm 的砖型或卵型结构，有包膜，病毒核心由双股线形 DNA 组成，病毒核心两侧有 1~2 个侧体。

2. 致病性 痘病毒感染的传染源是已感染的人或动物。主要通过呼吸道分泌物、直接接触等途径传播。人类的痘病毒感染主要包括天花、人类猴痘和传染性软疣等。

（1）天花：由天花病毒引起的烈性传染性疾病。人是天花病毒感染的唯一宿主，引起高热、面部及全身皮肤出现水疱或脓疱等症状，病死率很高，部分痊愈者面部等部位残留有明显的瘢痕。

（2）人类猴痘：与天花的临床表现相似，主要表现为高热、局部淋巴结肿大和全身发生水疱和脓疱，并伴有出血倾向。

（3）牛痘：牛痘病毒引起的挤奶工人等密切接触者的轻度皮肤水疱样改变，一般无严重的全身感染。痘苗病毒是一种牛痘病毒的毒力变异株，与天花病毒具有交叉免疫性，主要作为疫苗用于天花的计划免疫。

✎ 主治语录：痘苗病毒接种后通常仅在接种部位引起轻微的皮肤反应，但在免疫缺陷的人群中可能引起严重的进行性牛痘、疫苗接种后脑炎和扩散性种痘疹等疾患。

（4）传染性软疣：由传染性软疣病毒引起的皮肤白色疣状物，主要通过皮肤接触传播，人是其唯一的感染宿主，儿童多见。可经性接触传播，引起生殖器传染性软疣；软疣可自行消退，不留瘢痕。

第五节　博尔纳病病毒

博尔纳病病毒（BDV）属于单负链病毒目，是副黏病毒科博尔纳病病毒属的原型病毒。

一、生物学性状

1. BDV 颗粒呈球形，大小约 100nm，有包膜，病毒核酸与衣壳蛋白组成核衣壳为螺旋对称。病毒核酸为 8.9kb 的不分节段、线性、单负链 RNA，含有 6 个 ORF，分别指导 6 种病毒蛋白的合成。

2. 与其他单负链病毒不同，BDV 具有在细胞核中转录与复制，并通过 RNA 拼接和通读方式调控病毒基因表达的特点。

二、致病性

1. BDV 具有非致细胞病变作用和高度的嗜神经性，主要通过密切接触引起感染，感染宿主范围广，可引起几乎所有温血动物的持续性感染。

2. 博尔纳病（BD）是 18 世纪末在德国博尔纳镇等地流行的一种动物中枢神经系统疾病，主要表现为马、羊等家畜的行为、运动异常以及渐进性死亡，现已绝迹。

3. 近年研究证明，约 1/3 的抑郁症、精神分裂症等患者的血清中可以检测出 BDV 抗体，或在患者末梢血白细胞及尸检脑组织中检测到病毒 RNA 或抗原，提示 BDV 感染可能与人类的某些精神神经疾病有关。

三、微生物学检查和防治原则

由于 BDV 在细胞中低拷贝复制的特点，需要建立敏感、特异的检测技术，以检测抗病毒抗体、抗原或病毒 RNA 进行辅助诊断。金刚烷胺等有一定的抗病毒效果。尚无有效疫苗。

 历年真题

1. 狂犬病病毒是一种
   A. 嗜神经性病毒
   B. 嗜皮肤黏膜的病毒
   C. 嗜呼吸道黏膜的病毒
   D. 嗜多种组织细胞的病毒
   E. 导致病毒血症为主的病毒

2. 狂犬病病毒包涵体是一种
   A. 胞质内嗜碱性小体
   B. 胞核内嗜酸性小体
   C. 胞核内嗜碱性小体
   D. 胞质内嗜酸性小体
   E. 胞核或胞质内嗜碱性小体

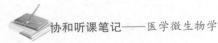

3. 恐水症是由下列哪种病毒引起的
   A. 乙脑病毒
   B. 狂犬病病毒
   C. 出血热病毒
   D. 登革病毒
   E. 黄热病病毒

4. 与妇女宫颈癌发生密切相关的病毒是

A. 人类免疫缺陷病毒（HIV）

B. 人单纯疱疹病毒（HSV）

C. 人乳头瘤病毒（HPV）

D. 人巨细胞病毒（HCMV）

E. 乙型肝炎病毒（HBV）

参考答案：1. A　2. D　3. B
　　　　　4. C

第三十四章　朊　　粒

核心问题

朊粒的概念、生物学形状、所致疾病和防治原则。

内容精要

朊粒又称朊蛋白（PrP），是一种由宿主细胞基因编码的、构象异常的蛋白质，不含核酸，具有自我复制能力和传染性。朊粒是人和动物传染性海绵状脑病（TSE）的病原体。

一、生物学性状

1. 人类和多种哺乳动物的染色体中存在着编码朊蛋白的基因。在正常情况下，PrP 基因编码细胞朊蛋白（PrP^C）。PrP^C 是一种正常的糖基化膜蛋白。

2. 某些因素作用可引起 PrP^C 错误折叠，致使其构象发生异常改变，形成具有致病作用的羊瘙痒病朊蛋白（PrP^{Sc}），即朊粒。PrP^{Sc} 的分子构象以 β 折叠为主，仅存在于感染的人和动物组织中，对蛋白酶 K 有抗性，具有致病性与感染性。

3. PrP^C 与 PrP^{Sc} 的主要区别（表 34-0-1）

表 34-0-1　PrP^C 与 PrP^{Sc} 的主要区别

	PrP^C	PrP^{Sc}
分子构象	α 螺旋占 42%，β 折叠占 3%	α 螺旋占 30%，β 折叠占 43%
对蛋白酶 K 的作用	敏感	抗性
对去污剂的溶解性	可溶	不可溶
存在部位	正常人及动物	感染的人及动物
致病性与传染性	无	有

✎ 主治语录：朊粒的本质是一种异常折叠的 PrP。

4. 抵抗力　朊粒对理化因素有很强的抵抗力。目前灭活朊粒是采取化学处理和高压蒸汽灭菌相结合的方法，条件是：室温 20℃ 1mol/L NaOH 溶液作用 1 小时后，再置高压蒸汽灭菌器（134℃，≥2 小时）灭活朊粒。

二、致病性

（一）朊粒病的共同特点

1. 潜伏期长，可达数年甚至数十年之久。

2. 一旦发病，病程呈亚急性进行性发展最终死亡；患者临床表现以痴呆、共济失调、震颤等中枢神经系统症状为主。

3. 病理学特征表现为脑皮质神经元空泡变性、死亡，星形胶质细胞增生，脑皮质疏松呈海绵状，并有淀粉样斑块形成，脑组织中无炎症反应。

4. 朊粒免疫原性低，不能刺激宿主产生特异性免疫应答。

（二）人类及动物朊粒病

1. 主要的人类朊粒病

（1）库鲁病：一种古老的人类传染性海绵状脑病。此病仅发生于大洋洲巴布亚新几内亚高原 Fore 部落里的土著人。库鲁病潜伏期长达数年到 30 年。早期临床表现以共济失调、颤抖等神经系统症状为主；晚期患者多因继发感染而死亡。

（2）克-雅病（CJD）：是人类最常见的传染性海绵状脑病。潜伏期长，典型临床表现为进行性发展的痴呆、肌痉挛、小脑共济失调、运动性失语，并迅速发展为半瘫、癫痫，甚至昏迷。患者最终死于感染或中枢神经系统功能衰竭。根据病因不同，可将 CJD 分为以下 3 型。

1）散发性 CJD：较常见，其病因不明，在散发性 CJD 患者中尚未鉴定出 *PrP* 基因的特殊突变。

2）家族性 CJD：具有家族性常染色体的显性遗传，患者家族中都有 *PrP* 基因的突变。

3）医源性 CJD：与临床诊疗过程中的朊粒污染有关。

（3）变异型克雅病（vCJD）：vCJD 的发生与疯牛病密切相关，与病牛接触或进食病牛肉，是 vCJD 最主要的发病原因。主要临床症状表现为精神异常，行为改变，运动失调、痴呆等，病情呈进行性经过。

（4）其他：人类朊粒病还包括较罕见的格斯特曼综合征（CSS）和致死性家族失眠症（FFI）。

2. 主要的动物朊粒病 包括羊瘙痒病和牛海绵状脑病（BSE）。

三、微生物学检查法

朊粒病的临床诊断可根据流行病学、临床表现、脑组织神经病理检查以及脑脊液中生物标志物 14-3-3 蛋白的检测等，但此病的确诊需在脑组织中检出致病因子 PrP^{Sc}。

1. 免疫学检查

（1）脑组织 PrP^{Sc} 免疫组化检测：是目前确诊朊粒病最可靠的方法。通常将脑组织或淋巴组织的病理切片先用高温及甲醛处理以破坏 PrP^C，然后再用 PrP^C 单克隆抗体染色，可直接检出 PrP^C 和 PrP^{Sc} 在脑组织中的分布。

（2）免疫印迹检测 PrP^{Sc} 及生物标志物 14-3-3 蛋白：是目前国际上诊断朊粒病的常规检测方法。

（3）ELISA 检测脑组织匀浆液或脑脊液中的 PrP^{Sc} 及生物标志物 14-3-3 蛋白：是检测朊粒病致病因子的快速、简便方法。适用于大批量样品的筛查。

2. 分子生物学检查

（1）基因分析：主要用于协助诊断遗传性朊粒病。

（2）蛋白质错误折叠循环扩增（PMCA）：可显著提高检测的灵敏度，使血液等体液中 PrP^{Sc} 检测成为可能。

（3）实时振荡诱变实验：能够更加快速和敏感地检测人血液和脑脊液中的微量 PrP^{Sc}，是近年开发的一种新型技术，有望用于人类 CDJ 的早期诊断。

四、防治原则

迄今对朊粒病尚无疫苗可供免疫预防，也缺乏有效药物。目前主要是针对朊粒病的传播途径采取相应措施进行预防。

1. 医源性朊粒病的预防

（1）对患者的血液、体液及手术器械等进行灭菌，彻底销毁含病原因子的动物尸体、组织块或注射器。常用的理化方法有：用 1mol/L NaOH 处理 1 小时以后，再高压蒸汽灭菌 134℃ 2 小时。

（2）对带有 PrP^{Sc} 的血液、体液等，要用 100g/L 漂白粉溶液或 5%次氯酸钠处理 2 小时以上，使其失去传染性。

（3）严禁朊粒病及任何退行性中枢神经系统疾病患者的组

织和器官用于器官移植。

（4）医护人员及实验室研究人员应严格遵守病原微生物实验室生物安全操作规程。

2. BSE 及 vCJD 的预防

（1）禁止用牛、羊等反刍动物的骨肉粉作为饲料添加剂喂养牛、羊等，以防止病原因子进入食物链。

（2）对从有 BSE 的国家进口的活牛（包括胚胎）或者牛制品，必须加强监测工作，严格检疫，防止输入性感染。

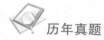 历年真题

1. 朊粒（又称传染性蛋白粒子）最主要的成分是

　A. 核酸、蛋白质

　B. 一种蛋白酶抗性蛋白

　C. 核酸、蛋白质、糖脂

　D. 核酸

　E. 糖蛋白

2. 引起疯牛病和人类克-雅病、库鲁病等的病原因子是

　A. 病毒

　B. 类病毒

　C. 拟病毒

　D. 朊病毒（朊粒）

　E. 衣原体

参考答案：1. B　2. D

第四篇 真 菌 学

第三十五章 真菌学总论

核心问题

1. 真菌的概念、形态结构及分类、培养特性。
2. 真菌的致病性、微生物学检查法和防治原则。

内容精要

真菌是一大类具有细胞壁和典型细胞核，不含有叶绿素，不分根、茎、叶的真核细胞型微生物。真菌细胞高度分化，有核膜和核仁，胞质内有完整的细胞器。

第一节 真菌的生物学性状

一、形态与结构

真菌比细菌大几倍至十几倍，分为单细胞真菌和多细胞真菌两类。

（一）单细胞真菌

呈圆形或椭圆形，如酵母型和类酵母型真菌。

1. 酵母型真菌　不产生菌丝，由母细胞以芽生方式繁殖，其菌落与细菌的菌落相似。

2. 类酵母型真菌　母细胞以芽生方式繁殖，出芽产生的芽生孢子持续延长，但不断裂、不与母细胞脱离，产生相互连接成藕节状较长的细胞链，可伸入培养基内，称假菌丝。

（二）多细胞真菌

由菌丝和孢子两大基本结构组成。

1. 菌丝

（1）孢子生出嫩芽，称为芽管。芽管逐渐延长呈丝状，称为菌丝。菌丝在一定的间距形成横隔，称为隔膜。根据隔膜的消长，菌丝分为有隔菌丝与无隔菌丝。绝大部分的致病性丝状真菌为有隔菌丝，致病性接合菌多为无隔菌丝。

（2）菌丝可长出许多分枝，交织成团，称菌丝体。伸入到培养基内者称为营养菌丝，露出于培养基表面者称为气中（生）菌丝。部分气中菌丝可产生不同形状、大小和颜色的孢子，称为生殖菌丝。

2. 孢子　由生殖菌丝产生的圆形或者卵圆形结构，是真菌的生殖结构。孢子也是真菌鉴定和分类的主要依据。

（1）无性孢子：不经过两性细胞的配合而产生的孢子。病原性真菌大多数产生无性孢子，可分为3种，即叶状孢子、分生孢子及孢子囊孢子。

1）叶状孢子：由菌丝细胞直接形成的生殖孢子。有3种类型，见表35-1-1。

表 35-1-1　叶状孢子的类型

类型	特　　点
芽生孢子	以发芽方式形成的圆形或卵形的孢子。许多真菌，如白假丝酵母、小球类酵母菌、圆酵母菌等皆可产生芽生孢子；芽生孢子长到一定大小即与母细胞脱离，若不脱离而相互连接成藕节状较长的细胞链称为假菌丝
关节孢子	由菌丝细胞分化出现隔膜，且断裂成长方形的几个节段而成。胞壁稍增厚，多出现于陈旧培养物中
厚膜孢子	又称厚壁孢子，由菌丝顶端或中间部分变圆，胞质浓缩，胞壁加厚而形成。是真菌的一种休眠细胞，在适宜的条件下可再发芽繁殖

　　2）分生孢子：真菌常见的一种无性孢子。分生孢子生长在分生孢子梗（菌丝或其分枝分化的一种特殊结构）的顶端或侧面。根据孢子大小和细胞数量，可分为以下两种。①大分生孢子。体积较大，多细胞性。孢子呈纺锤形（称梭形孢子），也可呈棍棒状。②小分生孢子。体积小，单细胞性，外壁薄，有球形、卵形、梨形以及棍棒状等各种不同形状。

　　3）孢子囊孢子：由菌丝末端形成一种囊状结构即孢子囊，内有许多孢子称为孢子囊孢子。孢子成熟后破囊散出，如毛霉。

　　（2）有性孢子：由细胞间配合（质配和核配）后产生的孢子，有接合孢子、子囊孢子及担（子）孢子。有性孢子绝大多数为非致病性真菌所具有。

　　✎ 主治语录：大多数致病性真菌属于有隔菌丝，无性孢子。

二、繁殖与培养

（一）真菌的繁殖方式

　　真菌繁殖方式包括有性繁殖和无性繁殖 2 种。无性繁殖是真菌的主要繁殖方式，主要形式有 4 种。

1. 芽生　从母细胞的细胞壁发芽，同时母细胞进行核分裂，一部分核进入子细胞，而后在母细胞和子细胞之间产生横膈，成熟后从母体脱离。常见于酵母型和类酵母型真菌。

2. 裂殖　细胞分裂产生子细胞，多发生在单细胞真菌中，如裂殖酵母。

3. 芽管　孢子出芽后产生芽管，芽管伸延后形成菌丝。

4. 隔殖　在分生孢子梗某一段落形成一隔膜，随之原生质浓缩而形成一个新的孢子。孢子可再独立繁殖。

（二）真菌的培养特性

1. 真菌对营养要求不高，常用的培养基包括沙保弱葡萄糖琼脂培养基（SDA）、马铃薯葡萄糖琼脂培养基（PDA）等。培养温度为 37℃（酵母型和类酵母型真菌）或 25~28℃（丝状真菌）。最适酸碱度为 pH 4.0~6.0。

2. 在 SDA 培养基上，真菌可形成 3 种不同类型的菌落（表 35-1-2）。

表 35-1-2　SDA 培养基形成的真菌菌落

名　　称	显微镜表现	菌落形式	举　　例
酵母型菌落	芽生孢子、无菌丝	见于单细胞真菌	新生隐球菌
类酵母型（酵母样）菌落	呈藕节状细胞链的假菌丝，由菌落向下生长，伸入培养基中	见于单细胞真菌	白假丝酵母
丝状型菌落	由菌丝体和孢子所组成。菌落呈絮状、绒毛状或粉末状，菌落的颜色不同	见于多细胞真菌	大多数丝状真菌

三、变异性与抵抗力

1. **变异性** 真菌易发生变异。在人工培养基中多次传代或孵育过久，可出现形态、结构、菌落性状、色素以及各种生理性状（包括毒力）的改变。有些真菌可因环境条件（如不同成分的培养基和不同温度）的改变，发生两种形态的互变，称为双相型真菌，如球孢子菌。

2. **抵抗力** 真菌对热的抵抗力不强。一般 60℃经 1 小时即被杀灭。对干燥、阳光、紫外线及多种化学药物的耐受性较强。对 10~30g/L 苯酚、25g/L 碘酊等比较敏感。

第二节 真菌的致病性与免疫性

一、致病性

（一）真菌感染

1. 由致病性真菌和机会致病性真菌引起感染，并表现临床症状者称为真菌病。

2. 致病性真菌包括球孢子菌、芽生菌、组织胞质菌及马尔尼菲青霉可引起原发性感染。但真菌感染多为继发性感染，由机会致病性真菌引起。

（二）真菌性超敏反应

1. 按性质分类

（1）感染性超敏反应：在真菌感染的基础上发生的超敏反应，属Ⅳ型超敏反应。

（2）接触性超敏反应：即吸入或食入真菌孢子或菌丝而引起的超敏反应，属于 Ⅰ~Ⅳ 型超敏反应。

2. 按部位分类

（1）皮肤超敏反应：主要表现有过敏性皮炎、湿疹、荨麻疹、瘙痒症等。

（2）呼吸道超敏反应：主要是支气管哮喘及过敏性鼻炎。

（3）消化道超敏反应：多由于食物中混入真菌所致。

（三）真菌毒素中毒

1. 真菌毒素是真菌在其代谢过程中产生的，可污染农作物、食物或饲料。人类多因食入而引起急、慢性中毒。真菌毒素中毒极易引起肝、肾、神经系统功能障碍以及造血功能损伤。

2. 某些真菌的毒素与致癌有关。已证明黄曲霉毒素有致癌作用，与肝癌发生有关。

二、免疫性

（一）固有免疫

1. 皮肤黏膜屏障作用和正常菌群拮抗作用

（1）健康的皮肤黏膜对皮肤癣菌具有一定屏障作用。如皮脂腺分泌的不饱和脂肪酸有杀真菌作用。

（2）白假丝酵母是机体正常菌群，存在于口腔、肠道、阴道等部位，可起到拮抗作用。但长期应用广谱抗生素可导致菌群失调而引起继发性白假丝酵母感染。

2. 吞噬作用　真菌进入机体后易被单核-巨噬细胞及中性粒细胞吞噬。但被吞噬的真菌孢子并不能被完全杀灭，可在细胞内增殖，刺激组织增生，引起细胞浸润形成肉芽肿；也可被吞噬细胞带到深部组织器官（如脑或内脏器官）中增殖而引起病变。

3. 其他　正常体液中的抗菌物质如 IFN-γ、TNF 等细胞因子在抗真菌感染方面也具有一定作用。

（二）适应性免疫

1. 细胞免疫　真菌感染与细胞免疫有较密切的关系。研究表明，Th1 应答占优势的细胞免疫应答在抗深部真菌（如白假丝酵母、新生隐球菌）感染中起重要作用。

（1）Th1 细胞产生 IFN-γ、IL-2 等激活巨噬细胞，上调呼吸爆发作用，增强其对真菌的杀伤力。

（2）CD_4^+Th1 还可诱发迟发型超敏反应，控制真菌感染的扩散。

2. 体液免疫　真菌是完全抗原，感染后可刺激机体产生相应抗体。体液免疫对部分真菌感染有一定的保护作用。体液免疫产生的抗体可用于真菌感染的血清学诊断。

第三节　真菌的微生物学检查法

一、标本的采集

（一）标本种类

浅部感染可取病变部位的鳞屑、病发或甲屑。深部感染真菌则取病变部位的痰液、脓液、血液、尿液、粪便、脑脊液、胸腔积液及分泌物等。

（二）注意事项

1. 标本应足量，如鳞屑、病发尽可能多留；血液、脑脊液至少 5ml，胸腔积液至少 20ml。

2. 标本应新鲜，并尽量在用药前采集，取材后立即送检，最长不得超过 2 小时。

3. 严格无菌操作，避免污染。对痰、便等标本应重复检测，以排除污染或正常菌群的可能。

4. 资料应齐全，需标注患者姓名、性别、年龄、临床诊断等相关信息。

二、形态学检查

（一）直接镜检

1. 黏稠或含角质的鳞屑、病发或甲屑标本，用 10% KOH 微加热处理后，直接镜检，如见到孢子或菌丝可初步诊断为癣菌病。

2. 血液、尿液、胸腔积液等稀薄标本，可离心后取沉渣涂片。痰液、脓液、粪便、分泌物等黏稠标本，可直接涂片，革兰染色后镜检。若发现有革兰染色阳性，大小、着色不均的卵圆形孢子，还有芽生孢子或假菌丝者，可初步诊断为假丝酵母感染；若发现有隔或无隔菌丝，伴有分枝者，可初步诊断为丝状真菌感染。

3. 怀疑隐球菌感染时，取脑脊液离心后沉渣做墨汁负染色观察，见有肥厚荚膜的酵母型菌体即可确诊。

（二）分离培养

直接镜检不能确定或需要鉴定感染真菌的种类时需进行真菌培养。

1. 一般常用含抗生素和放线菌酮（抑制细菌、放线菌的生长）的 SDA 或 PDA 培养基，培养温度以 25℃（丝状真菌）或 37℃（酵母型和类酵母型真菌）为宜。

2. 对于酵母型和类酵母型真菌，经革兰染色后观察孢子、芽生孢子或假菌丝等形态进行鉴定；丝状真菌可进行小琼脂块培养后，经乳酸酚棉蓝染色后观察菌丝、孢子的结构特征，结合菌落形态特征作出鉴定。

三、血清学检查

近年来，用于检测真菌抗原或代谢产物及机体感染后所产生抗体的血清学检查已用于深部真菌感染的实验室诊断。

四、核酸检测

真菌学诊断除依据真菌形态结构等表型特征外，还可应用分子生物学技术检测核酸，包括核酸 G+C mol%测定、PCR 相关技术、DNA 指纹技术等。

第四节　真菌感染的防治原则

1. 预防皮肤癣菌感染的方法，主要是注意清洁卫生，保持鞋袜干燥、透气性好，并避免直接或间接与患者接触。治疗上，可局部使用特比萘芬喷剂或乳膏、酮康唑软膏、咪康唑霜等，但较难根治，易复发。

2. 对深部真菌病的预防，主要应除去各种诱因，提高机体免疫力。常用的药物有唑类的氟康唑，多烯类的两性霉素 B，核苷类的 5-氟胞嘧啶，棘白菌素类的卡泊芬净、米卡芬净等。氟康唑在临床上最常用，对白假丝酵母治疗效果较好。

3. 预防真菌性食物中毒，应严禁销售和食用发霉的食品，加强市场管理及卫生宣传。

 历年真题

真菌的繁殖方式不包括

A. 芽生

B. 裂殖

C. 复制

D. 芽管

E. 隔殖

参考答案：C

第三十六章　主要病原性真菌

核心问题

1. 皮肤癣菌的种类及其致病性。

2. 白假丝酵母菌、新型隐球菌的生物学性状、致病性和微生物学检查法。

3. 卡氏肺孢子菌的致病性。

内容精要

真菌在自然界广泛分布，种类繁多。病原性真菌根据引起感染的部位，可分为：①浅部感染真菌，包括皮肤癣菌和角层癣菌。②皮下组织感染真菌，如孢子丝菌和着色真菌。③深部感染真菌，如假丝酵母、隐球菌、曲霉、镰刀菌及毛霉等。

第一节　浅部感染真菌

浅部感染真菌是指寄生或腐生于角蛋白组织（表皮角质层、毛发、甲板）的真菌。它们一般不侵入皮下组织或内脏，故不引起全身感染，人类多因接触患者、患畜或染菌物体而被感染。浅部感染真菌可分为皮肤癣菌和角层癣菌两类。

一、皮肤癣菌

皮肤癣菌是寄生于皮肤角蛋白组织的浅部真菌。引起的皮肤癣，是世界上感染最普遍的真菌病，以手足癣最为多见。皮肤癣菌有 3 个属，即表皮癣菌属、毛癣菌属及小孢子菌属。

（一）生物学性状

1. 表皮癣菌属　在 SDA 培养基上室温或 28℃生长较快，菌落最初呈蜡状，继而呈粉末状，由白色变成黄绿色。镜检可见菌丝侧壁及顶端形成棍棒状大分生孢子。无小分生孢子。菌丝较细、有分隔，偶见球拍状、结节状或螺旋状菌丝。

2. 毛癣菌属　不同菌种在 SDA 培养基上菌落性状和色泽各异，可呈颗粒状、粉末状及绒毛状等，颜色为白色、红色、橙色等。镜下可见细长、薄壁、棒状、两端钝圆的大分生孢子以及侧生、散在或呈葡萄状的小分生孢子。

3. 小孢子菌属　直接镜检可见孢子及菌丝。SDA 培养基上菌落呈粉末状或绒毛状，灰色、棕黄色或橘红色，表面粗糙。镜检可见梭形、壁厚的大分生孢子，菌丝侧枝末端有卵圆形的小分生孢子。菌丝有隔，呈梳状、结节状或球拍状。

（二）致病性

皮肤癣菌的致病性见表 36-1-1。

表 36-1-1　皮肤癣菌的致病性

真菌种类	种数	致病性
表皮癣菌属	1	临床上可致体癣、足癣、手癣、股癣及甲癣等
小孢子菌属	15	多半对人类有致病性，主要侵犯皮肤、毛发
毛癣菌属	20 余种	13 种对人类有致病性，可侵犯皮肤、毛发和甲板

（三）微生物学检查法

1. 皮肤癣菌病可采集皮损、甲屑或病发，经 10% KOH 消化后镜检。如有皮肤癣菌感染，可在皮损或甲屑中观察到分枝、分隔菌丝及少量关节孢子，或在病发内外观察到沿毛发长轴分布的菌丝和孢子。

2. 经 SDA 分离和小琼脂块培养后，可根据菌落和显微镜下菌丝和孢子的特征进行鉴定。

（四）防治原则

1. 注意避免与皮肤癣菌病患者接触。日常应注意个人卫生。

2. 咪康唑、酮康唑、特比萘芬等外用抗真菌药对多数皮肤癣菌感染治疗效果较好。对于局部治疗耐药或感染部位较广的患者应口服伊曲康唑给予全身性治疗。

主治语录：皮肤癣菌病具有传染性，应避免与患者接触。

二、角层癣菌

角层癣菌是寄生于皮肤角层或毛干表面的浅部感染真菌，可引起角层型和毛发型病变。主要有马拉色菌属、何德毛结节菌及白吉利毛孢子菌。

第二节　皮下组织真菌感染

皮下组织感染真菌主要包括孢子丝菌和着色真菌。孢子丝菌经淋巴管扩散；着色真菌经血行或淋巴管扩散。

一、孢子丝菌

1. 孢子丝菌为腐生性真菌，其中主要的病原菌是申克孢子丝菌。

2. 人类可通过有创伤的皮肤接触染菌土壤、植物或污染物，引起皮肤、皮下组织及相邻淋巴系统的慢性感染，称为孢子丝菌病。

3. 局部皮肤形成亚急性或慢性肉芽肿，使淋巴管出现链状硬结，称为孢子丝菌性下疳。

4. 以申克孢子丝菌制备的抗原与患者血清做凝集试验，效价≥1：320则有诊断意义。亦可用孢子丝菌素作皮肤试验。

二、着色真菌

1. 着色真菌是分类上相近、引起的临床症状也相似的一些真菌的总称。代表菌有裴氏丰萨卡菌、卡氏枝孢霉、疣状瓶霉、甄氏外瓶霉、链格孢霉等。

2. 一般由外伤侵入人体，感染多发于暴露部位，病损皮肤呈境界鲜明的暗红色或黑色区，故称着色真菌病。在机体全身免疫功能低下时可侵犯中枢神经系统，发生脑内感染。

3. 本菌在组织中为厚壁、圆形细胞。培养基上生长缓慢，菌落呈暗棕色。镜检可见棕色有隔菌丝，在分枝、侧面或顶端形成分生孢子梗，梗上产生棕色圆形、椭圆形的分生孢子。分生孢子和分生孢子梗有树枝形、剑顶形、花瓶形等不同形状，是鉴定本菌的重要依据。

第三节 地方性流行真菌

地方性流行真菌均属双相型真菌，对环境温度敏感。一般在宿主体内或37℃培养时呈酵母型，在25℃培养时变为菌丝型。

一、荚膜组织胞质菌

1. 荚膜组织胞质菌镜检可见细长、有隔菌丝，侧面或孢子柄上长有特殊的圆形大分生孢子，厚壁，四周有棘突，排列如齿轮，有诊断价值。

2. 可引起组织胞质菌病，是一种肉芽肿性病变。大多数发生在美国。人类和动物吸入带菌尘埃可引起急性肺部感染。

二、厌酷球孢子菌

1. 厌酷球孢子菌，又称粗球孢子菌，生长迅速，菌落开始为白色，后变为棕黄色棉絮样。镜检可见有较大的厚壁球孢子，内含许多内生孢子，厚壁破裂后逸出。

2. 该菌引起的球孢子菌病，是美国西南部的地方性流行病。通过吸入含孢子的尘埃，引起急性呼吸器官原发性感染，以肺部感染最常见症状轻。偶可播散至皮肤、淋巴结、脑等组织形成局部慢性肉芽肿性病变。

三、皮炎芽生菌和巴西副球孢子菌

1. 皮炎芽生菌和巴西副球孢子菌在镜下均可见酵母型细胞，均以芽生方式繁殖。两者的区别在于皮炎芽生菌每个细胞仅出一个芽，而巴西副球孢子菌每个细胞上可有多个芽。

2. 皮炎芽生菌引起的感染又称北美芽生菌病，是一种以肺、皮肤及骨骼为主的慢性化脓性肉芽肿性病变。

3. 巴西副球孢子菌引起的感染又称南美（巴西）芽生菌病或副球孢子菌肉芽肿，是一种侵犯黏膜、皮肤、肺及淋巴系统的慢性化脓性肉芽肿性疾病。

四、马尔尼菲青霉

马尔尼菲青霉是青霉属中唯一呈双相型的机会致病菌。该菌引起的马尔尼菲青霉病，是一种广泛性、播散性感染，常累及多种组织和器官。好发于东南亚地区，多见于免疫缺陷或免

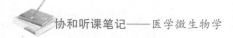

疫功能低下者。

第四节 深部感染真菌

侵犯表皮及其附属器以外的组织和器官的病原性真菌或机会致病性真菌称为深部感染真菌。

一、假丝酵母

白假丝酵母是假丝酵母属最常见的致病菌，可引起皮肤、黏膜和内脏的急、慢性感染，即假丝酵母病。

（一）生物学特征

1. 形态与结构

（1）菌体呈圆形或卵圆形，直径 3~6μm，革兰染色阳性，以芽生方式繁殖。

（2）在组织内易形成芽生孢子及假菌丝。

（3）培养后在假菌丝中间或顶端常有较大、壁厚的圆形或梨形细胞，称为厚膜孢子，是本菌特征之一。

2. 培养特性

（1）在普通琼脂、血琼脂及 SDA 琼脂培养基上均生长良好。

（2）37℃培养 2~3 天后，出现典型的类酵母型菌落。

（3）在含 1%吐温-80 的玉米粉琼脂培养基上可形成丰富的假菌丝，同时也产生真菌丝和厚膜孢子。

（二）致病性

白假丝酵母为机会致病菌，通常存在于人的皮肤、口腔、上呼吸道、阴道及肠道黏膜，当机体出现菌群失调或抵抗力下降时（如 AIDS），可引起各种假丝酵母病。

1. 皮肤、黏膜感染　皮肤白假丝酵母感染好发于皮肤潮湿、皱褶部位，可引起湿疹样皮肤白假丝酵母病、肛门周围瘙痒症及肛门周围湿疹等，易与湿疹混淆。黏膜感染则有鹅口疮、口角糜烂、外阴与阴道炎等。其中以鹅口疮最为多见。

2. 内脏感染　包括肺炎、支气管炎、肾盂肾炎等，偶尔也可引起败血症。

3. 中枢神经系统感染　可有脑膜炎、脑膜脑炎及脑脓肿等。多由原发病灶转移而来。

（三）微生物学检查法

1. 直接镜检　脓液、痰液标本可直接涂片、革兰染色后镜检。如为皮屑或甲屑可用 10% KOH 消化后镜检。

　　主治语录：观察到出芽的酵母型细胞与假菌丝，方可确定为白假丝酵母感染。

2. 分离培养　将标本接种于 SDA 培养基中分离培养，25℃培养 1~4 天后，在培养基表面形成乳白色（偶见淡黄色）类酵母型菌落。镜检可见假菌丝及成群的卵圆形芽生孢子。

3. 鉴定　假丝酵母种类繁多，可根据形态结构、培养特性及生化反应等进行鉴别。

（1）芽管形成试验：将该菌接种于 0.5~1.0ml 正常人血清或羊血清中，37℃培养 1.5~4 小时，镜检可见芽生孢子及芽管形成。

（2）厚膜孢子形成试验：在 1% 吐温-80 玉米粉培养基中，25℃培养 24~48 小时后，在菌丝顶端、侧缘或中间可见厚膜孢子。

（3）动物试验：将该菌感染免疫抑制小鼠，观察小鼠的生存状态、生存率，观察肝、脾、肺、肾、淋巴结等组织器官的变化，判断其致病性，并可进行涂片染色镜检或分离培养鉴定。

（四）防治原则

目前对假丝酵母病的高危人群尚无有效的预防措施。治疗白假丝酵母感染常用氟康唑，效果较好。

二、隐球菌

隐球菌属种类较多，在自然界分布广泛。新生隐球菌是该属引起人类感染最常见的病原菌种。

（一）生物学特征

1. 形态与结构

（1）菌体为圆形的酵母样细胞，直径为 4~12μm。菌体外周有一层肥厚的胶质样荚膜，比菌体可大 1~3 倍。

（2）用墨汁负染色后镜检，可在黑色的背景中见到圆形或卵圆形的透亮菌体。本菌可见出芽，但不产生假菌丝。

2. 培养特性

（1）在 SDA 或血琼脂培养基上，25℃和 37℃下均生长良好。数天后形成酵母型菌落，初为乳白色细小菌落，增大后表面黏稠、光滑，后转变为橘黄色，最后变成棕褐色。

（2）在麦芽汁液体培养基中，25℃孵育 3 天后呈混浊生长，可有少量沉淀或菌膜。

3. 抗原结构

新生隐球菌荚膜由多糖构成，根据其抗原性可分为 A、B、C、D 4 个血清型。临床分离株多属于 A 与 D 型。

（二）致病性

1. 新生隐球菌的荚膜多糖是重要的致病物质，有抑制吞噬、诱使动物免疫无反应性、降低机体抵抗力等作用。

2. 该菌可侵犯人和动物引起隐球菌病。多数引起外源性感染，也可引起内源性感染。

3. 对人类而言，它是机会致病菌。由呼吸道吸入后引起感染，初始感染灶多为肺部。但从肺部可以播散至全身其他部位，最易侵犯的是中枢神经系统，引起慢性脑膜炎。

（三）微生物学检查法

1. 直接镜检 痰液、脓液、离心沉淀后的脑脊液沉渣标本加墨汁做负染色镜检。

主治语录： 见到圆形或卵圆形的有折光性的菌体，外周有一圈透明的肥厚荚膜即可确诊。

2. 分离培养 将检材接种于 SDA 培养基，室温或 37℃ 培养 2~5 天后形成乳白色、不规则的酵母型菌落，表面有蜡样光泽。

3. 其他方法

（1）检查尿素酶可鉴定该菌。

（2）可在含有二酚底物的培养基上培养，菌落成褐色。

（3）可用胶乳凝集试验检查患者血清和脑脊液中的新生隐球菌荚膜抗原。

（四）防治原则

1. 鸟粪是动物和人类的主要传染源。减少鸽子数量，或用碱处理鸽粪，可控制此病的发生。

2. 治疗肺部或皮肤病变，用 5-氟胞嘧啶、酮康唑、伊曲康唑有效。

3. 中枢神经系统隐球菌病可选用两性霉素 B 静脉滴注或伊曲康唑口服，必要时加用鞘内注射。

三、曲霉

曲霉广泛分布于自然界。少数属于机会致病菌，主要有烟曲霉、黄曲霉、构巢曲霉、黑曲霉及土曲霉 5 种，其中烟曲霉感染最常见。

（一）生物学特征

1. 形态与结构　接触到培养基的菌丝部分可分化出厚壁而膨大的足细胞，并向上生长出直立的分生孢子梗；孢子梗顶端膨大形成半球形或椭圆形的顶囊；在顶囊上以辐射方式长出一、二层杆状小梗；小梗顶端再形成一串分生孢子。上述结果形成一个菊花样的头状结构称为分生孢子头。

2. 培养特性　该菌在 SDA 培养基上发育良好，在室温或 37~45℃均能生长。菌落开始为白色、柔软有光泽，逐渐形成绒毛状、粉末状或絮状丝状菌落。由于产生分生孢子而形成该菌固有的颜色。

（二）致病性

曲霉能侵犯机体许多组织器官，统称为曲霉病。在丝状真菌深部感染中居于第一位。

1. 肺曲霉病　真菌球型肺曲霉病、肺炎型曲霉病和过敏性支气管肺曲霉病。

2. 全身性曲霉病　原发病灶主要在肺，多数是由败血症引起的全身性感染。

3. 中毒与致癌　黄曲霉毒素与人类肝癌的发生有密切关系。

（三）微生物学检查

1. 直接镜检　痰液、支气管肺泡盥洗液或窦道穿刺标本直接涂片镜检。

2. 分离培养　将检材接种于 SDA 培养基，25℃ 培养 3 ~ 5 天。并进行小琼脂块培养。

3. 其他方法　利用 ELISA 检测患者血清中的 GM 抗原（即 GM 试验）可用来诊断曲霉感染。

（四）防治原则

目前曲霉病的治疗包括抗真菌药物及外科局部病灶切除，另外进行免疫调节辅助治疗。

四、镰刀菌

镰刀菌在自然界分布广泛，多腐生于植物，极易污染各种粮食。常见的有茄病镰刀菌、尖孢镰刀菌、串珠镰刀菌等。

（一）生物学特征

1. 在 SDA 培养基上，25℃培养时，生长迅速，菌落呈棉絮状，可产生浅黄、浅紫、玫瑰红色等色素。

2. 大分生孢子两头尖、中央弯曲，呈镰刀形，有分隔，为多细胞性；小分生孢子卵圆形或棒状，散在或假头状着生，多为单细胞性。

（二）致病性

在临床上引起的感染统称为镰刀菌病，包括一些浅部真菌感染，如真菌性角膜炎、甲真菌病、足菌肿；亦可引起深部真菌感染，多从鼻窦，呼吸道及皮肤入侵，感染肺、肝、脾等其他器官。

（三）微生物学检查

可取皮屑、甲屑、脓、角膜刮片等标本，滴加 10% KOH 直

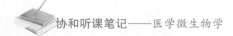

接镜检，可见分枝、有隔菌丝。用 SDA 培养基培养后，镜检可见有隔菌丝及形态多样的大、小分生孢子。

（四）防治原则

对抗真菌药物有一定程度的耐药性。在治疗该菌感染时，多采取局部手术清除病灶，同时结合药物治疗，如纳他霉素、伊曲康唑等。

五、毛霉

毛霉广泛存在于自然环境中，常引起食物霉变。常见的菌种有总状毛霉、高大毛霉、丝生毛霉等。

（一）生物学特征

1. 在 SDA 培养基上，25℃培养时，生长迅速，形成丝状菌落，开始为白色，逐渐转变为灰黑色或黑色。

2. 镜下可见无隔菌丝，且分枝成直角。从菌丝上生长出长短不等的孢子囊梗，其上生长着球形孢子囊，孢子囊内充满着大量孢子囊孢子，成熟后孢子囊孢子破囊而出。

（二）致病性

1. 毛霉引起的感染称毛霉病，通常发生于重症疾病患者的晚期，机体抵抗力极度衰弱时。

2. 毛霉感染多首先发生在鼻或耳部，经口腔唾液流入上颌窦和眼眶，引起坏死性炎症和肉芽肿，再经血流侵入脑部，引起脑膜炎。亦可扩散至肺、胃肠道等全身各器官。

（三）微生物学检查

微生物学检查取痰、活检或尸检标本，滴加 10% KOH 直接镜检，见宽大、不规则、分枝状的无隔菌丝。菌丝呈明显嗜苏木精染色，在 HE 染色中非常清晰。

（四）防治原则

本菌引起的疾病无特效治疗方法，可早期应用两性霉素 B、外科切除病灶及积极治疗相关疾病。

六、肺孢子菌

肺孢子菌分布于自然界、人和多种哺乳动物肺内，常见的有卡氏肺孢子菌和伊氏肺孢子菌。

（一）生物学特征

该菌为单细胞型，兼具原虫及酵母菌的特点。发育过程经历几个阶段：滋养体，包括小滋养体（圆形，含 1 个核）和大滋养体（不规则形，含 1 个核）；囊前期（近圆形或卵圆形，囊壁较薄）；孢子囊（圆形，含 2~8 个孢子），成熟后破裂释放出孢子。

（二）致病性

1. 肺孢子菌经呼吸道吸入肺内，多为隐性感染。对于免疫缺陷或免疫功能低下者，可引起机会感染，即肺孢子菌肺炎（PCP）。近年来已成为 AIDS 患者常见的并发症。

2. 该菌也可引起中耳炎、肝炎、结肠炎等。

（三）微生物学检查

该菌可从痰或支气管盥洗液中经革兰染色或亚甲蓝染色检出。亦可用 ELISA、免疫荧光技术、补体结合试验等检查血清中的特异性抗体，进行辅助诊断。

（四）防治原则

1. 该菌引起的感染无有效预防方法，患者应进行隔离。长期大量应用免疫抑制剂者应警惕。

2. 治疗时可选择复方磺胺甲基异噁唑、羟乙基磺酸烷脒及棘球白素类抗菌药如卡泊芬净。

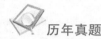 历年真题

1. 新生隐球菌主要入侵途径是
   A. 皮肤
   B. 黏膜
   C. 肺
   D. 肠道
   E. 泌尿生殖道
2. 新生隐球菌的致病物质主要是
   A. 荚膜多糖
   B. 外毒素
   C. 内毒素
   D. 芽生孢子

   E. 侵袭性酶
3. 白假丝酵母菌侵入机体引起感染的主要原因是
   A. 与白假丝酵母菌患者接触
   B. 机体抵抗力下降
   C. 侵入数量多
   D. 易产生耐药性
   E. 对抗生素不敏感

参考答案：1. C   2. A   3. B